糖尿病診療の実際

弘前大学第3内科
教授 須田 俊宏 編著

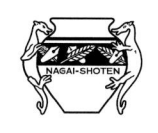

永井書店

編　集
須　田　俊　宏　　　弘前大学医学部第 3 内科　教授

執筆者（執筆順）
須　田　俊　宏　　　弘前大学医学部第 3 内科　教授
中　園　　　誠　　　八戸市立市民病院第 4 内科　科長
八　代　　　均　　　大館市立総合病院第 3 内科　部長
日　向　豪　史　　　弘前大学医学部第 3 内科
後　藤　　　尚　　　弘前大学医学部第 3 内科
工　藤　幹　彦　　　青森県立中央病院内分泌内科　部長
　　　　　　　　　　（現：工藤内科クリニック）
小　川　吉　司　　　弘前大学医学部第 3 内科
木　村　健　一　　　青森県立中央病院内分泌内科　副部長
　　　　　　　　　　（現：内科木村健一クリニック）
平　井　裕　一　　　青森県立中央病院内分泌内科　部長
中　村　光　男　　　弘前大学医学部第 3 内科　助教授
保　嶋　　　実　　　弘前大学医学部臨床検査医学　教授
馬　場　正　之　　　弘前大学医学部脳神経血管病態研究施設神経統御部門　助教授
松　橋　英　昭　　　弘前大学医学部眼科　助教授
筒　井　理　裕　　　函館中央病院内科　科長
上　原　　　修　　　国保黒石病院内科　部長
玉　澤　直　樹　　　弘前大学医学部第 3 内科
増　田　光　男　　　青森市民病院第 1 内科　部長
松　橋　昭　夫　　　長井市立総合病院第 1 診療部　部長
松　井　　　淳　　　弘前大学医学部第 3 内科

序文

　糖尿病患者数は年々増加しており，今では予備軍を含めると一千万人を超えると考えられています．本疾患の初期は，痛みとか苦しみというような症状が無く，逆にそのような症状が出てからでは遅いというのが現状です．人間ドックで耐糖能異常を指摘され，以後食事や運動などを含めた生活の改善により，糖尿病発症を食い止めたというような症例はまだ必ずしも多くはありません．むしろそのような生活習慣の改善が充分にできずに，糖尿病へと進行していく人が多数であると思われます．現に，後天的失明や新たに人工透析が導入される原因疾患の一位が糖尿病であります．

　一方，医師の側も糖尿病の診療経験が充分でない場合，ただ空腹時の血糖と尿糖を見るだけで漫然と血糖降下剤を投与していることが決して少なくはありません．そしてある日急に目が見えにくくなって眼科に行き，眼底出血や硝子体出血と診断され，糖尿病診療科に紹介される場合がよく見受けられます．

　そのような観点から，糖尿病診療のレベルアップを図り，臨床の現場で役に立つ教科書を作製することを合言葉に，日頃から糖尿病診療に携わっている弘前大学医学部第三内科および同門の人々の知識，経験を結集してできたのが本書であります．数多くの臨床例を掲載して，臨床経験の少ない人にも理解できるよう配慮したつもりであり，さらに新しい診断基準の説明，検査法，日常生活の指導と患者教育，治療法の選択とその実際，専門医への紹介のタイミングなどもきめ細かく記載されています．

　このように，臨床の現場から得られた経験を数多く盛り込んだ本書が，糖尿病臨床の教科書として，臨床医学の道を志す医師の方々にとって座右の書になることを期待しています．

　最後に，本書の完成にあたり多大のご協力を頂いた永井書店の関係各位に厚く御礼申し上げます．

平成12年4月

須　田　俊　宏

目　　次

第1章　糖尿病の診断と病型分類　················■須田　俊宏■1
　1．糖尿病の診断　·······································●須田　俊宏●2
　　1）特徴的な症状・身体所見…2
　　　（1）病　　歴…2
　　　（2）主訴・症状…2
　　2）高血糖の証明…5
　　　（1）血　糖　値…5
　　　（2）HbA_{1C}…5
　　　（3）経口ブドウ糖負荷試験（OGTT）…6
　2．糖尿病の病型分類と診断基準…8
　　1）従来の診断基準…8
　　2）ADAの分類と診断基準（1997年）…9
　　　（1）分　　類…10
　　　（2）診　断　基　準…10
　　3）WHOの分類と診断基準（1998年）…12
　　　（1）分　　類…12
　　　（2）診　断　基　準…12
　　4）JDSの分類と診断基準（1999年）…13
　　　（1）分　　類…14
　　　（2）診断基準と診断の手順…15
　　　　　MEMO　静脈内ブドウ糖負荷試験（IVGTT）…17
　　　　　MEMO　75 g GTTの1時間値，2時間値に相当する100 g GTTおよび50 g GTTの血糖値…18
　3．病型診断の実際…19
　　1）1型糖尿病と2型糖尿病…19
　　　　　MEMO　1型，2型糖尿病／I型，II型糖尿病…20
　　2）緩徐進行型1型糖尿病（SPIDDM）…21
　　3）ミトコンドリア遺伝子異常に伴う糖尿病…22
　　4）MODY（maturity-onset diabetes of the young）…25
　　　（1）MODY 1…25
　　　（2）MODY 2…25
　　　（3）MODY 3…26
　　　（4）MODY 4…27
　　　（5）MODY 5…27
　　5）異常インスリン血症，高プロインスリン血症…28
　　6）インスリン受容体異常症…29
　　　（1）インスリン受容体異常症A型…29
　　　（2）インスリン受容体異常症B型…29
　　7）内分泌疾患に伴う糖尿病…30
　　　（1）先端巨大症…30

（2）クッシング症候群…30
　　　（3）褐色細胞腫…31
　　　（4）甲状腺機能亢進症…31
　8）薬剤による耐糖能異常…32
　　　（1）ステロイド…32
　　　（2）サイアザイド…32
　　　（3）βブロッカー…32
　　　（4）シクロスポリンA…33
　　　（5）経口避妊薬…33
　　　（6）インターフェロン（IFN）…33
　　　（7）ニコチン酸製剤…33
　9）肥満と糖尿病…34
　　　（1）内臓脂肪蓄積…35
　　　（2）IFNα…35
　　　（3）PRARγ（peroxisome proriferator-activated receptor γ）…35
　　　（4）レプチン…36
　　　（5）β3アドレナージックレセプター…36
10）栄養不良関連糖尿病…36
11）膵疾患に伴う糖尿病…37
　　　（1）急性・慢性膵炎…37
　　　（2）膵癌…37
　　　（3）膵島腫瘍…37
　　　（4）ヘモクロマトーシス…37

第II章　糖尿病の検査　■中園　誠■ 39

　1）尿糖 ●中園　誠● 39
　　　（1）測定法と糖排泄閾値…39
　　　（2）臨床的意義…40
　2）尿ケトン体…40
　　　（1）測定法…41
　　　（2）臨床的意義…41
　3）尿蛋白，尿アルブミン…41
　　　（1）測定方法…41
　　　（2）臨床的意義…42
　4）血糖，ブドウ糖負荷試験…42
　　　（1）測定方法…43
　　　（2）測定上の留意点…43
　　　（3）臨床的意義…43
　　　（4）糖負荷試験の適応…44
　　　（5）糖負荷試験の実施上の留意点…44
　　　（6）糖負荷試験の判定基準…45
　5）グリコヘモグロビン（HbA$_1$，HbA$_{1C}$）…45
　　　（1）グリコヘモグロビンの測定…45
　　　（2）グリコヘモグロビンの標準化…46
　　　（3）測定に影響を与える緒因子…46
　　　（4）臨床的意義…46

(5) HbA$_{1C}$ 値と血糖コントロール状態…47
　6) フルクトサミン…47
　　　(1) 測定法と干渉因子…47
　　　(2) 臨床的意義…48
　　　(3) グリコアルブミン…48
　7) 1,5 AG ……………………………………………●八　代　　均●49
　　　(1) 測定法と正常値…49
　　　(2) 臨床的意義と問題点…50
　8) 血中ケトン体（アセト酢酸，3-ヒドロキシ酪酸）…51
　　　(1) 脂肪酸の代謝…51
　　　(2) ケトン体の測定法，正常値と測定値の変化…52
　　　(3) ケトン体測定の臨床的意義…52
　　　(4) ケトン血症とケトアシドーシス…52
　9) 血中インスリン…53
　　　(1) インスリンの測定法…53
　　　(2) インスリン測定の臨床的意義…53
　　　(3) インスリン抵抗性の評価…54
　10) 血中・尿中 C-ペプチド…54
　　　(1) C ペプチドの測定法と正常値…55
　　　(2) 臨床的意義と問題点…55
　11) 血中プロインスリン…56
　　　(1) 測定法と正常値…57
　　　(2) 臨床的意義…57
　12) 抗 GAD 抗体…57
　　　(1) 測定法と正常値…58
　　　(2) 臨床的意義…58
　13) HLA 抗原 ……………………………………●日　向　豪　史/後　藤　　尚●58
　14) インスリン抗体…59
　15) 血　中　脂　肪…60
　16) 糖化リポ蛋白…61
　17) インスリン抵抗性試験とインスリン抵抗性…61
　18) インスリン感受性検査…63
　　　(1) グルコースクランプ法…63
　　　(2) SSPG（Steady State Plasma Glucose）法…63
　　　(3) minimal model analysis（FSIV GTT）…64
　　　(4) ITT 15…64
　　　(5) GTT による評価…64
　　　(6) HOMA-R（The homeostasis model insulin resistance index）…64

第Ⅲ章　糖尿病の治療 ……………………………………■工　藤　幹　彦■67
　1. 基本方針，患者教育，自己管理 ……………………………●小　川　吉　司●67
　2. 食　事　療　法…69
　　1) 目　　　的…69
　　2) 食事療法の原則…69
　　　(1) 適正なエネルギー…69
　　　(2) 栄養素のバランス…69

　　　　　(3) 標準体重の計算方法…70
　　　　　(4) 指示単位の決め方…70
　　　3) 食品交換表…71
　　　　　(1) 食 品 分 類…71
　　　　　(2) 1日の単位をバランス良くとる方法…72
　　　4) 食 物 繊 維…73
　　　5) 高コレステロール血症…74
　　　6) アルコール…74
　　　7) 油脂類を減らす工夫…75
　3．運 動 療 法…76
　　　1) 運動療法の意義…76
　　　2) 運動療法の実際…77
　　　　　(1) 運 動 強 度…77
　　　　　(2) 一回の運動持続時間…78
　　　　　(3) 運 動 頻 度…78
　　　　　(4) その他の注意点…78
　　　　　　　MEMO　有酸素運動…79
　　　3) 運動療法の禁忌…79
　4．経口剤療法…80
　　　　　　　MEMO　経口血糖降下剤の使い分け…82
　5．SU剤について…83
　6．α-グルコシダーゼ阻害薬…85
　7．インスリン抵抗性改善薬…87
　8．インスリン療法 …………………………………………●工藤　幹彦● 88
　　　1) インスリン使用の適用…88
　　　2) インスリン製剤の種類と特徴…88
　　　3) インスリン導入に関する注意点…90
　　　　　(1) 糖尿病性網膜症に関して…90
　　　　　(2) SU剤2次無効の場合…90
　　　4) 経口血糖降下剤との併用について…90
　　　　　(1) SU 剤…90
　　　　　(2) α-グルコシダーゼ阻害薬…91
　　　　　(3) インスリン抵抗性改善薬（トログリタゾン）…91
　　　　　(4) ビグアナイド薬…91
　　　5) インスリンの使用法…91
　　　　　(1) インスリン使用開始（インスリンの種類，開始量）…91
　　　　　(2) 中間型インスリンへの変更…91
　　　　　(3) 中間型インスリンと混合型インスリンの使い分け…92
　　　　　(4) 中間型インスリンの増量…93
　　　　　(5) インスリン減量(速効型，中間型および混合型インスリン) …93
　　　　　(6) α-グルコシダーゼ阻害薬の併用…93
　　　6) 外来でのインスリン療法開始…93
　　　　　(1) 外来インスリン導入の適応…94
　　　　　(2) 外来インスリン導入をすべきでない場合…94
　　　　　(3) インスリン注射導入時期…94
　　　7) インスリン強化療法…95

8）CS Ⅱ…96
　　　（1）適　　応…96
　　　（2）方　　法…96
　　　（3）使用するインスリンの種類…96
　　　（4）インスリン量の決定…96
　　　（5）血糖のチェック…97
　　　（6）インスリンの増量…97
　　9）完全静脈栄養法下でのインスリン使用法…98
　　　（1）方　　法…98
　　　（2）CS Ⅱの場合のインスリン量の決定…99
　　　（3）シリンジポンプを使用する場合のインスリン投与量の決定…99
　　10）ステロイド使用中の糖尿病…99
　　11）肝硬変を合併している糖尿病…100
　9．人 工 膵 島　………………………………………………………●小 川　吉 司●101
　10．免疫抑制療法…102
　11．膵, 膵島移植…104
　　1）全 膵 移 植…104
　　2）膵 島 移 植…105

第Ⅳ章　糖尿病性合併症の診断と治療 ………………………………………107
　1．急性合併症の治療　………………………………………■木 村　健 一■107
　　1）糖尿病性昏睡　…………………………………………●木 村　健 一●108
　　　（1）糖尿病性ケトアシドーシス…108
　　　（2）高浸透圧性非ケトン性昏睡（HNDC）…111
　　　（3）乳酸アシドーシス…112
　　　（4）糖尿病昏睡の治療…113
　　2）糖尿病と感染症　………………………………………●平 井　裕 一●117
　　　（1）糖尿病の易感染性の機序…118
　　　（2）感染症の対策…119
　　3）糖尿病患者の輸液・周術期管理 ………………………●木 村　健 一●127
　　　（1）糖尿病と外科手術…127
　　　（2）術 前 管 理…127
　　　（3）緊急手術時の管理…129
　　4）輸　　　液…131
　　　（1）糖尿病の輸液の基本…132
　　　（2）糖尿病患者と中心静脈栄養（IVH）…133
　　　（3）輸液療法の管理とモニタリング…135
　2．慢性合併症の診断と治療　………………………………■中 村　光 男■136
　　1）腎合併症（糖尿病性腎症）……………………………●保　嶋　　実●136
　　　（1）発症・進展の成因と病態生理…136
　　　（2）臨 床 所 見…140
　　　（3）診　　断…143
　　　（4）治　　療…144
　　2）神経合併症（糖尿病性神経障害）……………………●馬 場　正 之●148
　　　（1）糖尿病性ニューロパチーの分類…148
　　　（2）糖尿病性ポリニューロパチー…149

　　　　(3) 糖尿病性モノニューロパチー…153
　　　　(4) 糖尿病性ニューロパチーの治療…156
　　3) 糖尿病性網膜症 ●松橋　英昭● 157
　　　　(1) 病　　　態…157
　　　　(2) 病 期 分 類…157
　　　　(3) 診　断　法…158
　　　　(4) 眼 底 所 見…159
　　　　(5) 疫　　　学…162
　　　　(6) 治　　　療…162
　　　　(7) 網膜症以外の糖尿病眼合併症…164
　　4) 糖尿病性大血管障害（高脂血症を含む） ●筒井　理裕● 165
　　　　(1) 糖尿病性大血管障害の疫学…165
　　　　(2) 糖尿病性大血管障害の病態の特徴…167
　　　　(3) 糖尿病性大血管障害の診断…167
　　　　(4) 糖尿病性大血管障害の治療，および危険因子への対策…168
　　5) そ　の　他 ●中村　光男● 176
　　　　(1) 糖尿病と皮膚疾患…176
　　　　(2) 糖尿病と歯科疾患…178
　　　　(3) 糖尿病患者の足合併症（diabetic foot）…180
　　　　(4) 糖尿病と骨合併症…182
　　　　(5) 糖尿病性胃腸症…185
　3．特殊ケースの治療 ■上原　修■ 190
　　1) 小児の糖尿病 ●玉澤　直樹● 190
　　　　(1) 病態・成因…190
　　　　(2) 診　　　断…192
　　　　(3) 合併症と予後…193
　　　　(4) 治療・管理・指導…194
　　2) 妊娠と糖尿病 ●上原　修● 198
　　　　(1) 妊娠時の糖代謝…198
　　　　(2) 妊娠糖尿病のスクリーニングと診断…198
　　　　(3) 糖尿病妊婦の特徴…199
　　　　(4) 糖尿病妊婦の治療と管理－計画妊娠とPrepregnancy管理－…201
　　3) 高齢者の糖尿病…205
　　　　(1) 高齢者糖尿病の特徴…205
　　　　(2) 高齢者糖尿病の管理・治療…206

第V章　患者管理 ■増田　光男■ 221

1．患 者 教 育 ●増田　光男● 221
　1) 患者教育の基本的な考え方…221
　2) 教育効果の役割をどう考えるか…222
　3) 糖尿病をどう説明するか…223
　4) 患者教育の進め方…224
　5) 患者教育の評価と要点…225
2．患 者 管 理…227
　1) 糖尿病診療におけるチーム医療…227
　　　　　MEMO　糖尿病療養指導士…228

2）患者の受容ということ…228
　　　　　　　MEMO　スタッフの心得…229
　　　3）外来での患者管理…230
　　　4）マニュアル・チェックリストの活用…231
　　　5）コントロール不良例への対応…232
　3．教 育 入 院…234
　　　1）教育入院の意義…234
　　　2）教育入院の位置づけ…234
　　　　　　　MEMO　クリティカル・パス…236
　　　3）教育入院の実際…236
　　　4）糖尿病教室…237
　4．支援システム ……………………………………………●松　橋　昭　夫● 239
　　　1）医療施設での支援…239
　　　2）家族の援助…239
　　　3）福祉・行政の援助…240
　　　4）在宅医療における糖尿病診療…240
　5．患者フォローアップ…242
　　　1）中 断 対 策…242
　　　2）病 診 連 携…242
　　　3）定 期 検 査…243
　　　4）健診後のフォロー…244

症　　例 ………………………………………………………………■松　井　　淳■
　　　症例1）ミトコンドリア遺伝子3243異常による糖尿病（24）
　　　症例2）MODY 3 糖尿病（26）
　　　症例3）インスリン自己免疫症候群（33）
　　　症例4）血糖コントロールに難渋した腎周囲膿瘍の一例（122）
　　　症例5）前眼房蓄膿（124）
　　　症例6）糖尿病に伴うフルニエー壊疽の症例（125）
　　　症例7）下腿のガス産生性フレグモーネ（126）
　　　症例8）遠位対称性感覚ニューロパチーと亜急性近位性運動ニューロパチーの合併症（155）

索　　引 …………………………………………………………………………………245

■：責任者
●：執筆者

1章

糖尿病の診断と病型分類

　糖尿病の概念や定義はその時代の医学知識や検査に基づいて補正され今日に至っている．初期にはインスリンの発見，測定により，インスリンの量的不足が唯一の病因と考えられていた．その位インスリン感受性やインスリン抵抗性の理解により，インスリン作用の分子機構がしだいに明らかになり，インスリン作用の低下によって起こる糖尿病もあることが認識されるようになった．その結果，インスリン作用の不足という表現がその成因を表す用語として使用されるようになった．

　実際の診療において，糖尿病の診断は，診察（病歴・症状・身体所見）で得られる糖尿病に関する情報と臨床検査により高血糖を証明（不確実な場合は経口ブドウ糖負荷試験）することにより総合的に判断して行う．そして糖尿病の診断が確立すれば，病型の鑑別，合併症の有無とその程度をさらに検討し，適切な治療方針が立てられ，患者，主治医，さらに看護婦，栄養士など相互の連携により長期にわたる治療・管理がなされる．

1. 糖尿病の診断

1）特徴的な症状・身体所見

（1）病　　歴
ⅰ）現　病　歴
　現病歴の問診においては，糖尿病の初発時期がいつ頃と考えられるのかがわかるように聴取する．初発時期はあくまで推定のもので，症状を示さない例では特定できないが，過去の検診時の成績などできるだけの情報を得るようにする．

ⅱ）既　往　歴
　体重歴は重要で，とくに2型糖尿病では肥満歴を有する例が多い．発症時の体重，さらに既往最高体重についても記載しておく．二次性糖尿病を引き起こす疾患の既往にも気をつける．膵を含む消化器の切除術，肝疾患の既往，各種内分泌疾患の既往，ステロイド剤服用の有無などを確かめる．女性とくに既婚者では妊娠歴，分娩歴が重要である．死産，巨大児分娩，羊水過多症などの婦人科的異常の既往について尋ねる．母子手帳の尿糖の既往にも注意する．

ⅲ）家　族　歴
　とくにインスリン非依存性糖尿病では遺伝の影響を強く受けることが知られているため，両親，同胞，子供の第一度近親者に留まらず祖父母，父方母方のおじ，おば，いとこについても具体的に聞き出す必要がある．初診時のみでなく，何回か繰り返し問診することによって，より正確な家族歴を聴取することができる．家族歴を認めた場合は，発症年齢，肥満の有無，治療法，経過について確かめる．

（2）主訴・症状（表1）
　最近では糖尿病特に2型糖尿病の場合には，初期において診

表1　身体所見のポイント

1) 頭頸部
・網膜症
・白内障
・緑内障
・眼瞼の黄色腫
・外眼筋麻痺などのモノニューロパチー
・甲状腺腫
・頸動脈血管雑音など

2) 胸・腹部
・黒色表皮腫 (acanthosis nigricans)
・肝脾腫
・無力性膀胱
・腹部腫瘤など

3) 上肢
・Dupuytren 拘縮
・関節運動制限 (limited joint mobility)
・手掌紅斑
・脈・血圧の左右差など

4) 下肢
(糖尿病性神経障害によるもの)
・アキレス腱反射，膝蓋腱反射の低下
・触覚，振動覚の低下
・糖尿病性筋萎縮
・Charcot 関節など
(血行障害によるもの)
・足背動脈の触知不能
・皮膚温の低下
・蒼白な皮膚など
(足の病変)
・壊疽，潰瘍
・糖尿病性水泡症
・真菌感染症など

(町田和生ら，1997[1])

される機会が多くなり，明らかな自覚症状を認めないことが多い．また症状があったとしても軽く，一過性のことも少なくないので注意を要する．

i) 高血糖に起因した一般的な糖尿病症状

(i) 口渇・多飲

高血糖による血液の浸透圧上昇とグルコースの尿中排泄による浸透圧利尿により，細胞外液の浸透圧が上昇し，渇中枢が刺激され口渇を感じ，飲水量が増加する．

血漿浸透圧の上昇は，血糖に対する水欠乏の症状であり，浸透圧が 295 mOsm/kg 以上になると口渇が起こる．

さらに併発する糖尿病性アシドーシス（アシドーシスに伴う尿中ナトリウムの排泄増加），腎障害，心不全（循環血液量の減少），唾液腺障害によっても助長される．

(ii) 多尿

血糖が腎における排泄閾値を超えると（通常 170 mg/dl 程度）糸球体で濾過されたグルコースの一部は尿細管での再吸収を受けずに尿中に排泄される．糸球体濾液の浸透圧の上昇により，水やナトリウムの再吸収が抑制され，浸透圧利尿により多尿が起こる．夜間の排尿（回数と量）が増えるのが特徴である．

(iii) 体重減少

多量の尿糖排泄によるカロリーの喪失，多尿による脱水，インスリン作用不足による蛋白異化の亢進（脂肪組織よりも，体蛋白からの急速な糖新生）などのため，体重の急激な減少をみる．患者は食べてもやせると訴える．

(iv) その他

糖尿病に特有の症状とはいえないが，全身倦怠感，脱力感，こむら返りを訴えることもある．また，尿糖排泄増加のみでは説明できないやせもあり，糖尿病性筋萎縮症もまだ十分に説明されていないやせの一つである．

以上の症状は個人差がみられ，明らかな高血糖があっても何ら症状を訴えない患者も少なくない．

ii) 糖尿病の合併症に関連する症状

(i) 網膜症

単純性網膜症の時期では自覚的に無症状であるが，増殖性変化に進行すると視もう感，飛蚊症，光視症，視力障害などが出現する．高率に合併する白内障によっても羞明や視力障害が認められる．眼症状が糖尿病発見の契機になることも珍しくはない．

(ii) 腎症

進行してネフローゼ症候群や腎不全に至ると，浮腫，頭痛，倦怠感，貧血，高血圧，消化症状が出現する．

(iii) 神経障害

末梢神経障害による四肢先端のしびれ，異常感覚，自発痛がみられる．

進行すると自律神経の異常に基づく起立性低血圧，胃腸症状，排尿障害，性機能障害などが出現する．

iii) 糖尿病に併発しやすい疾患による症状

動脈硬化症に基づく虚血性心疾患や脳血管障害，感染症，皮膚病変（化膿症，白癬菌症，水泡症），末梢動脈閉塞による冷感・疼痛・潰瘍・壊疽など，Dupuytren 拘縮，外陰部掻痒症，歯槽膿漏が併発することが知られ，それらに関連した症状が出現する．

2）高血糖の証明

　　高血糖の判定のための指標としては，空腹時および随時血糖値，HbA_{1c}，糖負荷試験などがあり，いずれを用いても合併症との関係は明らかである．

（1）血　糖　値

　　一般に，糖尿病に特徴的な症状（口渇，多飲，多尿，全身倦怠感，体重減少など）を認める場合には，診断基準（後述）で定められた，空腹時血糖または随時血糖の異常高値と合わせ診断が確定する．しかし糖尿病の症状があっても，血糖値が診断基準を満たさない場合や，糖尿病の症状を有さなくとも糖尿病が疑われる場合には糖負荷試験を行い，その結果をふまえ総合的に診断をする．

ⅰ）空腹時血糖

　　空腹時血糖は安定しており，日差変動も少なく再現性が高い．血糖日内変動の下限の指標となる．空腹時血糖と肝の糖産生は直線的関係にあるため，空腹時血糖は糖尿病重症度の良い指標となる．

ⅱ）随　時　血　糖

　　絶食時，摂食後を問わず，任意の時点での血糖を指す．一般外来診療においては，朝食後血糖に当たり，経口糖負荷試験の2時間値ないし3時間値に相当する．随時血糖が200 mg/dl 以上となれば糖尿病型となる．

　　血中グルコース濃度は，検査室では静脈採血し，血液を解糖阻止剤 NaF 入り採血管に移し，分離された血漿を用いて種々の酵素法で測定している．簡易血糖測定器では，静脈血全血や毛細血管全血を用いることができるが，酸素分圧，解糖阻止剤，ヘマトクリットなどの注意が必要である．

（2）HbA_{1c}

　　HbA_{1c} は実際の糖尿病症例で検討した成績からは過去約1ヵ月前の血糖レベルを反映するものとして臨床応用されている．長期間の血糖コントロールを反映しているので，糖尿病性合併症の評価に有用である．

　　HbA_{1c} の化学的標準品が存在しないため，検査施設間の誤差，

日差変動が問題となる．HbA$_{1c}$の測定値に対して各施設間の統一をはかるために，1994年より日本糖尿病学会ではグリコヘモグロビン標準化委員会を設置して制度管理調査を行っている．

1999年の日本糖尿病学会の糖尿病診断基準検討委員会による新分類では，糖負荷試験で糖尿病型でHbA$_{1c}$≧6.5％のとき糖尿病の診断をして良いことにしている．このときのHbA$_{1c}$は上記委員会の標準品を用いて補正を加えたものとすることとされている．HbA$_{1c}$が6.5％未満でも糖尿病を除外することはできない．

（3）経口ブドウ糖負荷試験（OGTT）

OGTTは軽い糖代謝異常を調べる鋭敏な検査法であり，空腹時血糖や随時血糖で判定が確定しないときに行われる．決して診断に必須の検査ではない．臨床所見から明らかに糖尿病である場合には行う必要はない．糖尿病の診断はOGTTの定義された一定の診断基準によってのみ診断されるものではなく，問診・診察・検査によって患者の身体所見を詳しく検討し，総合的に判断しなければならない．とくに著明な高血糖を呈するとき，1型糖尿病が疑われる場合には，糖負荷によって病態の悪化を招くことがありむしろ禁忌と考えられる．

方　　　法（表2）

OGTTの実施に当たって，表2に示したような条件を守ることが必要である．

表　2

1）糖負荷試験実施までの注意事項
（1）飢餓時や食事からの糖質摂取量が少ない場合には耐糖能は低下するため，負荷試験前3日間は毎日糖質150ｇ以上摂取する．
（2）テスト前日の大量飲酒，過激な運動は禁止する．
（3）糖認容力に影響する薬剤は可能な限り投与を中止する．

2）糖負荷試験実施までの注意事項
（1）前日から検査実施までの空腹時間は10～14時間とする．
（2）検査終了まで水以外の摂取は禁止とし，なるべく安静を保たせ，検査中は禁煙とする．

3）負荷試験の実施法
（1）早朝空腹時にグルコース75ｇ（無水物として），あるいはそれに相当する糖質（デンプン部分水解物溶液，あるいはマルトース液）を250～300mlの溶液として5分以内に服用させる．
（2）採血はグルコース負荷前と負荷後120分のほかに，30分，60分，90分の採血も行い，さらに血中インスリンを測定すれば，糖尿病の診断をより確実にできる．

OGTTは再現性に優れた検査法とはいえず,得られた結果に疑問がある場合や検査が行われた状況によっては検査をやり直すことが必要である.

2. 糖尿病の病型分類と診断基準

　糖尿病の病型は，近年の分子遺伝学の急速な進歩により病因の多くやそれに結びつく病的過程が明らかにされ新しい展開を示している．1997年にアメリカ糖尿病学会(ADA)，1998年にWHO，ついで1999年に日本糖尿病学会（JDS）が新たな糖尿病の基準，分類を報告した．

　Impared glucose tolerance（IGT）あるいは境界型といった軽度耐糖能異常者においては，糖尿病特有の細小血管症は見られないものの，すでに動脈硬化症の進展が認められることが，多くの疫学的調査や種々の動脈硬化病変に対する検査の結果から明らかにされている．その直接的な成因は明らかではないが，高血糖というよりむしろ高インスリン血症，インスリン抵抗性，内臓脂肪症候群などの関与が注目されている．

1）従来の診断基準

　糖尿病の診断と病型分類には，これまで1985年のWHO報告[2]と1982年の日本糖尿病学会委員会報告[1]による分類と診断基準が使われてきた．

　前者は，国際標準化をめざしたものであったため，日本糖尿病学会もWHOの勧告値を基に糖尿病の診断基準は同じく定められた．すなわち糖尿病の症状があり，空腹時血糖値（静脈血漿）が140 mg/dl以上または随時血糖値が200 mg/dl以上であれば糖尿病としてよいとした．

　JDSではGTTのみで糖尿病を診断することのないよう，診断基準に糖尿病型，境界型，正常型と「型」をつけた．WHO分類では正常値については記載されていないが，JDSでは正常型の上限値がWHOのIGTの基準より低く設定されたため，境界型はIGTよりも広い範囲を含むこととなった．

2）ADAの分類と診断基準（1997年）

アメリカの専門委員会は1997年，ADA総会において新しい糖尿病の分類と診断基準に関する報告[3]を発表した．

表3　糖尿病の分類（ADA，1997年）

I．1型糖尿病（β細胞破壊によるもの）
　A．免疫性
　B．特発性
II．2型糖尿病（インスリン抵抗性とインスリン分泌不全によるもの）
III．他の特殊な病型
　A．遺伝的β細胞機能異常
　　1）第12染色体，HNF-1α（MODY 3）
　　2）第7染色体，glucokinase（MODY 2）
　　3）第20染色体，HNF-4α（MODY 1）
　　4）ミトコンドリア DNA
　　5）その他
　B．インスリン作用の遺伝的異常
　　1）A型インスリン抵抗性症候群
　　2）妖精症
　　3）Rabson-Mendenhall 症候群
　　4）脂肪萎縮性糖尿病
　　5）その他
　C．膵外分泌疾患
　　1）膵炎
　　2）外傷/膵摘出
　　3）膿瘍
　　4）囊胞性線維症
　　5）Hemochromatosis
　　6）Fibrocalculous Pancreatopathy
　　7）その他
　D．内分泌疾患
　　1）末端肥大症
　　2）Cushing 症候群
　　3）Glucagonoma
　　4）褐色細胞腫
　　5）甲状腺機能亢進症
　　6）Somatostatinoma
　　7）Aldosteronoma
　　8）その他
　E．薬物・化学物質
　　1）Vocor
　　2）Pentamidin
　　3）Nicotinic acid
　　4）糖質ステロイド
　　5）甲状腺ホルモン
　　6）Diazoxide
　　7）β-adreberguc agonist
　　8）Thiazides
　　9）Dilantin
　　10）α-interferon
　　11）その他
　F．感染症
　　1）先天性風疹症候群
　　2）サイトメガロウイルス
　　3）その他
　G．免疫性糖尿病の特殊型
　　1）"Stiff-mann"症候群
　　2）抗インスリン受容体抗体
　　3）その他
　H．糖尿病と関連するその他の遺伝的症候群
　　1）Down 症
　　2）Klinefelter 症候群
　　3）Turner 症候群
　　4）Wolfram 症候群
　　5）Friedreich 失調症
　　6）Huntington 舞踏病
　　7）Laurence Moon Biedl 症候群
　　8）筋強直性ジストロフィー症
　　9）ポルフィリア
　　10）Prader Willi 症候群
　　11）その他
IV．妊娠糖尿病（GDM*）

(The Expert Committee on the Diagnosis and Classifiction of Diabetes Mellitus, 1997[2])

(1) 分類 (表3)

病態に基づく1型糖尿病，2型糖尿病という言葉を削除し，タイプ1糖尿病，タイプ2糖尿病という成因に基づく分類を導入した．タイプ1糖尿病とはβ細胞の破壊により，通常絶対的インスリン欠乏に至るもので，多くは自己免疫が関連しているものと考えられる．タイプ2糖尿病は，インスリン抵抗性が主で相対的にインスリン分泌不全を伴うものから，インスリン分泌不全が主でインスリン抵抗性を伴うものまで幅があり，相対的インスリン作用不足によって特徴づけられる病型と規定された．その他の糖尿病として，遺伝子異常など原因の明らかになったものが列記してある．

さらに高血糖の程度は基礎疾患の病的過程の程度によって時間とともに変動する．そこで各成因に対するステージを5段階に分けて，1）糖代謝正常，2）耐糖能障害，あるいは空腹時境界型高血糖，3）糖尿病であるが，そのなかでもインスリンを必要としない段階，4）血糖のコントロールにインスリンを必要とする段階，5）生命の維持にインスリンを必要とする段階に分けて区別するという立場をとった（図1）．

上述した分類を縦軸にとると，それぞれの個体は環境，治療，加齢などの影響により連続した病期を移動するという考え方である．

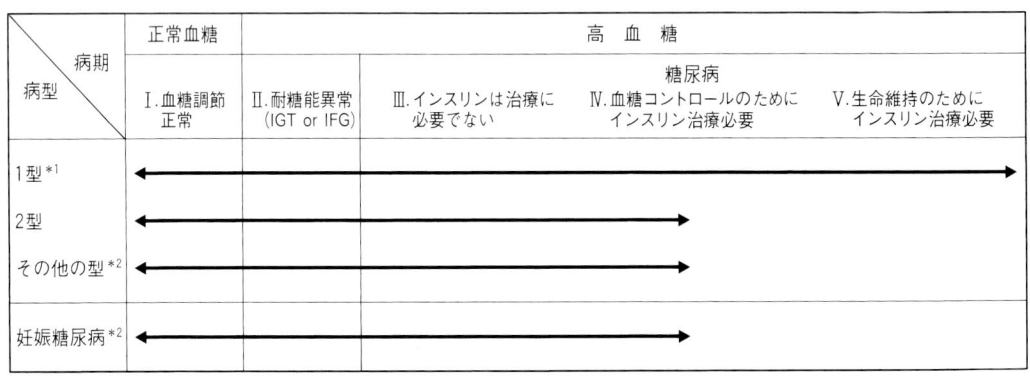

病期＼病型	正常血糖	高血糖			
	Ⅰ.血糖調節正常	Ⅱ.耐糖能異常 (IGT or IFG)	Ⅲ.インスリンは治療に必要でない	糖尿病 Ⅳ.血糖コントロールのためにインスリン治療必要	Ⅴ.生命維持のためにインスリン治療必要
1型[*1]	←――――――――――――――――――――――――→				
2型	←――――――――――――――――――→				
その他の型[*2]	←――――――――――――――――――→				
妊娠糖尿病[*2]	←――――――――――→				

[*1] "honeymoon"緩解期の1型糖尿病患者も含む．　[*2] 生命維持のためにインスリン治療が必要な場合がまれに認められる．

図1　糖代謝疾患の病因的分類と病期の関係

(2) 診断基準 (表4)

従来のWHOの基準において空腹時血糖と2時間値は相関的

表4　糖代謝異常の診断基準

I．糖尿病*
1) 糖尿病の症状（多尿・多飲・体重減少）と随時血糖値≧200 mg/dl（11.1 mM）
2) 空腹時（エネルギーを有する物を食してから少なくとも8時間以上絶食後），血糖値≧126 mg/dl（7.0 mM）
3) 75 gブドウ糖負荷後2時間目の血糖値≧200 mg/dl（11.1 mM）

＊明白な高血糖値を示す場合以外では血糖値を確認するため，少なくとも別の日にもう一度の検査を行うこと通常の臨床の場では，1)または2)で十分診断可能である．

II．IGTおよびIFG
IGT：75 g OGTTにより血糖が140 mg/dl≦2時間値＜200 mg/dl
IFG：110 mg/dl≦空腹時血糖値＜126 mg/dl

III．正常空腹時血糖値（NFG）および正常耐糖能（NGT）
NFG：空腹時＜110 mg/dl
NGT：75 g OGTT 2時間値＜140 mg/dl

IFG：impaired fasting glucose, IGT：impaired glucose tolerance
(The Expert Committee on the Diagnosis and Classification of Diabetes Mellitus, 1997[2])

　なものではないことが知られていた．すなわち空腹時血糖が140 mg/dl以上を満たすものは，ブドウ糖負荷試験をすると，実際ほとんど全部が2時間値が200 mg/dl以上である．しかしながら，逆に2時間血糖値が200 mg/dl以上を満たすもののうち，空腹時血糖が140 mg/dl以上であるものはその1/4にすぎないという臨床的な事実がある．

　空腹時血糖と2時間血糖値はともに，細小血管症，大血管症のいずれについても関連があり，空腹時血糖と2時間血糖値のアンバランスを修正するため，2時間血糖値200 mg/dlに対応する空腹時血糖を求めるという作業がなされた．その結果，空腹時120～126 mg/dl程度というところが定まった．またHbA$_{1c}$の値は，125 mg/dl，200 mg/dlに対して約6.1％付近であると述べられている．

　糖尿病を診断するには表4のどれかの三つの方法があり，いずれの場合も，別の日に再確認する必要がある．

　空腹時血糖110 mg/dl未満をnormal fasting glucose (NFG)，空腹時血糖110以上126 mg/dl未満をimpaired fasting glucose (IFG)とし，空腹時血糖における正常域と糖尿病基準域との間に新しい群を設けた．

　これによりIGTはGTTの2時間値によってのみ診断されることとなり，2時間値が140 mg/dl未満はnormal glucose tolerance(NGT)とされた．

　IFG, NGT, NFGという名称は新設された言葉で，空腹時と75 gGTT 2時間値をまったく独立させて定義していることに注意を要する．あくまでも，OGTTを臨床の場で日常的に使用することを推奨しないとする立場を取っているためである．

3）WHOの分類と診断基準（1998年）

　WHOからの新しい分類と診断基準が，ADAの新分類と診断基準の提唱から，1年後の1998年暫定的に発表された[4]．その新報告では，糖尿病および耐糖能異常の各カテゴリーの定義と診断基準，分類，糖尿病および耐糖能異常のカテゴリーの臨床病期，病因に基づく病型分類，妊娠糖尿病について概説したのち，成因分類について改めて詳細に述べ，さらにIGTやインスリン抵抗性症候群を含むmetabolic syndromeについても触れている．

（1）分　　類
　ADA報告をほぼ踏襲したものとなっている．すなわち成因分類として1型，2型，その他の特殊型，妊娠糖尿病に大別し，従来の栄養障害関連糖尿病（MRDM）を分類から除外した．1型糖尿病，2型糖尿病という呼称を廃止し，妊娠糖尿病は従来のGIGTとGDMを含むものと述べられている．

　WHOの新提案においても，1型，2型などの成因分類を縦軸に，臨床的病期を横軸に，二元的にとらえようとする考え方が強調されている．矢印が双方向性であることについては，対象の症例が，1型でも2型でも，経過中に高血糖の状態が改善し，正常血糖域に戻りうるものであることを示すものである．図1でADA報告と異なるところは，2型，特殊型，妊娠糖尿病における矢印が点線であるが，"生存のためインスリンが必要"のところまで延びている点である．しかしこのような例があることはADA報告にも述べられている．

（2）診断基準（表5）
　従来のWHOの基準値と異なるポイントは，糖尿病およびIGTを規定する空腹時血糖を全血，血漿いずれの場合も引き下げたことである．さらにWHOの基準においてもIFG(Impaired fasting

表5 75g OGTTの判定区分と判定基準値(WHO, 1998)

	ブドウ糖濃度 (mg/dl)		
	全血		血漿
	静脈血	毛細管血	静脈血
糖尿病 　空腹時 　または/および 　2時間値	≧110 ≧180	≧110 ≧200	≧126 ≧200
IGT 　空腹時(あれば) 　および2時間値	<110 ≧120, <18	<110 ≧140, 200	<126 ≧140, 200
IFG 　空腹時 　2時間値(あれば)	≧100, <110 <120	≧100, <110 <140	≧110, <126 <140

(mmol/lの表示は省略した)　　　　　　　　　　(Alberti KGMMら, 1998[5])

glycemia) というカテゴリーを設けている点は, ADA報告と変わりがない. ADAよりはGTTの意義を少し強調している. やはり正常値については定義されていない.

4) JDSの分類と診断基準 (1999年)

日本糖尿病学会でも, 前述した最近の国際的な報告との整合性,

表6　糖尿病とそれに関連する耐糖能低下*の成因分類

I. 1型 (β細胞の破壊, 通常は絶対的インスリン欠乏に至る)
　A. 自己免疫性
　B. 特発性
II. 2型 (インスリン分泌低下を主体とするものと, インスリン抵抗性が主体で, それにインスリンの相対的不足を伴うものなどがある)
III. その他の特定の機序, 疾患によるもの
　A. 遺伝因子として遺伝子異常が同定されたもの
　　(1) 膵β細胞機能にかかわる遺伝子異常
　　(2) インスリン作用の伝達機構にかかわる遺伝子異常
　B. 他の疾患, 条件に伴うもの
　　(1) 膵外分泌疾患
　　(2) 内分泌疾患
　　(3) 肝疾患
　　(4) 薬剤や化学物質によるもの
　　(5) 感染症
　　(6) 免疫機序による稀な病態
　　(7) その他の遺伝的症候群で糖尿病を伴うことの多いもの
IV. 妊娠糖尿病

* 一部には, 糖尿病特有の合併症を来すかどうかが確認されていないものも含まれる.
(糖尿病診断基準検討委員会, 1999[6])

最近の日本のデータの十分な活用，これまでの日本糖尿病学会委員会の基本的な考え方の継承，学術評議員の意見の尊重を考慮して1999年5月委員会報告を発表した[5]．

（1）分　　類（表6，7）

ADA，WHOと同様に成因分類をとり，1型，2型，その他の特定の機序・疾患によるもの，妊娠糖尿病の4つに分類された．

表7　その他の特定の機序，疾患による糖尿病，耐糖能低下*

A．遺伝因子として遺伝し異常が同定されたもの
(1) 膵β細胞機能にかかわる遺伝子異常
　　インスリン遺伝子（異常インスリン症，異常プロインスリン症）
　　HNF4α遺伝子（MODY 1）
　　グルコキナーゼ（MODY 2）
　　HNF1α遺伝子（MODY 3）
　　IPF-1遺伝子（MODY 4）
　　HNF1β（MODY 5）
　　ミトコンドリアDNA（MIDD）
　　アミリン
　　その他
(2) インスリン作用の伝達機構にかかわる遺伝子異常
　　インスリン受容体遺伝子
　　（A型インスリン抵抗性，妖精症，Rabson-Mendenhall症候群ほか）
　　その他

B．他の疾患，条件に伴うもの
(1) 膵外分泌疾患
　　膵炎
　　外傷/膵摘出術
　　腫瘍
　　ヘモクロマトーシス
　　その他
(2) 内分泌疾患
　　クッシング症候群
　　先端巨大症
　　褐色細胞腫
　　グルカゴノーマ
　　アルドステロン症
　　甲状腺機能亢進症
　　ソマトスタチノーマ
　　その他
(3) 肝疾患
　　慢性肝炎
　　肝硬変
　　その他
(4) 薬剤や化学物質によるもの
　　グルココルチコイド
　　インターフェロン
　　その他
(5) 感染症
　　先天性風疹
　　サイトメガロウイルス
　　Epstein-Barrウイルス
　　Coxackie Bウイルス
　　Mumpsウイルス
　　その他
(6) 免疫機序による稀な病態
　　インスリン受容体抗体
　　Stiffman症候群
　　インスリン自己免疫症候群
　　その他
(7) その他の遺伝的症候群で糖尿病を伴うことの多いもの
　　Down症候群
　　Prader-Willi症候群
　　Turner症候群
　　Klinefelter症候群
　　Werner症候群
　　Wolfram症候群
　　セルロプラスミン低下症
　　脂肪萎縮性糖尿病
　　筋強直性ジストロフィー
　　その他

*一部には，糖尿病特有の合併症を来すかどうかが確認されていないものも含まれる．

（糖尿病診断基準検討委員会，1999[6]）

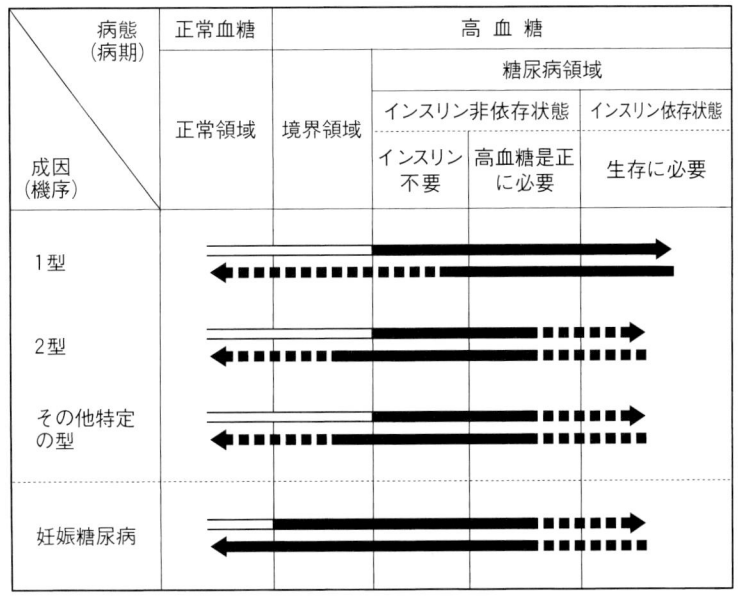

図2 糖尿病における成因（発症機序）と病態（病期）の概念

右向きの矢印は糖代謝異常の悪化（糖尿病の発症を含む）を表す．矢印の線のうち，■■■の部分は，「糖尿病」と呼ぶ状態を示す．左向きの矢印は糖代謝異常の改善を示す．矢印の線のうち，波線部分は頻度の少ない事象を示す．たとえば2型糖尿病でも，感染時にケトアシドーシスに至り，救命のために一時的にインスリン治療を必要とする場合もある．また，糖尿病がいったん発病した場合は，糖代謝が改善しても糖尿病とみなして取り扱うという観点から，左向きの矢印は黒く塗りつぶした線で表した．その場合，糖代謝が完全に正常化するに至ることは多くないので，波線で表した．

糖尿病領域のうち，インスリン非依存状態は従来のNIDDM，インスリン依存状態は従来のIDDMに相当する． （Alberti KGMMら，1998[5]）

　本分類で「その他の特定の機序，疾患によるもの」の項を，遺伝因子として遺伝子異常が同定されているものと，他の疾患，条件に伴うものとにさらに分けられている点が特徴である．

　さらにADAやWHOの分類で見られるように，糖尿病を成因分類と同時に病期（ステージ）・病態によって二元的に把握する考え方を取っている（図2）．

（2）診断基準と診断の手順（表8，9）

　ADAやWHO報告の基準値に一致させている．これまでのJDSの勧告を継承し，糖負荷試験の判定には「型」をつけている．表に示したように，今回の診断基準には一回の検査だけでも「糖

尿病」の診断をつけられる条件が 3 つ付けられている．
　ADA と同様に随時血糖値（200 mg/dl 以上）も基準に盛り込まれている．さらに正常型を数年追跡しても糖尿病をほとんど発症しないものとし，今回，正常型の 2 時間値の上限が 1982 年の勧告

表 8　空腹時血糖値および 75 g 糖負荷試験（OGTT）2 時間値の判定基準（静脈血漿値，mg/dl，カッコ内は mmol/l）

	正常域	糖尿病域
空腹時値	<110（6.1）	≧126（7.0）
75 g OGTT　2 時間値	<140（7.8）	≧200（11.1）
75 g OGTT の判定	両者をみたすものを正常型とする．	いずれかをみたすものを糖尿病型とする．
	正常型にも糖尿病型にも属さないものを境界型とする．	

随時血糖値≧200 mg/dl（≧11.1 mmol/l）の場合も糖尿病型とみなす．正常型であっても，1 時間値が 180 mg/dl（10.0 mmol/l）異常の場合は，180 mg/dl 未満のものに比べて糖尿病に悪化する危険が高いので，境界型に準じた取り扱い（経過観察など）が必要である．（糖尿病診断基準検討委員会，1999[6)]）

表 9　糖尿病の診断手順

臨床診断：
1）空腹時血糖値≧126 mg/dl，75 g OGTT 2 時間値≧200 mg/dl，随時血糖値≧200 mg/dl，のいずれか（静脈血漿値）が，別の日に行った検査で 2 回以上確認できれば糖尿病と診断して良い*．これらの基準値を超えても，1 回の検査だけの場合には糖尿病型と呼ぶ．
2）糖尿病型を示し，かつ次のいずれかの条件がみたされた場合は，1 回だけの検査でも糖尿病と診断できる．
　①糖尿病の典型的症状（口渇，多飲，多尿，体重減少）の存在
　②HbA_{1c}≧6.5％**
　③確実な糖尿病網膜症の存在
3）過去において上記の 1 ないし 2 がみたされたことがあり，それが病歴などで確認できれば，糖尿病と診断できる．
4）以上の条件によって，糖尿病の判定が困難な場合には，患者を追跡し，時期をおいて再検査する．
5）糖尿病の診断に当たっては，糖尿病の有無のみならず，分類（成因，代謝異常の程度），合併症などについても把握するように努める．

疫学調査：
　糖尿病の頻度推定を目的とする場合は，1 回の検査だけによる「糖尿病型」の判定を「糖尿病」と読み替えてもよい．なるべく 75 g OGTT 2 時間値≧200 mg/dl の基準を用いる．

健　診：
　糖尿病を見逃さないことが重要である．スクリーニングには血糖値の指標のみならず，家族歴，肥満などの臨床情報も参考にする．

＊ストレスのない状態での高血糖の確認が必要である．
　1 回目と 2 回目の検査法は同じである必要はない．1 回目の判定が随時血糖値≧200 mg/dl で行われた場合は，2 回目は他の方法によることが望ましい．1 回目の検査で空腹時血糖値が 126～139 mg/dl の場合には，2 回目には OGTT を行うことを推奨する．
＊＊日本糖尿病学会グリコヘモグロビン標準化委員会の標準検体で補正した値

（糖尿病診断基準検討委員会，1999[6)]）

値の＜120 mg/dl から＜140 mg/dl に変更された．これにより前述したように国際的に普及している IGT の基準値との整合性が得られることとなった．

HbA$_{1c}$ による糖尿病の診断基準は世界的にはまだ設けられていない．今回の JDS の診断基準では，日本糖尿病学会グリコヘモグロビン標準化委員会の標準検体で補正した安定型 HbA$_{1c}$ の値が盛り込まれた．

妊娠糖尿病については，日本産科婦人科学会栄養代謝問題委員会（1984）の基準を用いている．

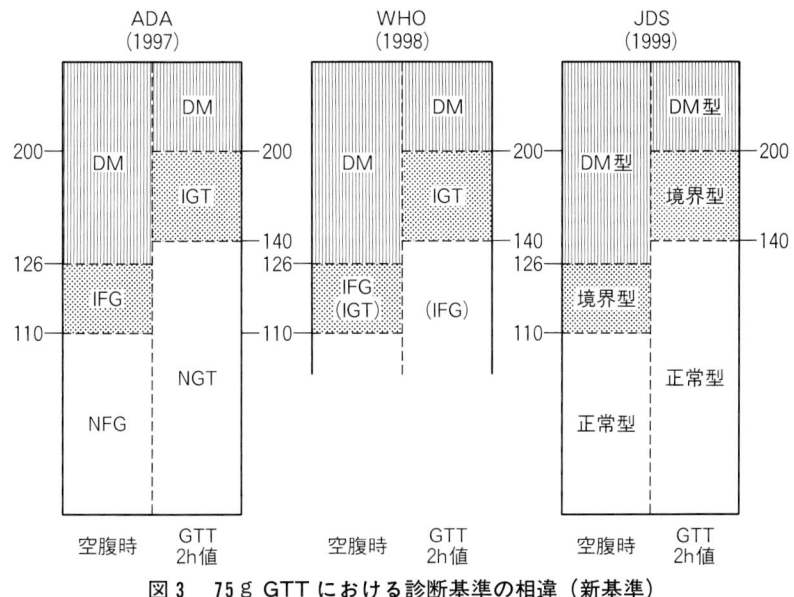

図3 75 g GTT における診断基準の相違（新基準）

MEMO　静脈内ブドウ糖負荷試験（IVGTT）

　20～50％のブドウ糖を8～80 gまたは0.5 g/kg投与するが，一般的には10～30 g投与が用いられている．これを1～4分かけて静注する．採血時間は0，3，5，10，20，30，40，50，60，90，120分と頻回に採血する場合もあるが，0，2，5，10，30，60，90分でも十分である．
　血糖は静注後5分以内に最高値に達し，その後急速に低下する．このときの1分当たりの血糖減少率をK値と呼ぶ．K値は，片対数グラフにプロットした血糖値が半減する時間（t）を求め，次式から得られる．
　　K＝0.693/ t ×100　（％/min）
　K値の正常は1.3～1.5といわれ，糖尿病では1.1以下のことが多い．消化管因子に影響されずに，耐糖能やインスリン反応を検査するこ

とができる．経口摂取できないものにも行える，再現性がよい，同時にインスリンを測定することによって膵β細胞機能を知ることができるなどの利点はあるが，手技が煩雑であるばかりでなく，方法論，判定に一定の見解がないため，日常臨床ではあまり用いられていない．

MEMO　75gGTTの1時間値，2時間値に相当する100gGTTおよび50gGTTの血糖値

表10　毛細血管全血グルコース濃度

	100 g	75 g	50 g
1時間値	200 160	200 160	200 160
2時間値	240 160 130	200 140 120	180 120 110

(mg/dl)　　　　　　　　　　　　　　（松田文子ら，1997[7]）

3．病型診断の実際

1） 1型糖尿病と2型糖尿病

　1型糖尿病と2型糖尿病は，WHO 1980年分類で初めて用いられた分類である．アメリカNIHの糖尿病データ研究グループ（NDDG）が使用した用語で，外因性インスリン注射が生存に必須か否かという観点から糖尿病患者を分類したものであった．
　糖尿病はインスリン作用の不足で起こる．そのうち，1型糖尿病は内因性インスリンの高度の欠乏状態にあり，2型糖尿病は相対的な内因性インスリン欠乏状態であるから，両者の外因性インスリン依存性に差異が生じるとの考え方が両病型を分類する基礎にあった．一般にβ細胞からの内因性インスリンの分泌の程度の違いを示していると解釈されている．（多くの糖尿病患者のインスリン分泌量を尿CPRで測定し，1型糖尿病と2型糖尿病の分類される境界は，1日量で20～30μgの範囲に当たるが判然としたものではない）．
　しかし，2型糖尿病の成因として末梢標的組織でのインスリン作用障害すなわちインスリン抵抗性が認識されるようになり，糖尿病を単に膵インスリンの供給不全の程度のみで分類することには限界が生じている．
　1型糖尿病と2型糖尿病の病型分類には，表11に示すように，臨床像，成因，残存インスリン分泌能，治療など多くの指標を参考として作られている．
　しかし，学童に2型糖尿病が存在する一方，高齢者でも1型糖尿病を急激に発症することがあること，甘味清涼飲料水の大量摂取でケトアシドーシスに陥り，回復後には糖代謝が正常化したように見えるペット・ボトル症候群や，発症当初は2型糖尿病でありながら緩徐に1型糖尿病に移行するslowly progressive 1型糖尿病などどこからがインスリン非依存性で，どこからがインス

リン依存性となるかを一線で画すことはできない例や両病型にまたがった病像を示すものなど発見され病型分類に混乱がみられるようになった．

表11　1型糖尿病と2型糖尿病の病型判定のための指標
—IDDM（または1型）とNIDDM（または2型）の比較—

	IDDM（1型）	NIDDM（2型）
発症年齢	子供，若年者に多い	中年以後に多い
発病様式	急性，亜急性	緩徐，しばしば無症状
体型	やせ型が多い	発症前には多くは肥満
ケトーシスやケトアシドーシス	起こりやすい	稀
血糖値の安定性	しばしば不安定	ふつうは安定
家族歴	あり ＜	濃厚
ICA，GAD抗体	しばしば陽性	ふつう陰性
特定のHLAの型との関係	あり	なし
自己免疫疾患合併	しばしば	なし
血中，尿Cペプチド	きわめて低い	正常，低下または増加
インスリン治療	生存に不可欠	ときに必要

（小林哲郎，1996[8]）

MEMO　1型，2型糖尿病／I型，II型糖尿病

　1型，2型糖尿病という用語は1955年 Hugh-Jones が Jamaica 型の糖尿病を記載したさい，従来より知られていた2つの病型を1型（やせ型でケトーシスを起こしやすくインスリン投与が必要なもの）と2型（中年以降の肥満者に起こりインスリンを必ずしも必要としないもの）として対比して記載したことに由来する．

　WHO1980年分類においてもIDDMを1型，NIDDMを2型とも記載していたが，1985年分類では1型，2型の用語は省かれた．その理由は1980年代に入り，1型糖尿病という用語は自己免疫によって起こるという成因論的な意味で使われるようになり，当時は糖尿病患者をその成因で分類することは不可能と考えたからである．

　日本では，日本糖尿病学会1982年分類が使われているが，WHO1980年分類の一部をそのまま踏襲する形でIDDM＝I型（1型でなく），NIDDM＝II型（2型でなく）と記載されている．しかしふたたび1997年のADAの新分類では，成因に基づく1型，2型という分類を採用している（II型を11型と混同することを避けるためアラビア数字に変更している）．

2）緩徐進行型 1 型糖尿病（SPIDDM）

SPIDDM 臨床的な特徴として以下のことが挙げられている．

(a)発症時の臨床型は 2 型糖尿病であるが，時間（平均 3 年）の経過で徐々にインスリン分泌が低下し，最終的にはインスリン依存状態となる．

(b)膵島細胞抗体（ICA）もしくは抗 GAD 抗体が経過中持続的に陽性を示す．とくに抗 GAD 抗体は，診断的価値が高く，なかでも GDA65 抗体は膵特異的である．

(c)インスリン自己抗体（IAA）も持続陽性を示すことがある．

(d)発症年齢は 30～50 歳であることが多く，急性発症の 1 型糖尿病に比べ高齢である．

(e)β 細胞障害の速度は女性に比べ男性のほうが速やかである．

(f)Class II MHC である HLA-DR4-DQA1＊0301-B1＊0401 との関連が見られるが，急性発症 1 型糖尿病と関連する HLA-A24 との関連は薄い．

(g)膵病理組織所見上，β 細胞は若干残存している場合が多い．一

表12　急性発症 IDDM および progressive IDDM の特徴

	急性発症 IDDM	Slowly progressive IDDM
1）臨床的な発症様式	数日～数週間	数年間かかり徐々に進行
2）発症前後の ICA	発症と同期し抗体価上昇，発症後低下	長期間持続陽性 抵抗体価
3）その他自己抗体		
(1)インスリン自己抗体	発症前に陽性	発症後も持続陽性
(2)膵外分泌抗体	発症直後陽性，以後陰性化	持続的に陽性
4）発症年齢	若年期（11～12歳ピーク）	中年にピーク
5）性差	性差なし	男性において進行が速い
6）HLA	HLA-A24,-Bw54,-DR4 増加 HLA-DQA1*0301-DQB1*0401- DQA1*0301-DQB1*0302 もしくは-DQA1*0301-DQB1*0303 が増加	HLA-DR4 増加 HLA-DQA1*0301-DQB1*0401
7）膵病理組織	β 細胞の著明な減少もしくは消失	β 細胞の若干の残存 膵外分泌腺の萎縮と CD8 陽性リンパ球浸潤
8）残亜御 β 細胞機能 （C ペプチド反応）	ほぼ完全に消失	若干の機能残存あり

（岡　芳知, 1997[9]）

方，膵外分泌腺組織は，著明な萎縮が認められ，しばしば外分泌腺周囲に CD-8 陽性のリンパ球浸潤を認める．

(h)膵管造影で異常所見を認める頻度が高く，PABA テストなど膵外分泌機能検査は低値を示すことが多い．

長期の罹病期間を有する 1 型糖尿病で経過の詳細不明な場合，SPIDDM と急性発症 1 型糖尿病を鑑別することはしばしば困難となる．

その他鑑別を要する疾患群としては，アミロイド沈着による膵島の機能低下(ICA は終始陰性)，ミトコンドリア DNA3243 変異による糖尿病（ミトコンドリア DNA3243 番変異 A->G）などがある．

治療に関連して，本症では β 細胞障害が進行するため，SU 剤の代わりに最初から少量でもインスリンを使用して β 細胞への負荷を軽減し，β 細胞の機能の保持もしくは進展阻止の試みが行われている．

3）ミトコンドリア遺伝子異常に伴う糖尿病

近年ミトコンドリア遺伝子異常による糖尿病が多数報告されているが，3243 番目のアデニンがグアニンに変異する 3243 変異が最も頻度が高い．3243 変異はロイシンのトランスファー RNA の異常をきたし，ロイシンを含む蛋白の合成が低下によりミトコンドリア機能の低下を招来すると考えられる．本症では感音性難聴を伴うことが多く，本疾患の発見の契機になることが多い．

グルコースによるインスリン分泌の機序として，細胞内に取り込まれたグルコースが代謝され，ミトコンドリアにおける酸化的リン酸化を経て，ATP が産生され，ATP 感受性 K チャンネルが閉鎖され脱分極を起こし，膜電位依存性 Ca チャンネルが活性化され，細胞内 Ca 濃度が増加してインスリン分泌が起こる．ミトコンドリア遺伝子異常はインスリン分泌を進行性に障害し糖尿病を引き起こす．また膵の病理所見では，膵 β 細胞の減少が認められる．したがって，患者のインスリン分泌障害には，グルコースからインスリン分泌までの情報伝達の異常に加えて，膵 β 細胞数の減少も関わっていると推定されている．

3243位のA-G点変異はミトコンドリア脳筋症の一つであるMELAS(mitochondrial myopathy, encephalopathy, lactic acidosis and stroke-like episode)で最初に同定された遺伝子変異であるが，糖尿病患者のスクリーニングから見い出される3243位変異の患者では，脳筋症を合併することはむしろ少ない．このように同じ遺伝子変異が異なった臨床像を呈するのは，異常遺伝子の割合が臓器によって異なることが一因と考えられている．

　3243位変異による糖尿病の頻度は糖尿病患者の約1％と報告され，糖尿病をきたす遺伝子異常のなかでは最も頻度が高い．臨床像としては，多くは2型糖尿病であるが，SU剤の二次無効例や，SPIDDMを呈することも多い．しかし，典型的1型糖尿病と異なり，経過中インスリン分泌が完全に枯渇することは稀である．膵島に対する自己抗体が陽性のことは少ない．

　感音性難聴は，両側性で低音，高音がともに障害されるが，高音域の障害がより強いことが特徴で約60％に認められる．このような特徴より，ミトコンドリア遺伝子異常（3243変位）による糖尿病はMIDD(maternally inherited diabetes and deafness)とも呼ばれる．

表13　ミトコンドリア遺伝子3243変異による糖尿病の特徴

1) インスリン非依存型から依存型までの多彩な病型をとり得る
2) インスリン分泌の進行性の低下に伴い，病状が進行することが多い
3) 母系遺伝であり，発症年代が世代を下るごとに若年化することが多い
4) 感音性難聴を高率に合併する
5) 合併症が多い
6) 肥満が少ない
7) わが国の糖尿病患者の約1％

（安田和基ら，1997[10]）

症例 1) ミトコンドリア遺伝子 3243 異常による糖尿病

- 症　　例：47 歳，男性
- 主　　訴：血糖コントロール
- 既　往　歴：32 歳より糖尿病を指摘されインスリン療法を受けていた．39 歳頃より両側の感音性難聴が出現し，補聴器装着．
- 現　病　歴：47 歳になり，前増殖型網膜症で光凝固療法必要となり，当院眼科受診．食後血糖 228 mg/dl，HbA_{1c} 13.4％とコントロール不良のため当科紹介となった．
- 家　族　歴：(図参照)
- 検　査　所　見：身長 163 cm　体重 43.5 kg．両側の高音障害型の感音性難聴．
- 抗GAD抗体：4.0 U/ml 以下．
- 尿　中　CPR：8.2～34.2 μg/日と低値

好気的運動負荷試験で，乳酸，ピルビン酸の上昇は著明ではなかったが，試験後の乳酸値の低下遅延を認めた．

ミトコンドリア DNA 検索　3243 (A to G) 点変異を確認.

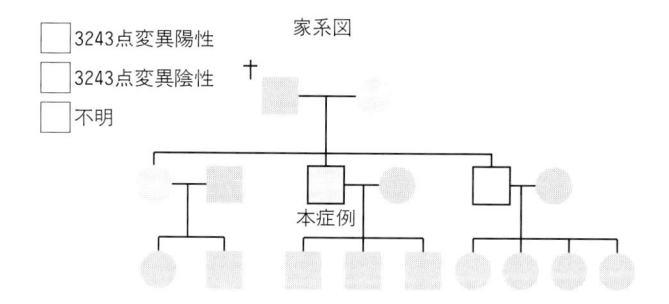

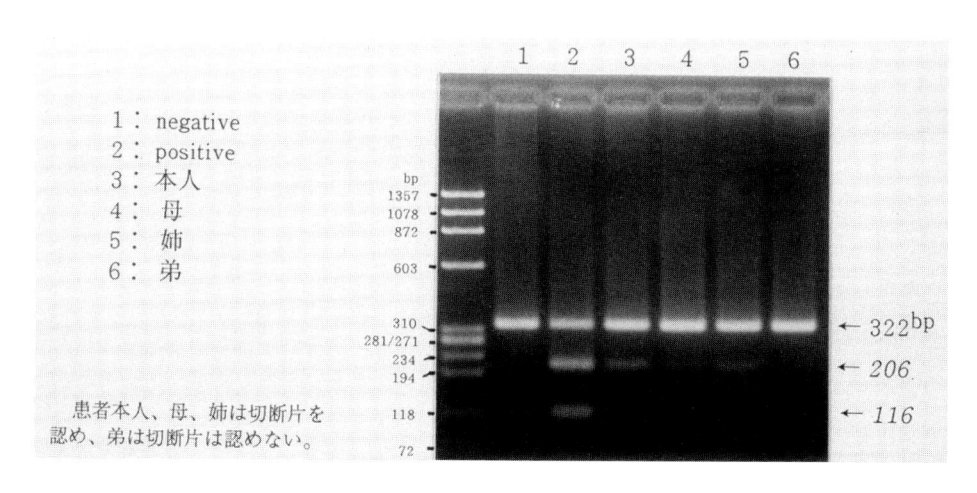

家系図
- □ 3243点変異陽性
- □ 3243点変異陰性
- □ 不明

1: negative
2: positive
3: 本人
4: 母
5: 姉
6: 弟

← 322 bp
← 206
← 116

患者本人，母，姉は切断片を認め，弟は切断片は認めない．

4）MODY(maturity-onset diabetes of the young)

MODYとは，2型糖尿病の亜型であり，
(a) 25歳未満に診断され
(b) 3世代以上にわたり2型糖尿病を認め
(c) 優性遺伝型式を呈するもの，と定義される．MODYの2型糖尿病に占める割合は，1〜5％ともいわれるが，遺伝因子が関与するため，発症年齢が低く浸透率が高いと考えられる．MODY自体がある程度不均一な病態であり，細分化されてゆくと思われる．表14にこれまでに同定されているMODYについて示した．

表14　現在までに同定されたMODY遺伝子

MODY	原因遺伝子	染色体	頻度
MODY 1 (1996)	HNF-4α	20q	1％
MODY 2 (1992)	グルコキナーゼ	7p	1％
MODY 3 (1996)	HNF-1α	112	15〜20％
MODY 4 (1997)	IPF-1	13q	＜1％
MODY 5 (1997)	HNF-1β	17	3％

5種類のMODY遺伝子の所属染色体と日本人MODYにおける各遺伝子異常のおおよその頻度を示す．　　　　　　　　　　　　　　　（安田和基ら，1997[10]）

（1）MODY 1

極端に報告例は少ない．ステロイドレセプターファミリーに属するHNF 4α (hepatocyte nuclear factor 4α) の遺伝子のミスセンスによって起こる．肝，消化管のほか膵β細胞にも発現する．肝の発生初期において，HNF 1α の発現を誘導する．膵β細胞でHNF 4α の機能蛋白が不足し，HNF 1α を中心とした遺伝子の発現が障害されて，インスリン分泌低下に伴う若年発症糖尿病を呈すると考えられている．

（2）MODY 2 (表15)

グルコキナーゼは，主に膵β細胞と肝に発現する酵素で解糖系の律速酵素であり，インスリン分泌におけるグルコースセンサーとして働いており，その異常はインスリン分泌の低下，耐糖能障害を生じうる．グルコキナーゼ遺伝子のマーカーと糖尿病の連鎖

表15　グルコキナーゼ遺伝子異常による糖尿病の特徴

1) 常染色体優性遺伝を示す
2) 若年発症が多く，一見健常でも負荷試験などでは若年からの耐糖能異常を示す
3) 耐糖能異常の程度は，酵素活性の障害とかなり相関するが，一般に比較的軽度でかつ必ずしも加齢とともに著明な進行を示さない
4) 同一の遺伝子異常でも糖尿病の重傷度が異なる場合があり，他の遺伝子的背景や環境因子（食事・妊娠など）の関与が考えられる
5) 膵β細胞のグルコース反応性インスリン分泌と，肝の糖出納の双方の障害が示唆される

を認め，実際同遺伝子に変異が同定されて，この遺伝子異常が若年発症糖尿病を生じることが示され，MODY 2 と命名された．一般に耐糖能異常は幼少時から存在するが，その異常は比較的軽度で，肥満・妊娠などを契機に，あるいは中高年になって糖尿病と診断されることもある．

（3）MODY 3

肝の発生・分化に関わる重要な核内転写因子である HNF 1α（hepatocyte nuclear factor 1a）の遺伝子異常による．HNF 1α の遺伝子異常はすべてのドメインに存在し糖尿病において最も頻度の高い遺伝子遺伝子異常となっている．肝，腎，小腸の他，膵β細胞でも発現しており，インスリン遺伝子の転写活性を持つことが知られていた．現段階では，ヒトのβ細胞障害の機序は不明である．臨床的にはインスリン分泌低下型の若年発症糖尿病を示すが，一般にその障害は高度で，1型糖尿病や SPIDDM をとるものもある．

症例2）MODY3 糖尿病

- 症　　　例：15歳，女性
- 主　　　訴：高血糖
- 身 体 所 見：身長 158.7 cm　体重 55.2 kg（BMI 21.9）
- 検 査 所 見：食後血糖　228 mg/dl，HbA_{1c}　8.2％．グルカゴンに対する IRI，CPR の反応の低下を認めた．

HNF-1α 遺伝子検索：エクソン 4 上の n865-872 の cytosine octamer が nanomer となっており，フレームシフト変異（p29IfsinsC）が確認された．同様の変異は母方の叔父，祖父にも確認された．

ちなみに，本患者の兄（18歳）も食後血糖 281 mg/dl，HbA_{1c}　11.8％と糖尿病を認めた．

しかし，この兄には同遺伝子異常は認めず，173cm，89.8kg（BMI 30.0）と肥満を認め，血中 IRI，CPR の基礎値はむしろ高値で，グルカゴンに対する反応も亢進していた．そして食事療法で十分コントロール可能であった．

本兄妹は，いずれも定義上は MODY に合致するが，その成因，臨床像は著しく異なっていた．糖尿病の多因子性を改めて認識させられる症例である．

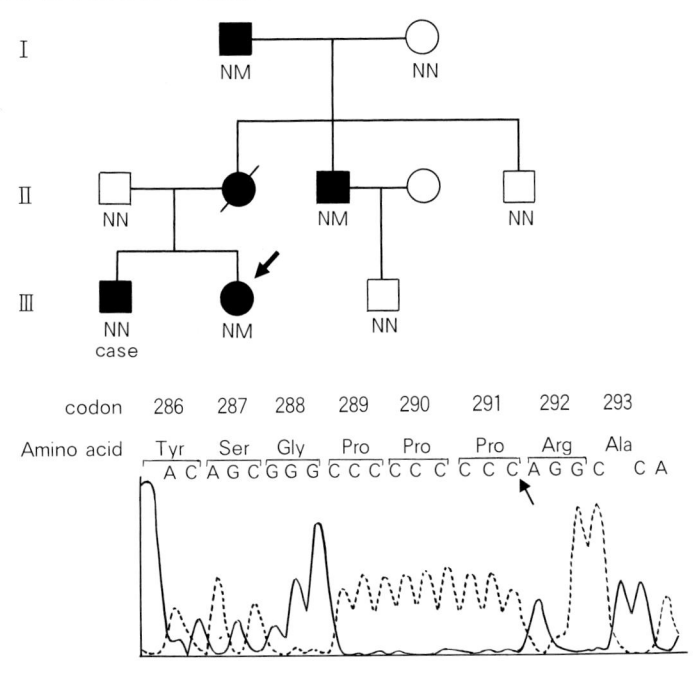

(4) MODY 4

インスリン遺伝子の重要な転写因子である IPF-1 は，膵の臓器発生にも重要であり，最近このヘテロの異常で若年発症糖尿病を生じる家系が示され MODY 4 と命名された．

(5) MODY 5

HNF-1α とヘテロダイマーを形成する HNF-1β をコードする遺伝子が検索され，その結果 HNF-1β も MODY の原因遺伝子となることが判明し，MODY 5 とされた．HNF-1β の発現臓器は HNF-1α と大半が重複するが，HNF-1β は腎で最も強く発現するので，腎嚢胞などの腎障害が糖尿病に先行して見られる．

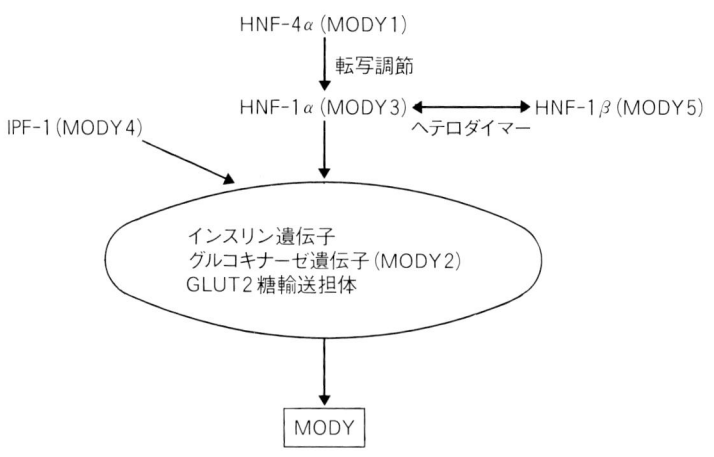

図4 HNF転写調節カスケードとMODY遺伝子

5）異常インスリン血症，高プロインスリン血症

　インスリン遺伝子の点突然変異により，血中に異常インスリンあるいは異常プロインスリンを認め，異常インスリン血症あるいは高プロインスリン血症となる．これらの異常インスリンはインスリン受容体への結合が著明に低い（5％以下）ためインスリン作用は低下する．これに対する生体の代償機構として異常および正常インスリンが過剰分泌される．

　異常インスリン血症では，糖尿病の程度は全体に軽症で，治療も食事療法や経口薬のみでコントロール可能な例が多い．年齢とともにインスリン分泌が低下し糖尿病が悪化することが多い．高インスリン血症が最も特徴的で70〜100μU/mlを示す．これは異常インスリンの半減期の遅延によるもので，OGTT時のインスリン反応では頂値が遅れ，2時間が経過してもその値は低下せず高値をとり続ける．分泌された異常インスリンの受容体を介する代謝が遅れる一方，受容体を介さないC-ペプタイドとの比（C-ペプタイド/インスリン）は低下する．

　高プロインスリン血症は，インスリン遺伝子の異常のためc-ペプタイドが切断分離されずに，プロインスリンとして血中に高値をとる場合をいう．異常インスリン血症と同様，インスリン受容体結合能は低く，インスリン受容体を介しての分解は低下してお

り，その血中半減期は延長する．臨床症状は，やはり耐糖能障害から糖尿病に至る幅広い範囲にわたる．

　これら症例では，ヘテロ接合体であるため，正常インスリンと異常インスリンは等モルずつ分泌されるが，異常インスリンのみが代謝されず，血中に滞り，異常インスリンのみが血中に存在する．血中異常インスリン自体の異常を HPLC や DNA の解析によって確認し，診断と異常インスリンの構造決定が行われる．

6）インスリン受容体異常症

　稀ではあるが，インスリン受容体の機能低下による著しいインスリン抵抗性を呈する疾患で，多くの患者に黒色表皮腫や高アンドロゲン血症による多毛症，無月経，陰核肥大といった特徴的な男性化徴候を認める．原因として先天的な受容体遺伝子の異常などによるインスリン受容体異常症A型と，後天的に生じるインスリン受容体に対する抗体によるインスリン受容体異常症B型がある．

（1）インスリン受容体異常症A型

　先天的な受容体自身の異常を呈する疾患で，種々の機序で受容体の障害が原因となる．インスリン受容体結合の減少と，結合後のβサブユニットにおけるチロシンキナーゼ活性低下によるシグナル伝達障害が主なメカニズムである．インスリン受容体遺伝子異常は高インスリン血症により代償され，糖尿病までいかず正常型あるいは境界型の場合も多い．高度のインスリン抵抗性を示す症例において，従来の治療で血糖をコントロールすることは困難で，IGF-1 の投与が推奨されている．これは，IGF-1 受容体を介した血糖降下作用を利用するものである．また妖精症や Mendenhall 症候群などの先天性疾患に伴うこともある．診断には，最終的に受容体の遺伝子解析が必要となる．

（2）インスリン受容体異常症B型

　自己免疫疾患に合併する．SLE, PSS, Sjögren 症候群などに合併することが多く，女性に多い．糖尿病の程度は軽症で，自然緩

解することも多いが，重症で plasmapheresis や免疫抑制剤などを必要とする場合もある．また A 型同様，血糖降下のために IGF-1 投与が行われることもある．Ataxia telangiectasis にも合併することがある．インスリン受容体抗体は，それ自体インスリン受容体に結合することによりインスリン作用として発現する場合もあり，その時には低血糖が主症状としてみられることもある．

7）内分泌疾患に伴う糖尿病

インスリン抵抗性をきたす末端肥大症，Cushing 症候群，グルカゴノーマや，さらに膵インスリン分泌抑制作用をもきたす褐色細胞腫，ソマトスタチノーマなどがある．一般に糖代謝異常の頻度は高くても，軽症にとどまることが多く，病像は NIDDM に類似する．ホルモン異常が是正されれば，糖代謝異常は著明に改善を示すことが多く適切な診断・治療が重要である．

（1）先端巨大症

高頻度に耐糖能異常がみられ(50〜70％)，顕性糖尿病は 10〜25％である．罹病期間が長く，中年以降発症が多い．高インスリン血症を伴う糖代謝異常は，GH 濃度より IGF-1(Insulin-like growth factor 1)とよく相関する．GH のインスリン拮抗作用の機序は受容体以後のプロセスと考えられているが分子レベルでの作用は十分に明らかとなっていない．

（2）クッシング症候群

耐糖能異常が 70〜85％にみられるが，顕性糖尿病を呈するのは 20〜30％である．糖質ステロイド過剰状態においても，膵 β 細胞機能が保たれる限り軽症にとどまり，膵 β 細胞機能の低下により，顕性糖尿病を呈すると考えられる．下垂体原発(ACTH 過剰)と副腎原発（ACTH 抑制）では耐糖能障害に差はない．ほとんどの症例にインスリン抵抗性と高インスリン血症を認める．糖質ステロイドは，肝において糖新生やグリコーゲン合成の増加を引き起こし，末梢組織（筋・脂肪）での糖の取り込みを低下させ，糖利用を障害する．糖質ステロイドは，ブドウ糖取り込みに必要な

糖輸送タンパクである Glut 1 および Glut 4 を介する糖輸送をいずれも低下させることが知られている．しかしその機序は完全には解明されていない．

本症では，ステロイド糖尿病と同じく空腹時血糖値に比し，食後の血糖上昇が著明である．原疾患の治療により，慢性のグルココルチコイド過剰症が是正されれば，インスリン抵抗性の改善が見られる場合が多い．

（3） 褐色細胞腫

70％以上に耐糖能異常が認められる．特徴的な身体所見に乏しいため，2型糖尿病として長期加療されていることも多い．やせた糖尿病患者では本症も念頭に置く必要がある．成因として，カテコールアミンは肝において $\beta 2$ 受容体を介し，一過性のグリコーゲン分解亢進と持続的な糖新生の増加をもたらす．脂肪組織や筋での糖の取り込みはエピネフリンにより低下する．一方，膵 β 細胞においては α，β 受容体を介してそれぞれインスリン分泌の抑制（$\alpha 2$）と亢進（$\beta 2$）の相反する効果を有する．ノルエピネフリン，エピネフリンの投与時には，抑制効果が優位に出現する．

腫瘍摘出後はインスリン分泌は回復し，糖代謝異常も速やかに改善する．ただし腫瘍摘出術直後に低血糖症を呈することがあり注意を要する．

（4） 甲状腺機能亢進症

耐糖能障害は高頻度に出現する（30〜50％）が，顕性の糖尿病は少ない（10％以下）．典型例ではブドウ糖負荷試験時，オキシ過血糖（oxyhyperglycemia）とインスリンの過剰分泌を示す．甲状腺ホルモンは糖新生と利用の両者を促進し，いわば糖代謝全体を賦活するため他のインスリン拮抗ホルモンとは大きく異なる．肝での糖新生増加が耐糖能異常の原因と考えられる．甲状腺ホルモンは Glut 4 の発現を増加させる．一方，自己免疫異常による1型糖尿病とバセドウ病または橋本病の合併が認めれられる．甲状腺濾胞上皮と膵 β 細胞に特異的に HLA-DR 抗原が発現しているとの報告がある．

8）薬剤による耐糖能異常

　　薬剤性糖尿病の原因となる薬には，肝や骨格筋の末梢組織におけるインスリン作用を阻害するものと，膵ラ氏島β細胞からのインスリン分泌を抑制するものとがある．

（1）ステロイド
　　日常使用する薬剤のなかでは最も重要視される．ステロイドは肝での糖新生を高め，筋・脂肪組織でのインスリン感受性を低下させる．したがって，ステロイド糖尿病の初期には空腹時血糖は上昇せず，食後高血糖と血中インスリンの過剰反応のみを認め，次第に空腹時血糖が上昇してくる．ステロイド投与量が多く，投与期間が長いほど，また連日投与例に起こりやすい．糖尿病を発症してもステロイドを中止することが不可能な場合はインスリン療法，とくに食後高血糖をコントロールする目的で速効型のインスリンを用いることが望ましい．

（2）サイアザイド
　　ステロイドに比べると血糖上昇作用は強くないが，サイアザイドはカリウム排泄を増加させ，体内総カリウム量の減少を招き，その結果膵ラ氏島細胞のカリウム低下が起こるため，インスリン分泌が低下するとされている．さらにインスリン感受性を低下させることも示されている．

（3）βブロッカー
　　インスリン分泌はβ2レセプター刺激により促進される．このことから降圧剤，抗不整脈薬として用いられるβブロッカーの糖尿病に与える影響について多くの報告がある．糖尿病患者に対するβブロッカー，とくに非選択制のものの投与はときに血糖コントロールを悪化させる．この血糖上昇作用は一般にはあまり強いものではないが，ときに軽度の耐糖能異常者を顕性の糖尿病にまですることがある．また内因性交感神経刺激作用のないβブロッカーはインスリン感受性を低下させることが示されている．

（4）シクロスポリンA

免疫抑制剤であるシクロスポリンAは実験的大量投与で膵β細胞の変性を認める．臨床的にはステロイド剤との併用が多いため単独での催糖尿病作用の実体は不明であるが，他の免疫抑制剤への変更で耐糖能障害が軽快することがある．本剤の膵β細胞障害が可逆的かつ用量依存性であることが示されており，糖尿病の発症を見る場合は，可能ならば減量ないしは他剤への変更を試みる．

（5）経口避妊薬

黄体ホルモンはインスリン受容体数，親和性を減少させ，血糖および血中インスリン濃度を上昇させる．血糖上昇は比較的軽度であり，投与中止により耐糖能は正常化することが多い．

（6）インターフェロン（IFN）

IFNαにより血糖上昇を認めることが示されている．IFNαは正常人においても耐糖能を低下させることがいわれており，インスリン感受性の低下およびインスリンクリアランスの増加によるものであると言われている．

（7）ニコチン酸製剤

ニコチン酸は，末梢インスリン感受性を低下させるため，耐糖能障害や糖尿病患者については，耐糖能の悪化を惹起する．

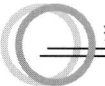

症例3）インスリン自己免疫症候群

チオプロニンが誘因と考えられたインスリン自己免疫症候群
- 症　　　例：56歳，女性
- 主　　　訴：早朝の意識消失発作
- 既　往　歴：糖尿病の既往歴なく，インスリン注射の使用歴なし．
- 現　病　歴：来院の1ヵ月前，急性肺炎の診断にて近医で経口の抗生剤の投与を受けた．肺炎は改善したが，肝機能障害（GOT 73, GPT 121, γ-GTP 64）を認め，抗生剤の投与を中止するとともに肝庇護剤のチオプロニンの内服投与を受けた．その2週間後早朝に意識消失発作が出現，ブドウ糖の補液により改善した．翌日も早朝に全身の脱力発作が出現し，救急病院に搬送された．そのとき（空腹時）血糖38 mg/dl，IRI高値（294 μU/ml）か

らインスリノーマを疑われ，紹介となった．

経過：各種画像診断，経皮経肝門脈—非静脈サンプリング，および負荷試験の結果からインスリノーマは除外され，インスリン抗体45％と高値なことから，インスリン自己免疫症候群と診断した．インスリン投与の既往がない患者にインスリン自己抗体が産生される原因は不明であるが，同症候群の約30％にSH基を有する薬剤の服用歴があることが知られている．チオプロニンもSH基を有し，本症例の発症に関与したと考えられた．また，同症候群ではHLA-DR4を持つ例が多いことが報告されているが，本症でもHLA-DR4が検出された．

本症候群の多くは自然寛解を来し予後は良好であるが，本例も約2ヵ月で自然寛解が得られ，血中CPR1.8 ng/ml，インスリン抗体は31.3％まで改善した．

インスリン関連検査成績

IRI 253 uU/ml
S-CPR 25.0 ng/ml
U-CPR 156.6 ug/day
インスリン抗体　45％
インスリン抗体セット
　インスリン結合率　54％
　総インスリン＞840 uU/ml
　遊離インスリン　23 uU/ml
インスリン受容体抗体　（−）
HLA type DR4, 15(2) DG1, 3

75 g GTT

	0	30	60	90	120
BS	71	128	203	242	249
IRI	262	275	273	＞300	＞300

グルカゴン負荷試験

	0	5	15	30
BS	61	59	80	111
IR	240	264	247	259

9）肥満と糖尿病

糖尿病患者において，糖尿病の誘因，危険因子として肥満があり，逆に糖尿病の代謝状態の増悪の結果るいそうが見られる．

肥満は2型糖尿病において，その病因や病態と深い関わりのあるインスリン抵抗性をもたらすと考えられている．近年，脂肪細胞が単なるエネルギー貯蔵の場所ではなく，種々の生理活性物質 (adipocytokine) を分泌することが明らかとなり，脂肪細胞の機能とインスリン抵抗性の関係が急速に明らかとなってきている．インスリン抵抗性とは，肝における糖新生の亢進，グリコーゲン合成の低下および分解亢進，骨格筋や脂肪細胞における糖の取り込みやその貯蔵障害があり，血糖の恒常性を保つために正常より多くのインスリンを必要とする病態と考えられている．肥満においては，脂肪細胞や骨格筋においてインスリン受容体チロシンキナーゼ活性の低下やGLUT4のトランスロケーションの低下，グ

リコーゲン合成酵素活性の低下が報告されている．さらに脂肪蓄積の体内脂肪分布が重要視され，内臓脂肪蓄積が糖尿病誘発因子として重要視されている．

（1）内臓脂肪蓄積

内臓脂肪は交感神経刺激によるカテコールアミンの放出により，容易に脂肪分解（lypolysis）をきたし門脈血内にFFAを放出する．肝臓に流入したFFAの酸化によって生じたacetyl CoAは，糖の酸化を減少させ，糖新生を刺激する（glucose-fatty acid cycle）．

（2）IFNα

IFNαは脂肪細胞より分泌されるサイトカインで，グルココルチコイドやエピネフリンなどのインスリン拮抗ホルモンの分泌促進作用や，GLUT4の発現量を抑制することも知られている．最近，IFNαによるinsulin receptor substrate(IRS)-1のチロシン-リン酸化の低下と，セリン-リン酸化の亢進が見いだされた．このセリン-リン酸化の亢進が，IFNαによるインスリン抵抗性や肥満の原因と考えられ注目されている．

（3）PRARγ(peroxisome proriferator-activated receptorγ)

チアゾリジン誘導体は，TNFαにより誘発されるインスリン抵抗性を改善する作用を持つ経口血糖降下剤である．最近，このチアゾリジン系薬剤の細胞内受容体が同定され，脂肪細胞の分化を制御するPPARγであることが明らかとなった．チアゾリジン誘導体はこのPPARγに特異的に結合し，PPARγの転写活性を上昇させ，培養細胞系において前駆細胞から脂肪細胞への分化が誘導される．そのことがなぜインスリン抵抗性を改善するのか，その機序は不明であるが，熱産生を抑制し，肥満に抑制的に働くとされる褐色脂肪細胞を増大させること，TNFαなどインスリン抵抗性を惹起するadipocytokineの分泌を抑制することなどが可能性として考えられている．

（4）レプチン

脂肪細胞より分泌される ob 遺伝子産物，レプチンは視床下部のレセプターに作用し，食欲やエネルギー摂取量を抑制する．またヒトでは体脂肪量と血中レプチン濃度が相関することから，肥満者ではレプチンに対する感受性が低下していることが推定されている．さらに膵ラ氏島のインスリン分泌能に影響を及ぼすことも示されている．

（5）β3アドレナージックレセプター

β3アドレナージックレセプターは脂肪細胞において脂肪分解，熱産生を亢進し，エネルギー消費を促進する．β3アドレナージックレセプターは主に内臓脂肪に存在し，脂肪分解と門脈血への FFA の輸送に関与していると考えられている．ヒトにおいてβ3アドレナージックレセプター遺伝子のミスセンス変異が発見されており，肥満者では変異アリルの頻度が高いこと，その変異アリル群で内臓脂肪型肥満が多いことが分かっている．

10）栄養不良関連糖尿病

熱帯地方からの報告で，栄養不良により膵内分泌のみならず外分泌も障害される糖尿病で，1985 年の WHO 分類に malnutrition-related diabetes mellitus（MRDM）として加えられた．さらに，①栄養不良糖尿病（J 型，蛋白質欠乏型膵性糖尿病 protein-deficient pancreatic diabetes：PDPD）と，②膵石型膵性糖尿病（Z 型，熱帯型膵性糖尿病，線維化-結石を伴う膵性糖尿病 fibrocalculous pancreatic diabetes：FCPD）に分類される．いずれも若年に発症し，やせ形で，ときにインスリンを多量に必要とするがケトーシスにはなりにくい．成因として胎生期および出産後の膵の発育不全または常食とされるカッサバ（sulfur 基をもったアミノ酸を欠如している，外皮に含まれる青酸配糖体を含有している）が考えられているがはっきりとはされていない．その後の糖尿病の病型分類では明確に定義づけられていない．経済状況の改善に伴い減少傾向にある．

11）膵疾患に伴う糖尿病

　膵疾患では直接的に膵島が障害されることにより糖尿病状態が惹起される．

（1）急性・慢性膵炎
　一般に急性膵炎では血糖の上昇は軽度であるが，慢性膵炎に至ると糖代謝障害がより高頻度にみられる．石灰化膵炎で34〜70％，石灰化のない膵炎で14〜65％に耐糖能の低下がみられる．

（2）膵　　癌
　膵癌においても耐糖能障害は高率にみられ，日本膵臓病研究会の膵癌登録によると，糖尿病型が56％，境界型が22％，正常が22％であった．膵炎や膵癌においては，炎症や癌細胞による膵島の線維化や破壊が生じ，α細胞，β細胞ともに機能低下に陥る．そのため治療により低血糖になりやすく，膵外分泌能の低下とあいまって，いわゆる不安定糖尿病となる例が多い．その反面ケトーシスにはなりにくいという特徴がある．膵全摘になると膵内・外分泌は完全に消失するため治療はより難しくなる．

（3）膵島腫瘍
　膵島腫瘍のなかで糖尿病をきたすものとして，グルカゴノーマ，ソマトスタチノーマ，VIPomaがある．糖尿病発症の機構は異なるが一般に糖尿病は軽度である．

（4）ヘモクロマトーシス
　50〜60％に糖代謝異常を伴う．β細胞機能は低下するがα細胞は保たれ，膵グルカゴンはむしろ過剰反応を示す．

文　献
1) 町田和生，南條輝志男：診断—その手順と診断後の取り扱い．糖尿病臨床ノートⅠ発症機序・分類・診断（坂本信夫，堀田　饒監修），pp 143-160，現代医療社，1997．
2) WHO Study Group：Diabetes mellitus. World Health Organization, WHO, Geneva, Technical Report Series 727, 1985.
3) 日本糖尿病学会：糖尿病の診断に関する委員会報告（委員長：小坂樹徳）．糖尿病

25：859-866，1982．
4）The Expert Committee on the Diagnosis and Classification of Diabetes Mellitus : Roport of the expert committee on the diagnosis and classification of diabetes mellitus. Diabetes Care 20：1183-1197, 1997.
5）Alberti KGMM, Zimmet PZ for the WHO Consultation: Definition, Diagnosis and Classification of Diabetes Mellitus and its Complications. Diabet Med 15：539-553, 1998.
6）糖尿病の分類と診断基準に関する委員会報告．糖尿病診断基準検討委員会（委員長：葛谷 健）．糖尿病 42(5)，1999．
7）松田文子，葛谷 健：糖尿病の概念と分類．日本臨牀(増刊)糖尿病1(55)：237-244, 1997．
8）小林哲郎：緩徐進行性インスリン依存型糖尿病．糖尿病治療辞典（繁田幸男，杉山 悟，景山 茂編集），pp 38-39，医学書院，1996．
9）岡 芳知：ミトコンドリア遺伝子3243 A-G変異による糖尿病．日本臨牀（増刊）糖尿病3：525-529，1997．
10）安田和基，門脇 孝：MODY．日本臨牀（増刊）糖尿病3：566-572,1997．
11）山田思郎ほか：MODYの病態と発症機序．現代医療 30(10)：111-116, 1998．

参考書

12）金澤康徳，春日雅人，河盛隆造，佐々木英夫 監訳．ジョスリン糖尿病学，医学書院 MYW，1995．
13）南條輝志男，曽和亮一：診断の進め方．糖尿病診療マニュアル（宮村 敬ほか編）．
14）平田幸正著：糖尿病の治療．文光堂，1992
15）葛谷 健，垂井清一郎：糖尿病学．朝倉書店，1990．
16）繁田幸男，杉山 悟，景山 茂編：糖尿病治療辞典，pp 35-55，医学書院，1996．
17）糖尿病臨床ノートＩ発症機序・分類・診断（金澤康徳編），pp 221-234，現代医療社，1997．

［須田 俊宏］

II章 糖尿病の検査

1）尿　　糖

　尿糖検査はその簡便性と無侵襲性から，これまで糖尿病のスクリーニングや治療状態の評価の目的に行われてきた．しかし今日では，糖尿病の診断や治療状態の評価を行う際には，血糖やグリコヘモグロビンの測定に重点が置かれている．そのため尿糖測定は主として，患者自身による自己管理の指標の一つとして，試験紙法の形で使用されている．

（1）測定法と糖排泄閾値

　尿糖の測定法には，定量法と定性（半定量）的な測定法がある．
　一定時間内の正確な尿糖総排泄量の測定が必要な場合は定量を行う．24時間尿を検体とするときには，蓄尿容器の中に防腐剤を入れて冷暗所に保管する．
　定量法は，ブドウ糖酸化酵素やヘキソキナーゼなどの酵素法を用いている．

定性（半定量）的測定法は，ブドウ糖酸化酵素を利用した試験紙法が普及している．最近の試験紙は特異性が良好で，ビタミンCなど還元物質にも影響されない．

腎での糖排泄閾値は，健常者では血糖160〜180 mg/dlとされているが，個人差が大きく，また同一個人でもさまざまな身体的条件によって異なってくる．一般に高齢者の閾値は高いことが多く，血糖300 mg/dl前後でも尿糖が現れないことがある．逆に若年者では閾値が低くなることが多い．また妊婦ではステロイドホルモンにより閾値が低下して，尿糖陽性になりやすい．しかし妊娠を契機にして発症する妊娠糖尿病があるので，妊娠中に尿糖が検出される場合は血糖検査を行う必要がある．

(2) 臨床的意義

生理的状態では空腹時に尿糖陽性となることはなく，また食後にも現れることはない．軽症糖尿病では食後にのみ尿糖陽性となるので，糖尿病のスクリーニングには食後2時間尿の検査が効率的である．

尿糖陽性となるのは糖尿病と腎性糖尿，それに一過性糖尿である．これらを鑑別するには糖負荷試験を行い，血糖を測定する必要がある．

経過観察のための尿糖検査としては，早朝空腹時尿と食後2時間尿が用いられる．早朝空腹時尿は，起床後第1尿を排泄し，朝食前に再度排尿して得られ，通常1日のうち最も糖排泄の少ない尿である．食後2時間尿糖は血糖コントロールの指標になる．

2) 尿ケトン体

ケトン体はアセト酢酸，3-ヒドロキシ酪酸およびアセトンの総称名である．

糖尿病ケトーシスやケトアシドーシスを伴う昏睡のときに，尿ケトン体が検出される．血液中にケトン体の増量した状態がケトーシスであり，血液ケトン体が増量すれば尿中にもケトン体が排泄される．

（1）測　定　法

日常の臨床で用いられている試験紙（ケトスティックス）はニトロプルシド法であり，アセトンとアセト酢酸には反応するが，3-ヒドロキシ酪酸には反応しない．

なお，ケトーシスで増量するのは主として3-ヒドロキシ酪酸であり，アセトンは気化しやすく呼気からも排出されるので，低値である．また，これらが尿中に排泄される場合には3-ヒドロキシ酪酸は尿細管で再吸収されやすく，したがって尿中にはアセト酢酸が出現しやすい．

（2）臨床的意義

ケトン体の産生が亢進するのは，グルコースがエネルギー源として利用されず，その結果として脂肪および蛋白質がエネルギー源として利用されて，その分解が亢進した場合である．

ケトン体が体内に増量するのはグルコースの利用が低下した場合であるので，当然のことながらインスリン作用の不足が進行した糖尿病や，長期間の飢餓，糖質摂取の不足などによって起こる．1型糖尿病では，平時でも微量のケトン体が検出されることがある．2型糖尿病では，血糖コントロールがきわめて悪いときや感染症や脱水時などでケトン体の増加がみられる．

3）尿蛋白，尿アルブミン

尿蛋白は，腎疾患のスクリーニング目的に半定量性を有する試験紙法が広く普及している．しかし，糖尿病性腎症の診療において大切なことは，発症をなるべく早期に発見して管理していくことにある．したがって腎症の発症予防には，早期の試験紙法では尿蛋白が陰性の時期から尿中の微量アルブミンをチェックすることである．

（1）測　定　方　法

尿アルブミンは，特異抗体を用いた高感度アッセイ法（RIA，TIAなど）により測定する．最近スクリーニング目的に，アルブミンの簡易測定法が開発され，迅速な検出も可能となった．検体

採取法として，随時尿，早朝尿を用い，同時に測定したクレアチニン濃度で除したクレアチニン指数で表現する方法，あるいは，夜間尿もしくは24時間蓄尿を用いてアルブミン排泄率（albumin excretion rate：AER μg/min）で表現する2法が行われている．

（2）臨床的意義

随時尿において，常に尿蛋白が陽性であって，他の腎疾患や尿路感染の合併を否定できれば，これを持続性蛋白尿と呼び，糖尿病性腎症の病期分類で顕性腎症（III期）以後に分類される．尿蛋白陰性であって，尿アルブミンの増加を認めるものを微量アルブミン尿と呼び，早期腎症（II期）に分類される．微量アルブミン尿のカットオフ値は，30 mg/g・クレアチニンが妥当とされている．

尿アルブミン値の評価に当たっては，アルブミン排泄に影響を及ぼす因子の有無に注意する必要がある．非糖尿病性腎疾患や尿路系異常，尿路感染症，うっ血性心不全のほかに，血圧の不安定な症例，血糖が十分管理できていない症例では，腎血流の変化が著しく，尿アルブミン値は変動する．また，残尿の著しい症例も評価が困難である．

微量アルブミン尿と同様の意味で，尿中トランスフェリン（カットオフ値1 mg/g・Cr）の測定も行われている．また，近位尿細管障害の検査として，NAG（N-α-acetylglucos-aminidase），尿中低分子蛋白体としてβ2-ミクログロブリン（β2-MG），α1-ミクログロブリン（α1-MG），糸球体基底膜関連蛋白としてラミニン，IV型コラーゲンの測定も行われている．

4）血糖，ブドウ糖負荷試験

血糖を一定に保つことは，生命維持にとって最も重要なホメオスターシスの一つである．これは，中枢神経系にとってブドウ糖がほとんど唯一といえるエネルギー源であるためである．血糖値は恒常的に60～140 mg/dlに保たれているが，この調節機構が破綻あるいは障害された場合に高血糖や低血糖という病態を引き起こすことになる．そのため正確な血糖値の測定が必要である．

（1）測定方法

現在用いられている方法には，ブドウ糖酸化酵素法，グルコース・ハイドロゲナーゼ法などがある．患者自身による血糖自己測定やベッドサイドでの緊急検査には，試験紙および簡易血糖測定が用いられるが，これは多くの場合，ブドウ糖酸化酵素法によって生じた過酸化水素をペロキシダーゼを用いて比色定量する方法によっている．また，グルコースの酸化に要したO_2を直接酸素電極で測定する簡易測定器も用いられている．

（2）測定上の留意点

検体の採血は，解糖阻止剤であるフッ化ナトリウム（NaF）の入った試験管にて行う．

静脈血，毛細管全血あるいは血漿を検体として用いるかによって測定値間に差を生じる可能性があることに留意すべきである．つまり，全血では血漿を用いた場合に比し血球成分の関与により低値を示し，また静脈血では毛細管全血に比し低値を示す．

次に，測定に影響を及ぼす因子について述べる．血糖値は，食事（食後20〜60 mg/dlの上昇），年齢（高齢者でやや上昇傾向），性別（男性＞女性），運動，ストレスなどの影響を受ける．また薬剤については，一般的に自律神経系に作用するもの，向神経薬，化学療法薬，抗生物質，降圧薬，利尿薬，ホルモンおよびホルモン様作用をもつ薬剤は血糖に影響を与える可能性がある．大量のアスコルビン酸（ビタミンC）を服用すると，実際より低く測定されることがある．

（3）臨床的意義

血糖値の測定は，糖尿病の診断に重要であるばかりではなく，治療の経過，治療状態の評価の目的に広く用いられている．とくに最近では，後者の目的に血糖自己測定が活用されている．

空腹時血糖値は，良くコントロールされている糖尿病患者ではかなり一定した値を示し，患者の代謝状態を示す良い指標になる．空腹時血糖値の目標値は110 mg/dl以下である．空腹時血糖の上昇はコントロールの乱れを意味するが，とくにインスリン治療中の患者の場合，明け方から早朝にかけて血糖が上昇してくる暁現

象がないかどうかを確かめる必要がある．

インスリン治療や服薬を行っている患者がいつも空腹で外来受診することはむずかしく，食後血糖値で治療の経過を把握することが多い．この場合，食事から採血するまでの時間を確認することが必要であり，なるべくこの時間を一定にしておくことが大切である．ちなみに，食後血糖値は食後1時間から2時間の値を指すことが多い．糖尿病患者の食後血糖値は200 mg/dl以下に保ち，できれば160 mg/dl以下にすることが理想である．

最近，簡易血糖測定器の改良が進んで，その簡便さや正確性などの向上が図られて，血糖自己測定が普及してきた．血糖自己測定の導入に際しては，まず主治医がその必要性を良く説明することが大切である．

(4) 糖負荷試験の適応

現在，糖尿病の診断は，随時血糖値200 mg/dl以上あるいは空腹時血糖値126 mg/dl以上であることが，別の日に行った検査で2回以上確認できれば診断できる．そのため，糖負荷試験は上記の基準を満たさないが糖尿病が強く疑われるもの，あるいは既往歴や家族歴から糖尿病が疑われるもの，さらに糖尿病の診断は確定しているがインスリン分泌能など現在の代謝状態を把握する必要がある患者などが適応となる．

(5) 糖負荷試験の実施上の留意点

ⅰ) 実施前の注意点

糖質の極端な制限は耐糖能を悪化させる．わが国ではふつうの食事をとっていれば問題はない．検査前日のアルコール摂取（3合以上）や過激な運動は避ける．また明らかに耐糖能に影響すると思われる薬剤の服用を控える．

ⅱ) 実施日の注意点

通常絶食は10～14時間として，なるべく早朝に実施することが望ましい．検査中は，座位で心身の安静を保って行う．検査終了まで水以外の摂取や喫煙は避ける．

iii）実施方法

ブドウ糖 75g を 250〜300ml の水に溶解して，経口投与する．しかし，しばしば嘔気や下痢などの消化器症状を引き起こすために，ブドウ糖の代わりにでんぷん水解物（トレーラン G）やマルトースを用いることが多い．小児に対しては，体重 1kg 当たり 1.75g のブドウ糖（ただし 75g を超えない）を負荷する．

（6）糖負荷試験の判定基準

75g ブドウ糖負荷試験の判定基準は，わが国では 1999 年に改訂された日本糖尿病学会の基準が用いられている．詳細は第 1 章の「糖尿病の病型分類と診断基準」の項（p 8）に記載している．また，妊娠糖尿病に対しては，日本産婦人科学会の判定基準が用いられている．

5）グリコヘモグロビン（HbA_1，HbA_{1c}）

糖尿病患者の長期の血糖コントロールの指標としてグリコヘモグロビンの測定が用いられている．グリコヘモグロビンは，ヘモグロビンに糖が非酵素的に結合したものである．

グリコヘモグロビンは半減期が 28.7 日であることから，過去 1〜2 ヵ月の血糖値の平均を反映すると考えられる．

（1）グリコヘモグロビンの測定

グリコヘモグロビンは，高速液体クロマトグラフィ法（HPLC 法）で測定されることが多い．HbA_1 は，HbA_{1c} のほかに種々のグリコヘモグロビンの小成分を含む分画である．HbA_{1c} は，HbA_1 の主成分で血糖値を良く反映する．なお，HPLC 法で測定された HbA_1，HbA_{1c} の値はいろいろの因子によって影響を受けるが，とくに重要なのは不安定型グリコヘモグロビンの存在である．不安定型 HbA_{1c} は，血糖が上昇するにつれてその値が増加する．

HPLC 法は，測定器が高価なため大病院や検査センターで使用されることが多い．これに対応して，即時測定可能な卓上型の簡易測定器 DCA2000 が発売されて，使用されている．本器は免疫学

的測定法を用いたシステムで，安定型 HbA$_{1c}$ が特異的に測定できる．

（2）グリコヘモグロビンの標準化

HbA$_{1c}$ の測定に際して施設間でのデータのばらつきが早くから指摘されて，日本糖尿病学会では委員会を設けてグリコヘモグロビンの標準化が検討されてきた．その結果，施設間差是正は安定分画のみの測定に統一すること，また得られた測定値を標準品の表示値で補正することにより是正しうると結論した[1]．この方法で得られた正常範囲は，下限値 4.3％，上限値 5.8％としている．

（3）測定に影響を与える諸因子

HPLC 法で HbA$_{1c}$ を測定して判定する場合，偽高値や偽低値に注意する．血糖値のわりに高い値が得られたときは，HbF の存在やヘモグロビンに結合する物質の影響を考える必要がある．後者の例としては，アセトアルデヒド，アスピリン，シアン酸，ペニシリン系抗生物質などが挙げられる．したがって，アルコール中毒者，アスピリンやペニシリン系抗生物質の大量服用者および尿毒症患者では，HbA$_{1c}$ が偽高値を示す可能性のあることに注意する．また，これらの物質の存在が否定されてもなお HbA$_{1c}$ が著明高値を示す場合には，異常ヘモグロビン血症を疑ってヘモグロビン分析を行う必要がある．

一方，血糖のわりに HbA$_{1c}$ が低い場合には，赤血球寿命の短縮するような病態，例えば溶血性貧血，大出血後，鉄欠乏性貧血の治療期などを考えなければならない．

免疫学的測定法は，HPLC 法でみられた多くの干渉物質の影響は受けないが，貧血があると HbA$_{1c}$ は高めになる．

（4）臨床的意義

受診が月1回程度の外来患者の血糖コントロール状況の把握のためには，HbA$_{1c}$ の測定が最も有用である．逆に，入院して血糖コントロール調整中の患者には不向きな検査である．

糖尿病の慢性合併症を予防するには長期間の血糖コントロール

が最も大切である．DCCTでは，HbA$_{1c}$を7％以下に長期間維持することができれば網膜症や腎症の発症，進展を抑えることができる，と報告された[2]．このように，HbA$_{1c}$は糖尿病の長期のコントロール指標として用いられる最もすぐれた検査法である．

（5）HbA$_{1c}$値と血糖コントロール状態

このことに関してはまだ一定の見解は得られていないようである．「糖尿病治療ガイド」には，血糖コントロールの指標とその目標値として表16のように記載されている[3]．すなわち，HbA$_{1c}$ 6.5％以下なら良好，8％未満ならまずまず良好とするのが妥当であると考えられる．

表16　血糖コントロール状態の指標と評価

コントロールの評価	優 excellent	良 good	可 fair	不可 poor
空腹時血糖値 (mg/dl)	100未満	100～119	120～139	140以上
食後2時間血糖値 (mg/dl)	120未満	120～169	170～199	200以上
HbA$_{1c}$(％)	5.8未満	5.8～6.5	6.6～7.9	8.0以上

（糖尿病治療ガイド，1999より）

6）フルクトサミン

血中アルブミンやグロブリン，ヘモグロビンをはじめとして多くの体内の蛋白は，非酵素的に糖と結合して糖化蛋白として存在する．グリコヘモグロビンと同様に，血中アルブミンやグロブリンが糖化を起こし，安定してケトアミンとなったフルクトサミンも血糖コントロールの指標として有用である．グリコヘモグロビンが過去1ヵ月の血糖レベルの平均を反映するのに対して，フルクトサミンは過去2週の血糖レベルの平均を反映する．

（1）測定法と干渉因子

最もよく使われる方法は，1982年Johnsonらによって開発されたニトロブルー-テトラゾリウム（NBT）比色法である．

検体は血清または血漿を用いる．抗凝固剤のなかでフッ化ナトリウムは10％あまり低値を示すが，ヘパリンなどの抗凝固剤では

影響を受けない．しかし血漿を用いて測定された場合，血清のときよりもやや低値を示す．

測定に影響を与える干渉物質としては，高濃度のビリルビンやグルタチオン，アスコルビン酸，システィン，メチルドーパなどがある．強度の溶血も影響を与える．

フルクトサミン値の生理的変動として，小児では低値となり，妊娠時には妊娠週数に応じて低下していく．

(2) 臨床的意義

血清フルクトサミン値の基準範囲は 205～285 μmol/l である．

糖尿病患者から得られた同一検体での空腹時血糖値とフルクトサミン値との相関関係は 0.6 前後であるが，過去 2 週の空腹時血糖との間には 0.8 以上の相関関係がみられる．また同一検体でのフルクトサミン値と HbA_{1c} 値との相関関係は 0.85 前後である[4]．このようにフルクトサミンは過去 2～3 週前の血糖値の平均値を良く反映するが，これは血中フルクトサミンの半減期が 16.5 日であるのに相当するからである．

フルクトサミン値は血中蛋白濃度に影響される．血中アルブミン値が 3.0 g/dl 以上であればフルクトサミン値の測定に影響を与えないが，低蛋白血症を呈する肝硬変症，ネフローゼ症候群，食事摂取不良，悪液質などではフルクトサミン値は低い．とくに，糖尿病性腎症のときや糖尿病に肝硬変症を合併したときにはフルクトサミン値の読みに注意を要する．そのほかに，異常蛋白血症や蛋白異化の亢進状態でも影響を生じる．例えば，甲状腺機能亢進症ではフルクトサミン値は低くなり，甲状腺機能低下症では高くなる．

糖尿病のスクリーニング検査にもフルクトサミンの測定は使用可能であるが，糖尿病の境界域あるいは軽症の場合には基準範囲と必ずしも明確な差が認められず，感度は不良である．

(3) グリコアルブミン

フルクトサミンは血中蛋白の糖化物質を測定して血糖コントロールの指標として用いるが，血中アルブミンがグリケーションを起こしたものを測定し，同様の目的に使用しようとするものがグ

リコアルブミンである．グリコアルブミンはフルクトサミンと同様に約2週前の血糖値の平均を反映する．グリコアルブミンの測定にはEIA法とHPLC法があり，基準値はそれぞれ5〜10％，13〜20％とされている．

グリコアルブミン値は，共存物質や血清アルブミン濃度の影響を受けにくい利点を有しており，測定値の信頼性がフルクトサミンよりも高い．しかし，フルクトサミンと同様にHbA$_{1c}$より感度は劣る．

[中　園　　誠]

7）1,5AG

1,5AG（1,5-anhydroglucital）は，グルコースのC1位の水酸基が離脱した構造を有している．1,5AGは生物界に広く分布しているが，人体内では食物に由来する．腸管からの吸収は良好で，経口摂取した1,5AGはほとんどが吸収される．血中の1,5AGは腎糸球体で濾過され，正常では腎尿細管で99％以上が再吸収される．再吸収時にグルコースが存在すると競合阻害を受ける．その結果，糖尿病の患者では体内の1,5AGプールが減少することになる．1,5AGは尿糖が存在すると直ちに下降し，尿糖がなくなると0.3μg/ml/dayの率で回復する．よって，HbA$_{1c}$が1〜2ヵ月前のコントロールの反映であるのに対して，1,5AGは現在のコントロールの反映である．

（1）測定法と正常値

1,5AGの測定法には，ガスクロマトグラフィー—マススペクトメトリーと酵素法があるが，いずれもグルコースや蛋白を除去する必要があり，多検体をルーチンに測定することは不可能である．しかし，簡便な酵素法が開発され多検体をルーチンに測定することが可能になり，自動化が行われるようになった．測定データは，HbA$_{1c}$のように施設間あるいは機器間差はない．

1,5AGは日内変動を示さない．女性が男性よりも低く，当院におけるHLC-727AG（東ソー）による糖代謝が正常である男女の測定値は，男23.7±6.5(n=162)，女17.9±5.0(n=142)μg/ml (p＜0.01)と有意に女性で低値であった．正常値は $14\mu g/ml$ 以上に設定されている．

(2) 臨床的意義と問題点

ⅰ) 血糖コントロールの評価

　HbA_{1c} と 1,5 AG の関係を図 5 に示した．HbA_{1c} が 6〜7％を超えると 1,5 AG の下降度が緩やかになることから，血糖値の正常境界領域で鋭敏であることが分かる．また，HbA_{1c} が 9〜10％を超えると低値で変動が少なくなることから，poor control 時には有用性が低くなる．1,5 AG は現在の血糖コントロール状況を反映し，コントロール基準を，14.0 以上正常,13.9〜10.0 excellent, 9.9〜6.0 good, 5.9〜2.0 fair, $1.9\mu g/ml$ 以下 poor control と設定されている．

　1,5 AG は尿糖に影響されることから，腎性糖尿，oxyhyperglycemia および後期妊娠などで異常低値を示すことがある．また，慢性腎不全(クレアチニン $3.0mg/dl$ 以上)，長期 IVH，飢餓あるいは重症肝硬変でも異常低値を示すことが指摘されている．Acarbose（グルコバイ）を服用している患者で，コントロールが改善しているにもかかわらず 1,5 AG の paradoxycal な低下を示

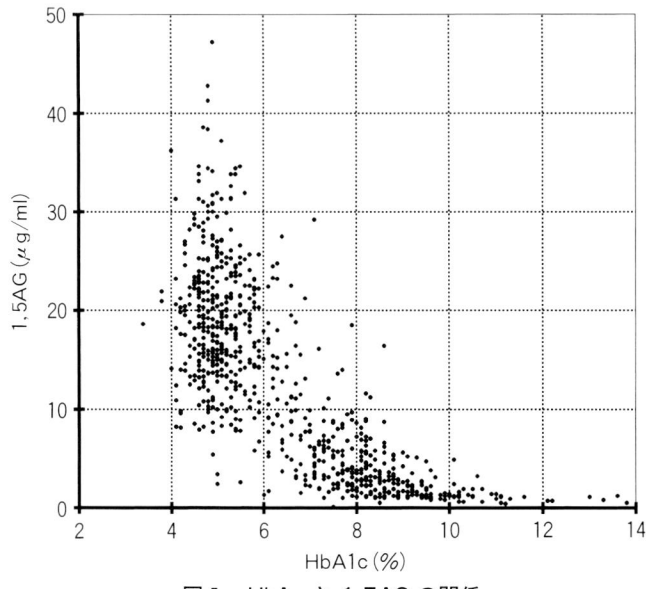

図 5　HbA_{1c} と 1,5AG の関係

した報告がある[5]．

ⅱ）糖代謝のスリーニングへの応用

1,5AG は血糖値の正常境界領域で鋭敏であることから，糖代謝のスクリーニングに利用できることが指摘され，1,5AG が空腹時血糖値，フルクトサミンあるいは HbA$_{1c}$ のいずれよりも糖尿病のスクリーニングに有用であることが報告されている[6,7]．

8）血中ケトン体（アセト酢酸，3-ヒドロキシ酪酸）

血中ケトン体の上昇は，体内のエネルギー産生において糖質よりも脂肪酸の利用が上回っていることを示す．インスリン欠乏，インスリン拮抗ホルモンの増加による脂肪酸分解の促進，非糖尿病状態でも，絶食，飢餓，ストレスおよび超低カロリー食などでグルコース利用低下によりケトン体が産生される．

（1）脂肪酸の代謝

脂肪酸はアシル-CoA シンセターゼの作用によりアシル CoA に活性化される．さらにカルニチンを介してミトコンドリア内に輸送される．ミトコンドリア内で，アシル CoA は 3 位の炭素（β 位）の酸化が起こることにより炭素が 2 個ずつ短くなる．

空腹時には，血中グルコース濃度が下がり，肝臓でのグルコースの分解が低下してくると脂肪組織から大量の脂肪酸が供給され β 酸化によりエネルギーが供給される．グルコース分解が不活発なときにはクエン酸回路の中間体が少なくなることから，生じたアセチル CoA の大部分はアセト酢酸となる．さらにアセト酢酸の脱水素で 3-ヒドロキシ酪酸，脱炭酸でアセトン（ケトン体）に変わる（図 6）．肝臓ではケトン体を代謝できないことから，それ

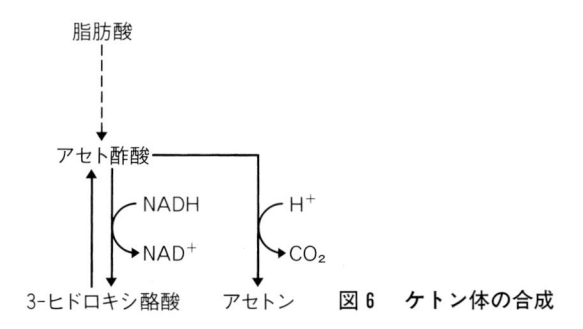

図 6 ケトン体の合成

らは筋肉，脳および腎臓などに運ばれ代謝される．総ケトン体とは，アセト酢酸，3-ヒドロキシ酪酸およびアセトンをいう．糖尿病では，インスリン欠乏により3-ヒドロキシ酪酸からアセト酢酸への代謝が減少することから，3-ヒドロキシ酪酸の上昇が顕著になる．よって，3-ヒドロキシ酪酸/アセト酢酸の比がインスリン療法の効果の指標になる．

（2）ケトン体の測定法，正常値と測定値の変化

総ケトン体<120μM/l，アセト酢酸<68μM/l，3-ヒドロキシ酪酸<74μM/lが基準値である．

アセト酢酸は，ジアゾニュウム塩との反応を利用し測定される．3-ヒドロキシ酪酸はすべてアセト酢酸に変化させ総ケトン体として測定される．血中ケトン体を血糖自己測定のようにフィルムにより簡単に測定する方法がある（ケトフィルム）．それは，3-ヒドロキシ酪酸からアセト酢酸になる反応を利用し呈色させ測定するものであるが，3-ヒドロキシ酪酸のみの測定である．

血中ケトン体は，血中インスリン濃度と逆比例して日内変動を示し，朝食前および夕食前に高値である．また，運動によっても変動する．原則として朝食前に測定するのが望ましい．ケトフィルムでは，EDTA-Naで濃度依存的に低値を示し，アスコルビン酸では高濃度で低値となることが報告されている[8]．3-ヒドロキシ酪酸は安定であるが，アセト酢酸は不安定であるから，採血後速やかに処理する必要がある．

（3）ケトン体測定の臨床的意義

1型糖尿病の定義はケトーシス傾向にあることから，血中総ケトン体が1〜2mM/l以上となり，2型糖尿病は特別なことがない限り2mM/l以下である．よって血中ケトン体の測定は1型と2型糖尿病の鑑別に有用である．しかし，小児では非糖尿病であっても容易にケトーシスになりやすい．

（4）ケトン血症とケトアシドーシス

ケトアシドーシスでは総ケトン体が著明に上昇する．インスリン欠乏状態では，アセト酢酸より3-ヒドロキシ酪酸が上昇するこ

とから，インスリン治療の目安に3-ヒドロキシ酪酸の測定が有用である．ケトフィルムによるケトン体測定は，3-ヒドロキシ酪酸のみの測定であるから，ケトアシドーシスの治療効果の判定に有用である．

9）血中インスリン

膵β細胞から門脈に分泌されたインスリンは，肝臓を1回通過することにより約50％が肝細胞に取り込まれる．残りが末梢血管を循環し筋肉および腎臓で代謝される．インスリンを静注したときの半減期は5〜10分である．

（1）インスリンの測定法

測定法には多種あるが，RIA (radioimmunoassay), EIA (Enzyme immunoassay) および IRMA (immunoradiometric assay)が主流である．プロインスリンやプロインスリンからインスリンへの転換中間体と交差反応がある．インスリン抗体が存在するときには，遊離インスリンを測定すべきである．

（2）インスリン測定の臨床的意義

血中インスリンは，膵β細胞からの分泌量，肝および末梢組織でのインスリン分解により決定される．空腹時のインスリン濃度は基礎分泌およびインスリン抵抗性の存在の目安となる．空腹時IRI (immunoreactive insulin) の正常値は5〜20μU/mlである．1型および2型糖尿病のインスリン分泌低下例では低値を示す．肥満，肝硬変あるいは腎不全では異常高値を示す．肥満ではインスリン過分泌により，肝硬変および腎不全ではインスリンの分解低下による．

食事を摂取し血糖値の上昇によりインスリンが分泌されるのを追加分泌という．75gGTTにおけるIRIの反応は，インスリンの追加分泌の評価になる．当院における60歳未満の75gGTT時のIRI反応は，WHOの診断基準(1985)に従いNormal, IGTおよびDMで表17の通りであった．Normalでは60分にピークがあるのに対して，IGT, DMになるにつれてIRIのピークが遅れ高値

表17 75gGTTにおけるNormal，IGTおよびDMのIRIの反応とインスリン指数（(ΔIRI/ΔBG) 30min）

<75gGTTにおけるIRIの反応>

	Normal (n=57)	IGT (n=52)	DM (n=31)
負荷前	4.9± 3.1	4.7± 3.4	6.8± 3.3 μU/ml
負荷後30分	40.1±39.3	26.2±15.1	25.9±15.1 μU/ml
60分	44.1±26.7	40.2±25.9	45.4±31.7 μU/ml
90分	42.2±30.5	46.0±30.3	57.0±33.1 μU/ml
120分	30.8±20.7	43.9±28.6	65.2±37.8 μU/ml

M±SD

<75gGTTにおけるinsulinogenic index>

	Normal (n=56)	IGT (n=53)	DM (n=31)
(ΔIRI/ΔBG) 30min	0.61±0.58	0.38±0.60	0.22±0.13

M±SD

になることが分かる．

初期インスリン分泌能の目安となるインスリン指数（ΔIRI/ΔBG) 30min は，NormalからDMになるにつれて低値となり，耐糖能異常者では初期インスリン分泌に問題があることが分かる（表17）．75gGTTで，インスリン指数が0.4以上であれば追加分泌が保持されているとされている．

膵β細胞腫あるいは異所性腫瘍によりインスリンが過剰に分泌されるインスリノーマがある．血漿インスリン x 100/(血糖値−30)の比が200以上ならインスリノーマと診断が可能である．

(3) インスリン抵抗性の評価

空腹時IRIが20μU/mlを越えるとインスリン抵抗性が存在すると考える．インスリン抵抗性を数値で表す方法としてHOMA-R (homeostasis model assesment rate)＝fasting glucose (mM/l) xfasting insulin (mU/l)/22.5が提唱されている[9]．長坂ら[10]はHOMA-Rが5以上であるNIDDMではTroglitazoneの効果が大であることを指摘している．

10) 血中・尿中C-ペプチド

膵β細胞のリボゾームで合成されたプロインスリンは，ゴルジ

体内部で3種の酵素で分解されインスリンとCペプチドとなる．開口分泌により，インスリンとCペプチドは1：1のモル比で門脈に放出される．Cペプチドは，肝臓で取り込まれることなく全身を循環し，筋肉あるいは脂肪細胞にも取り込まれず腎糸球体から濾過される．濾過されたCペプチドの一部は尿細管で再吸収され代謝を受ける．Cペプチドの半減期はインスリンの半減期の2～3倍である．

（1）Cペプチドの測定法と正常値

二抗体法によるRIAと二抗体法あるいはサンドイッチ法によるEIAがある．血中Cペプチドも尿中Cペプチドも同じ測定系で測定するが，尿中Cペプチドは高濃度であるから10～20倍に希釈して測定する．インスリンとの交差性はないが，プロインスリンとの交差性があり，高プロインスリン血症では解釈に注意が必要になってくる．

測定値はCPR（c-peptide reactivity）と表示する．尿中CPRは一般的に24時間蓄尿で行う．基準値は，空腹時血中CPR 1.2～2.0 ng/ml，尿中CPR 60～120 μg/day である．尿中CPRは変動幅が大きいことから，2～3日連続で測定する必要がある．しかし，健康保険査定の対象になることがある．

（2）臨床的意義と問題点

空腹時の血中CPRは，インスリン基礎分泌の評価となる．また，インスリン分泌能の評価にグルカゴンテストがある．1 mgのグルカゴンを静注後6～10分の血中CPRは，正常者で5～7 μg/ml である．1型糖尿病では，空腹時血中CPR 0.5 ng/ml以下，グルカゴンテスト時6～10分値1.0 ng/ml以下である．

尿中CPRは24時間の総インスリン分泌量の目安となる．1型糖尿病では尿中CPRが著明に減少し20 μg/day 以下となる．2型糖尿病では変動が大きく基準値は60～120 μg/day であるが，インスリン抵抗性があると異常高値となる．未治療の2型糖尿病では，尿中CPRが異常高値を示し，治療とともに血糖値が降下しているにもかかわらず下降してゆくことがある．それは，治療によりインスリン抵抗性が改善しインスリン分泌が低下しているこ

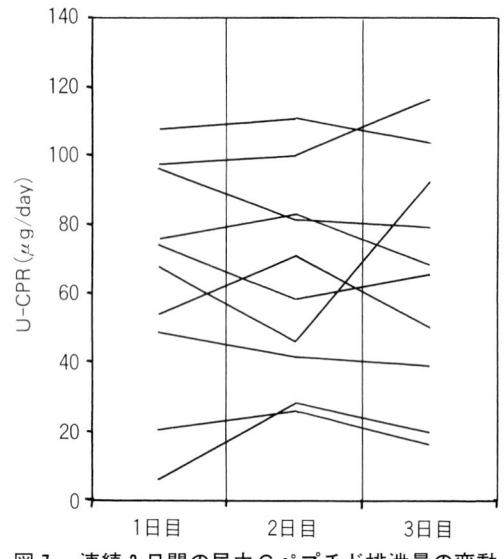

図7 連続3日間の尿中Cペプチド排泄量の変動

とを示唆する．

尿中CPRは日差変動が大きい．変動させる因子として，分泌に関するもので食事量，食事の組成などがある．また，代謝に関するものでは，腎臓での代謝の変化，尿路感染時の細菌による分解などが考えられる．図7に当科における腎機能正常の入院患者で，あるときから連続10人の3日間尿中CPRの変化を示した．大きく変動する症例もあり平均変動率は38％であった．腎機能が低下し，クレアチニンクリアランスが20 ml/nin以下になると低値になる．

11）血中プロインスリン

膵β細胞内で，まずプロインスリンのN末端に24個のアミノ酸からなるシグナルペプチドが結合したプレプロインスリンとして合成される．シグナルペプチドの働きで，プレプロインスリンは小胞体内に入り込みシグナルペプチドが切り離されプロインスリンができる．プロインスリンおよびプロインスリンからインスリンができるときの中間生成物が少量ながら血中に分泌される．健常者では空腹時のプロインスリン関連物質は，インスリンの10〜20％である．IGT，糖尿病になるにつれてプロインスリンの

割合が高くなる．

(1) 測定法と正常値

プロインスリンの測定は，プロインスリン内にインスリンとCペプチドがあることから交差反応が問題となる．それらの分子量の差からゲル濾過法による測定があるが，大量のサンプルを処理することはできない．最近では，プロインスリンに対する特異抗体を用いた RIA キットがあり，インスリンおよびCペプタイドに対する交差反応性は 0.1% 以下である．正常値は空腹時で 0.08±0.05 ng/ml である．

(2) 臨床的意義

健常者では分泌されるプロインスリンは少量であり，作用はインスリンの約 1/10 である．主に腎臓で代謝を受け，半減期は約 18 分である．2 型糖尿病，1 型糖尿病，IGT の順でプロインスリン濃度が高くなる．しかし，それらではプロインスリンを測定する意義は高くない．インスリノーマあるいはまれであるが家族性高プロインスリン血症では測定する意義がある．インスリノーマでは，プロインスリン／インスリン比が高くなり診断に役立つことがある．家族性高プロインスリン血症では，空腹時 IRI が 100 µ/ml 前後を示す．また，分解の低下から慢性腎不全や肝硬変症などでも高値となる．

12) 抗 GAD 抗体

1 型糖尿病は自己免疫異常による膵 β 細胞の破壊でインスリンの絶対的不足をきたし発症する．1 型糖尿病の患者には，抗ラ氏島抗体 (ICA)，64 KD 抗体，インスリン自己抗体などの自己抗体が検出される．

GAD (glutamic acid decarboxylase) は，グルタミン酸から神経伝達物質である GABA (γ-aminobutylic acid) の合成を触媒する酵素である．脳内の GABA 作動性ニューロン神経終末に高濃度で存在するが，膵 β 細胞にも存在する．ヒト GAD には，分子量 65,000 と 67,000 のアイソフォームがあり，それらを

GAD65, GAD67 という. 抗 GAD 抗体は, 最初 Stiff-man 症候群の自己抗体として発見されたが, 同症候群にはしばしば1型糖尿病が合併する. また, 1型糖尿病患者の自己抗体として分子量64,000の蛋白に対する自己抗体 (64 kD 抗体) の存在が知られていたが, 64KD 抗体の対応抗原が GAD であることが判明した.

(1) 測定法と正常値

沈降法, RIA 法および ELISA 法がある. 最近ブタ脳より精製した GAD65 と GAD67 を含む抗原を用いた RIA 法が開発された (ヘキスト). GAD67 を含んでいるが他の方法よりも感度および特異性が良好である. 健常者の平均値は 2.4 U/ml で, 5 U/ml がカットオフ値である.

(2) 臨床的意義

1型糖尿病の発症早期には抗体価が高く, 経過とともに低下してゆく. また, 他の自己免疫疾患を合併しているとさらに抗体価が高くなる. 抗 GAD 抗体は抗ラ氏島抗体 (ICA) と同等あるいはそれ以上の1型糖尿病のマーカーであることが指摘されている[11].

1型と2型糖尿病は臨床所見から容易に鑑別がつくことが多いが, 鑑別が困難なことがある. 発症時は2型糖尿病であるが, 数年後にインスリン依存状態となり, それを SPIDDM (slowly progressive IDDM) とし, 急性発症の1型糖尿病と区別した[12]. SPIDDM では ICA が陽性であった. その後の報告では, 抗 GAD 抗体も同様に陽性である.

2型糖尿病でもインスリン分泌が低下しインスリン治療が必要となってきた症例では抗 GAD 抗体の測定が有効である. しかし, 抗 GAD 抗体が陰性であっても1型糖尿病が否定されるものではない.

[八 代 　 均]

13) HLA 抗原

1型糖尿病は, 自己免疫機序により膵臓のランゲルハンス島の

β細胞が選択的に破壊されて発症するとされる臓器特異的自己免疫疾患と考えられている．1型糖尿病は，発症に遺伝的な要素が想定され，複数の疾患感受性遺伝子が関与する多因子疾患と考えられる．そのため，候補遺伝子として，免疫調節に関与する遺伝子および膵β細胞に特異的な遺伝子が想定される．HLAは前者に相当する．

ヒトの主要組織適合遺伝子複合体（Major Histocompatibility Complex：MHC）であるHLA遺伝子群は，第6染色体短腕上に存在し，クラスI抗原（A, B, C）とクラスII抗原（DR, DQ, DP）に大別される．クラスII抗原は，免疫応答の開始時に働くため，主に疾患感受性に関与するといわれる．クラスI抗原は，標的細胞の破壊の際に関与することから，標的細胞の破壊の程度やそのスピードに関与するといわれる．

HLA抗原が1型糖尿病の疾患感受性に関与していることは，これまでの報告からも明らかである．しかしHLA領域には，免疫応答に関与する多数の候補遺伝子があり，1型糖尿病の発症に直接関与する遺伝子を同定することは困難である．臨床上，1型糖尿病の発症予知，予防に十分有用なレベルには至っていないのが現状である．

急性発症1型糖尿病例では，HLA-DR4が高頻度を示すのみならず，クラスI抗原であるHLA-A24が高頻度である．また，このHLA-24を有する1型糖尿病例は，有さない例と比べて内因性インスリン分泌が著明に低下していると報告されている．白人1型糖尿病ではDR3, DR4が，日本人1型糖尿病では，DR4, DR9と強い相関が報告されている．

14）インスリン抗体

インスリン抗体（Insulin Antibody：IA）のほとんどは，外因性インスリンに対して産生されたものである．それに対して，インスリン自己抗体（Insulin Autoantibody：IAA）とは，外因性インスリン治療を受けていない人たちの血中に存在する，ヒトインスリンと結合する抗体と定義される．IAとIAAとを分離することは現在不可能である．

1970年に平田らによりはじめて報告された，インスリン自己免疫症候群(IAS)は，インスリンに対して低親和性のポリクローナルIgGを産生する東洋人に多い自己免疫疾患である．これまで約200例の報告があり，ほとんどが日本人の症例である．自己抗体のインスリンからの解離による高インスリン血症に基づく低血糖発作がほとんど唯一の症状であり，これを機に発見されることが多い．患者の43％はメルカゾールなどのSH基を有し，還元作用を示す薬剤の投与後に発症している．インスリン(IRI)を測定すると，2,000ないし3,000μU/mlと著しい高値を示す．最近，内潟らの報告により，IAS患者はHLA-DR4/DQ3を持つことが明らかとなった．

IAAは，膵ランゲルハンス島β細胞の破壊に引き続いてde novoでBリンパ球の特異的クローンから産生されると考えられている．しかしどのような機序で，抗体産生が刺激されるのかは不明である．

1983年に，未治療の1型糖尿病患者の18％にIAAが存在するという報告がなされた．その後，IAAと他の膵ラ氏島特異的自己抗体（ICAなど）との関係や，1型糖尿病発症のリスクについて研究がなされている．IAA単独では1型糖尿病の予知マーカーとしての価値は低いが，GAD抗体やICAなどの複数での陽性の組み合わせを調べ，第1度近親者の1型糖尿病発症の予知が試みられている．

15) 血 中 脂 肪

脂質代謝異常は，動脈硬化性疾患の独立した危険因子とされ，糖尿病においてその合併頻度は高く，生命予後を左右するとされる重要な因子とされている．

糖尿病に好発する脂質代謝異常には表17がある．

血中の脂質は，主にコレステロールとトリグリセライドがあり，血液中では，リポ蛋白の一部として存在している．主なリポ蛋白としては，VLDL，LDL，HDLである．II型糖尿病ではとくに，VLDLが増加する高トリグリセライド血症の頻度が高い．その機序として，インスリン作用不足によって生じた高FFA血症と，高

血糖，高インスリンによる肝臓でのapo-B産生亢進に伴ったVLDL合成亢進が挙げられる．さらに，リポ蛋白リパーゼ(LPL)活性の低下が，VLDLの代謝遅延をきたし，TG-VLDLの血中からの除去障害も生ずるとされている．これらは血糖コントロールとともに改善することが知られている．

高血糖により，LDLのApo蛋白が糖化されると，末梢組織のLDLレセプターとの結合が低下し，LDLの代謝が遅延して血中のLDLが増加する．また，糖尿病ではコレステロール含量の少ない高比重で粒子の小さいsmall dense LDLが増加することが知られている．small dense LDLは，酸化ストレスを受けやすく，動脈硬化の危険因子とされている．

糖尿病者は非糖尿病者に対して，動脈硬化を起こしやすいことから血中脂質を低く抑える必要があり，血清総コレステロール値は200 mg/dl以下(LDL-C 120 mg/dl以下)が望まれる．さらに，血清トリグリセリドの基準値は150 mg/dl以下，HDL-コレステロール40 mg/dl以上と設定されている．

16）糖化リポ蛋白

高血糖に伴い非酵素的に糖化されたリポ蛋白のことである．糖尿病の血糖コントロールの指標であるHbA$_{1c}$は，糖化されたヘモグロビンとして臨床的に広く用いられている．

糖尿病患者では，糖化LDLが増加しており，native LDLに比してマクロファージに取り込まれやすい．LDLを取り込みコレステロールを蓄積し，泡沫化したマクロファージがアテローム形成に関与することが動脈硬化の一因と考えられている．

17）インスリン抵抗性試験とインスリン抵抗性

インスリンは，膵ランゲルハンス島のβ細胞より分泌されるペプチドホルモンであり，骨格筋，肝臓，脂肪組織を主な標的器官としている．インスリン作用は多様であるが，主なものとしては，骨格筋におけるブドウ糖利用促進，肝臓における糖新生抑制，脂肪組織における脂肪合成促進，脂肪分解抑制作用が知られている．

一般にインスリン抵抗性とは，主に糖代謝に対するインスリンの作用が低下している状態と定義される．インスリン抵抗性の生ずる状態としては，①β細胞による異常なインスリンの存在，②インスリン拮抗物質の存在，③インスリン受容体か，受容体以降のレベルでの障害，の3つに大別できる．

　①β細胞で産生された異常インスリンは，生理活性に乏しく代謝速度も遅いため，血中に長くとどまり血中のインスリン濃度が高値になる．

　②カテコールアミン，コルチゾール，グルカゴンなどのインスリン拮抗物質によりインスリン作用が低下する（表18参照）．

　③インスリン受容体かそれ以降のレベルに障害が起こると，インスリン作用が低下し，代償性インスリン分泌上昇が惹起される（表19参照）．

　耐糖能低下へのインスリン抵抗性状態の役割は，肝臓における糖放出抑制低下と，骨格筋における糖取り込みへのインスリン作用の低下が挙げられる．このため，代償的に慢性的に高インスリン血症が生じると，末梢のインスリン受容体数の減少（down regulation）が生じ，さらにインスリン抵抗性が進行する悪循環が生ずるとされている．さらに，代償的にインスリン分泌が強いられ，膵β細胞の疲弊が起こるため，インスリン分泌低下が生じ，糖尿

表18　インスリン拮抗物質

副腎皮質ホルモン
成長ホルモン
グルカゴン
カテコールアミン
甲状腺ホルモン
性ホルモン（アンドロゲン，テストステロン）

表19　インスリン受容体と受容体以降の異常

1）インスリン受容体の異常
　　インスリン受容体数の低下：インスリン受容体異常症A型
　　インスリン受容体抗体の存在：インスリン受容体異常症B型
　　インスリン受容体キナーゼの低下：インスリン受容体異常症C型
2）インスリン受容体以降の細胞内伝達機構の異常
　　IRS-1のリン酸化の低下
　　PI-3キナーゼ活性の低下
　　PTPaseの上昇　　など

病が進展するとされている．

インスリン抵抗性を基盤とした症候群として，DeFronzo らによるインスリン抵抗性症候群，Reaven らの Syndrome X, Kaplan らの死の四重奏，松沢らによる内臓脂肪症候群などが提唱されている．これらは，臨床的には動脈硬化易発症状態として重要である．

18) インスリン感受性検査

インスリン感受性を測定する検査としては，DeFronzo らによって臨床応用されたグルコースクランプ法が，golden standard とされている．その他に，minimal model 法や SSPG (steady state plasma glucose) 法が開発されている．

(1) グルコースクランプ法

グルコースクランプ法は，インスリン持続注入下に，血糖を空腹時の値に維持するために必要なブドウ糖を注入する方法である．DeFronzo の原法によると，10 分間の開始投与の後，毎分体表面積中り 40 mU の速効型インスリンを持続する．5 分間隔で arterialized venous sampling で血糖を測定し，空腹時血糖に維持すべくブドウ糖注入速度を設定する．一般にインスリン静注開始後 90 分時から 120 分時のブドウ糖注入率 (glucose infusion rate : GIR) をインスリン感受性の指標とする．本法施行下に 3H dilution 法で測定される肝糖産生は，通常完全に抑制される．したがって，GIR は末梢ブドウ糖利用の指標になる．本法は，血糖下降に伴うインスリン拮抗物質の影響を受けず，またインスリンクリアランスや，Lipolysis 抑制，肝 TG 分泌抑制や，血管弾性増強，尿細管，自律神経などへのインスリン作用の同時測定が可能であり，耐糖能低下およびその併発症の病態把握に大変有用な検査である．

(2) SSPG (Steady State Plasma Glucose) 法

Reaven らは，1976 年，エピネフリン，プロプラノロールを用いて内因性インスリン分泌を抑制し，恒常血糖値をインスリン感受

性の指標とする方法を報告した．一方，原納らは，SRIFにより，インスリンおよびそのカウンターホルモンの分泌抑制下に恒常状態の血糖値（SSPG値）をインスリン抵抗性の指標とする方法を報告した．SSPGと正常血糖クランプ法でのM値には強い関連が確認されている．

（3）minimal model analysis（FSIV GTT）

Bergmanらによって開発された方法で，ブドウ糖静注前後の血糖，血中IRIを頻回に測定し，Sg（glucose effectiveness），Si（Insulin sensitivity）を測定して，ブドウ糖利用へのインスリン作用を測定する方法である．インスリン抵抗性と分泌能の同時測定が可能であるが，インスリン分泌能の低下している例では，20分後にトルブタミドまたはインスリンを静注することもある．

（1）〜（3）は，大変煩雑な検査法であるが，下記に簡便な方法を述べる．

（4）ITT 15

インスリン負荷試験による15分までの血糖降下度は，カウンタホルモンの血中濃度上昇がなく，正常血糖クランプでのM値とよく相関するとされている．

（5）GTTによる評価

経口ブドウ糖負荷試験における，インスリン曲線下面積/血糖曲線下面積より，インスリン抵抗性を測定する方法がある．

（6）HOMA-R（The homeostasis model insulin resistance index）

Matthewsらにより提供されたHOMA値，すなわちfasting glucose（mmol/l）×fasting insulin（mU/l）÷22.5
がインスリン抵抗性の一指標として臨床的に用いられている．空腹時血糖値が150mg/dl以下の症例では参考になる．

［日向　豪史／後藤　尚］

文献　1）島　健二，遠藤治郎ほか：グリコヘモグロビンの標準化に関する委員会報告．糖尿病

37:851, 1995.
2) The Diabetes Control and complications Trial Research Group: The effect of intensive treatment of diabetes on the development and progression of long-term complications in insulin-dependent diabetes mellitus. N Engl J Med 329:977, 1993.
3) 日本糖尿病学会編:糖尿病治療ガイド23,文光堂,東京,1999.
4) 日本糖尿病学会編:経過観察に必要な検査.糖尿病療養指導の手引き101,南光堂,東京,1999.
5) 朴明俊,遅野井健ほか:糖尿病患者におけるacarboseの1,5-anhydroglucitalに及ぼす影響 DiabetesFrontier 8(2):230, 1997.
6) 矢野正生,前畑英介ほか:1,5AG,HbA_{1c},FBG組み合わせによる耐糖能障害スクリーニングの検討.糖尿病38:255, 1995.
7) 根本茂子 糖尿病健診における血漿1,5-anhydroglucitol測定の診断的意義.糖尿病38:621, 1995.
8) 尾崎幸男,福永伸子ほか:試験紙法による血中ケトン体(3-ヒドロキシ酪酸)測定の検討.基礎と臨床 23:687, 1989.
9) Matthews DR, et al: Homeostasis model assesment; insulin resistance and β-cellfunction from fasting plasma glucose andinsulin concentration in man. Diabetologia 28:412, 1985.
10) Nagasaka S, Iwamoto Y, et al: Efficacy of troglitazone measured by insulin resistance index. Lancet, 350:184, 1997.
11) 川崎英二,赤澤昭一ほか:抗GAD抗体とIDDM.最新医学 49:208, 1994.
12) 小林哲郎:インスリン依存型糖尿病のnatural history-slowly progressive IDDMを中心として―.糖尿病37:103, 1994.

III章

糖尿病の治療

1. 基本方針，患者教育，自己管理

　糖尿病治療の基本は食事療法である．日本糖尿病学会より糖尿病性腎症の食品交換表[1]が出版された．腎症の食餌療法が行いやすくなるように工夫されている．薬物療法に関して新しい薬物，たとえば速効型SU剤，α-グルコシダーゼ阻害薬，インスリン抵抗性改善薬，超速効型インスリン製剤が次々と開発されている．おのおのの治療の基準を考え直す時期になってきている．糖尿病の専門医が臨床成績を基にして柔軟に考え，より良い治療法を確立してゆくことが大切であろう．

　患者教育の原則として，教育する側からの一方的な糖尿病治療法の押しつけであってはいけない．患者の現在の心理的な側面をも考え，患者とともに考え治療効果を上げるように努力すべきである．さらに，家族を含めた教育であるべきである．一人暮らし

の場合，糖尿病教育の効果は少なくなる．初回治療の患者がときに，思い込みが強く，治療に過度に専念し結果としてよいコントロールが得られないことがある．この場合，気持ちの焦りを取り除きながら治療を進めるべきである．糖尿病治療の体制として，医師以外に，看護婦，薬剤士，栄養士，運動療法指導士，心理療法士を含める．そのなかでも看護婦，栄養士が治療チームの核となる．お互いのなかに指導に関して上下関係をなくする．治療チームは教育のスキルのレベルを上げるように努力するとともに，糖尿病全体に対する勉強も必要になる．

　自己管理の達成の総合判定は体重の推移，血糖コントロール状態（HbA_{1c} など）でなされる．よって体重，食材の計量，血糖，運動量（運動が許可されている場合）の自己チェックが必要である．教育する側は上述した血糖以外の自己管理がうまくされているかチームで評価する．

2．食事療法

1）目　　的

　　糖尿病治療の唯一の目的はいろいろな合併症を予防，あるいは進展を阻止することにある．糖尿病の治療には食事療法，薬物療法，運動療法がある．このなかでも最も基本となるのが食事療法である．この食事療法を守ることで過食，偏食を止めることができる．糖尿病の食事療法は健康な人にも勧められる健康食なのである．2型糖尿病ではそれ以上の膵B細胞の疲弊を食事療法を行うことにより食い止めることにある．より多くのカロリーを摂取すると血糖を正常化するためにより多くのインスリンが必要となる．インスリン分泌を促す信号が膵B細胞を刺激することとなる．これらの負荷が長期間続くことで膵B細胞の疲弊が起きる．そしてインスリン分泌不全が起き，最終的に血糖が徐々に上昇することとなる．このストーリーが糖尿病発症の一因と考えられている．膵B細胞の疲弊を食い止めるには食事のカロリーをある程度制限する必要がある．糖尿病患者には肥満が多い．肥満を解消するための減量を目的としているのでない．結果として適正な食事カロリーを守っていると体重は減少してくるのである．

2）食事療法の原則

（1）適正なエネルギー
　　身長，年齢，生活活動量を考慮して決める．

（2）栄養素のバランス
　　糖質，脂肪，蛋白質，ミネラル，ビタミンを不足なくとることが大切である．さらに食物繊維量が不足しないような献立も大切である．

(3) 標準体重の計算方法

標準体重の計算方法は日本肥満学会[2]が採用しているBMI (Body Mass Index) の計算式を使用することが多い．BMIは体重 (kg)/身長 (m)^2 で求める．日本肥満学会の肥満の判定では BMI<20 (肥満度<90) をやせ，BMI≧20〜<24 (肥満度≧90〜<110) を普通，BMI≧24〜<26.4 (肥満度≧110〜<120) を過体重，BMI≧26.4 (肥満度≧120) を肥満としている．標準体重の求め方は日本肥満学会としては（身長m）^{2}×22 を提言している．

(4) 指示単位の決め方

i) 成人（糖尿病性腎症のない場合）

標準体重は日本肥満学会提言している式より求める．求められた標準体重に表20に示す職業労作区分表体重1kg当たりの必要エネルギーを乗じ求める．肥満傾向にあれば5％減のカロリーにする．なお80kcalを1単位としている．よって1日必要カロリーを80で除すと1日必要単位が出てくる．

ii) 小　　児

小児の糖尿病の項（p 190）を参照．

iii) 妊産婦および授乳期

妊娠と糖尿病の項（p 198）を参照．

iv) 腎症合併症例

腎合併症（糖尿病性腎症）の項（p 136）を参照．

表20　職業労作区分表と必要エネルギー

労働の程度	職業の種類	必要エネルギー (kcal/kg)
軽い労作	教員(中, 高, 大), 事務職, 音楽家, 美術家, 主婦	25〜30
普通の労作	教育（幼, 小), 医師, 薬剤師, 理容師, 看護婦, 助産婦, 家政婦, 工員, 運転手	30〜35
重い労作	農家, 保健婦, 土木作業員, 漁師, 建築作業者, 植木職, 職業スポーツ家	35〜

3) 食品交換表

食品交換表[3]にはカロリーが決まればどの食品グループからどの程度取ればいいのか記載されている．またそれによって三大栄養素(糖質，蛋白質，脂肪)，ミネラル，ビタミンが不足なく摂取できるのである．

(1) 食品分類

食品交換表（表21）のなかで食品は6つの食品群に分けられている．さらに表1，2はⅠ群(主に糖質を含む)，表3，4はⅡ群(主に蛋白質を含む)，表5はⅢ群(主に脂肪を含む)，表6はⅣ群(主にビタミン，ミネラルを含む)にまとめている．表21に表1～6の3大栄養素の割合を示している．さらに表22の糖尿病食栄養素分配表に示すように，各摂取単位においての3大栄養素のグラム数が算出される．望ましい3大栄養素の総カロリーに対するそれぞれの割合では糖質は55～60％，蛋白質は15～20％，脂質は20～25％である．日本人の脂肪摂取量は次第に増加しており

表21 食品分類表

食品の分類	1単位（80キロカロリー）あたりの栄養素の平均含有量		
	糖質(g)	蛋白質(g)	脂肪(g)
表1	18	2	0
表2	20	0	0
表3	0	9	5
表4	6	4	5
表5	0	0	9
表6	13	5	1

表22 糖尿病食栄養素配分表

単位	総熱量(kcal)	蛋白質(g)	脂質(g)	糖質(g)
15	1,200	60	35	160
18	1,440	70	40	200
20	1,600	70	45	220
23	1,840	80	50	260
25	2,000	83	51	295

25％以下に抑えるようにする．

（2） 1日の単位をバランス良くとる方法

3食，間食に分けるには糖尿病食単位表（表23）が参考になる．そのなかでのポイントを述べる．

①表1，3，6はだいたい均等に配分する．表1が11単位であれば朝4単位，昼と夕それぞれ3単位とする．表3の副食（おかず）では1日4単位を朝と昼にそれぞれ1単位，夕に2単位に分けてとる．表3には脂肪が多く含まれている食品があるので注意が必要である．毎日の食事でいろんな食品をとるようにし，特定の食品群に偏らないようにする．

②付録の調味料は，その日の料理に合わせ3食に分けて使う．

③表2の果物，表4の牛乳は午前と午後の食間にとるようにする．

表23　糖尿病食単位表

食品名		単位	15	16	17	18	19	20	21	22	23	24	25
1	穀物,いも,糖質の多い野菜と種実,豆(大豆を除く)	計	6	7	8	9	10	11	12	13	12	13	14
		朝	2	2	2	3	3	3	4	4	4	4	4
		昼	2	2	3	3	3	4	4	4	4	4	4
		夕	2	3	3	3	4	4	4	5	4	5	5
2	果物		1	1	1	1	1	1	1	1	1	1	1
3	魚 肉 卵,チーズ 大豆とその製品		4	4	4	4	4	4	4	4	5	5	5
4	牛乳と乳製品（チーズを除く）		1.4	1.4	1.4	1.4	1.4	1.4	1.4	1.4	1.4	1.4	1.4
5	油脂,多脂性食品		1	1	1	1	1	1	1	1	1	1	1
6	野菜		1	1	1	1	1	1	1	1	1	1	1
付録	調味料		0.6	0.6	0.6	0.6	0.6	0.6	0.6	0.6	0.6	0.6	0.6
	熱量(kcal)		1,200	1,280	1,360	1,440	1,520	1,600	1,680	1,760	1,840	1,920	2,000

4）食物繊維

　食物繊維は1日に20〜25gとるようにする．しかし，食物繊維のみにこだわって全体の栄養素のアンバランスを起こしてはいけない．表1の食品には1単位あたりの食物繊維の量が多いとはいえない．しかし，1日の摂取単位数が多いので，穀物パンで精製度の低いものにする．表2の食品にも食物繊維を多く含むが，糖質が多いので1単位にしておく．表3の食品ではおから，大豆，納豆が食物繊維を多く含む．表6の野菜では100gに2〜3gの食物繊維を含んでいる．1日野菜は300gとるので食物繊維は6〜9g含まれている．

表24　コレステロールが多い食品

食品名	1単位(g)	1単位中のコレステロール含有量(mg)	P/S比
表3　魚介			
いか	100	300	1.6
たらこ	80	272	2.1
するめ	20	196	1.5
あわび	130	182	1.0
うに	60	174	1.6
すじこ	30	153	2.3
わかさぎ	80	152	1.5
どじょう	80	144	1.1
さざえ	80	136	1.3
くるまえび（天然）	80	120	1.7
しじみ	150	120	1.1
かずのこ（生）	60	222	1.7
あんこう（きも）	20	112	1.0
ししゃも（生干し）	40	104	1.0
しらす干し	40	100	1.4
表3　肉			
とり肝臓	60	222	0.9
豚肝臓	60	150	1.0
牛肝臓	60	144	0.7
表3　卵			
卵黄	20	260	0.5
鶏卵	50	235	0.5
うずら卵	50	235	0.4

5）高コレステロール血症

　高コレステロール血症の合併している場合，1日のコレステロール摂取量[4]は300 mg以下とする（表24）．コレステロール摂取量が多いと血中LDLコレステロールが上昇するので注意が必要である．また，多価不飽和脂肪酸（P）と飽和脂肪酸（S）の比が比較的高いもの，P/S比が1.0～2.0程度のものを選択するようにする．多価不飽和脂肪酸はLDLを低下させる．しかし多価不飽和脂肪酸をあまり多くとりすぎるとHDLも低下させてしまう．植物油ではリノール酸，魚油ではエイコサペンタエン酸，ドコサヘキサエン酸が多価不飽和脂肪酸である．

6）アルコール[3]（表25）

　食事療法のみで肝機能が正常で，血糖コントロールが良好であれば2単位以内で許可してもよい．しかし，長期間のアルコールの膵内分泌機能に与える影響はまだ明らかでない．よって毎日飲まないように指導すべきであろう．飲酒を止めることができるのであればそのように指導したほうがよい．アルコールは中性脂肪，

表25　アルコール飲料

食　品　名	1単位(ml)	備　考
ビール	200	ビン1本(大)633，(中)500，(小)300，缶(普)350，(ロング)500
ワイン	100	ワイングラス1杯60
日本酒	75	1合180
梅酒	60	
しょうちゅう20度	70	
しょうちゅう25度	55	
しょうちゅう30度	40	
ウイスキー	30	ウイスキーグラス（S）1杯30
ブランデー	30	
ウオッカ	30	
ジン	30	
ラム	30	
リキュール類	30	

カイロミクロンを増加させ，動脈硬化を促進させることが推定される．アルコールの種類によっては身体によいなどという民間の言い伝えがよく聞くので，あらかじめこのことについて説明を行っておく．

7）油脂類を減らす工夫（表26）

　油脂の取り扱いには特別注意が必要である．油脂の含有量が多いと網焼き，お湯を通すことで油を減らすことができる．揚げ物を不注意にとるとどうしても指示カロリーより多くなりがちである．油の吸収率と衣のカロリーを考え対処する．油脂の吸収率は食材の種類，重量，衣の厚さ，揚げる温度，時間によって変わる．揚げるときに衣をできるだけ少なくする，また食べるときに衣をはずして食べることを指導する．揚げ油の温度が比較的低いと吸収率が高くなるので，あらかじめ，加熱しておくとよい．高温の油で揚げると吸収率が比較的低くなる．

表26　油の揚げ物

調理法	油の吸収率
素揚げ	3〜5%
唐揚げ	5〜10%
フライ	10〜15%
天ぷら	15〜20%

3．運動療法

1）運動療法の意義

　糖尿病の治療上運動療法は軽視されがちであるが，近年の糖尿病患者著増は運動不足が大きな要因となっていることが示唆されており[5]，きわめて重要な治療法であると考えられる．運動時には，血中グルコースが筋肉における重要なエネルギー源として消費され血糖値は低下するが，このような急性効果だけでなく，運動を継続することによる種々のトレーニング効果が証明されており，糖尿病治療においてはむしろ後者のほうが重要である．表27に主なトレーニング効果を示す．運動の継続により糖代謝は改善するが，これは筋肉や脂肪組織などの末梢組織におけるインスリン感受性の亢進によると考えられており[6]，そのメカニズムについては，glycogen synthesis, succinate dehydrogenase などの酵素活性の増加，インスリンレセプター結合の増加，骨格筋血流の増加[7]，骨格筋におけるグルコーストランスポーターであるGLUT4 の増加[8]などが報告されている．脂質代謝については，運動療法によってLPL活性が亢進することにより，中性脂肪低下，HDLコレステロール増加が生じる．その他にも，体力増進，呼吸機能発達，末梢循環改善，ストレスやうつなどの改善といった精神面での効果も期待される．

表27　運動によるトレーニング効果

1) 耐糖能の改善
2) インスリン感受性の改善
3) 脂質代謝の改善
4) 高血圧の是正
5) 血液凝固能の低下，線溶系の亢進
6) 体脂肪の減少
7) 骨量減少の防止
8) 心肺機能の改善
9) ストレス解消効果

2）運動療法の実際

まず最初に，運動療法を開始する前にメディカルチェックを行わねばならない．表28にメディカルチェックの基本的項目を示す．実際にはすべての項目のチェックは困難なことが多いが，虚血性心疾患の有無については必須チェック項目である．

次に実際の運動内容であるが，(1)運動強度，(2)運動持続時間，(3)運動頻度，(4)その他の注意点について，個々の患者に見合った運動処方を作成し，指導しなければならない．

表28 メディカルチェック

1）問　診
　・家族歴（原因不明の突然死）の有無
　・運動習慣
　・使用中の薬剤
　・自覚症状（胸部不快，失神，めまい，不整脈など）
2）理学所見
　・不整脈，心雑音の有無，貧血の有無，血圧
3）胸部X線写真，心電図（安静時，負荷）
4）心エコー図（心肥大や心雑音のある時）
5）一般血液検査（血糖，肝腎機能など），検尿（尿蛋白，尿ケトン体）
6）肺機能検査
7）関節機能

（1）運動強度

一般には最大酸素摂取量（VO_{2max}）に対する割合（% VO_{2max}）を用いて運動強度を表わす．実際に運動時の酸素摂取量を測定するのが望ましいが，簡便な方法としては心拍数を用いて以下のように算出する．

$$\% VO_{2max} = \frac{運動時心拍数 - 安静時心拍数}{最大心拍数 - 安静時心拍数^{*}} \times 100$$

（＊最大心拍数は，おおよそ220－年齢で推定）

メディカルチェックで異常なしと判定されれば，患者の能力や年齢などを考慮して30〜70% VO_{2max}の運動強度を適当と考えて指導する．

(2) 一回の運動持続時間

一回あたり最低10分間は続ける必要がある．

(3) 運動頻度

3〜6回/週が望ましいと考えられているが，可能であれば軽い運動を毎日続けるのが有効である．

(4) その他の注意点

高温多湿状態や直射日光を浴びる状態，あるいは寒冷状態での運動は避ける必要がある．また運動療法は継続が重要なので，次の日に疲労が残らないようなスケジュールで運動を行うことも必要である．

種々の運動によるエネルギー消費量を表29に示すが，このような運動交換表によって，患者のモチベーションを高めることも効果がある．しかし，糖尿病患者の大多数が高齢者であることや運動療法の継続に意義があることなどから，あまり複雑でなく毎日気軽にできる軽い運動，すなわち歩行，ジョギング，水泳，自転車，ラジオ体操などの有酸素運動，とくに歩行を中心とした軽度な運動の継続を勧めるのが実際的といえる．

表29 運動交換表

運動の強さ	1単位あたりの時間	運動（エネルギー消費量 kcal/kg/min）
I. 非常に軽い	30分間位続けて1単位	散歩(0.0464)，乗物(電車，バス立位)(0.0375)，炊事(0.0481)，家事(洗濯，掃除)(0.0471〜0.0499)，一般事務(0.0304)，買物(0.0481)，草むしり(0.0552)
II. 軽い	20分間位続けて1単位	歩行(70m/min)(0.0623)，入浴(0.0606)，階段(降りる)(0.0658)，ラジオ体操(0.0552〜0.1083)，自転車(平地)(0.0658)，ゴルフ（平地）(0.0835)
III. 中等度	10分間位続けて1単位	ジョギング（軽い）(0.01384)，階段（のぼる）(0.1349)，自転車（坂道）(0.1472)，歩くスキー(0.0782〜0.1348)，スケート(0.1437)，バレーボール(0.1437)，登山(0.1048〜0.1508)，テニス（練習）(0.1437)
IV. 強い	5分間続けて1単位	マラソン(0.2959)，なわとび(0.2667)，バスケットボール(0.2588)，水泳（平泳）(0.1968)，ラグビー（前衛）(0.2234)，剣道(0.2125)

(注) 1単位は80kcal相当

（佐藤祐造：糖尿病の治療，運動療法の実際と効果，診断と治療 73(8)：1775—1758, 1985）

> **MEMO　有酸素運動**
>
> 　運動時のエネルギー供給はアデノシン三リン酸（ATP）の分解によるが，これには ATP・クレアチンリン酸（CP）系，乳酸系，有酸素系の三つの代謝系が関与している．ATP・CP 系とは筋に既存の ATP の分解や CP による ATP 再合成によるエネルギー供給である．しかしこの系による ATP 供給には限界があり，運動の持続で ATP・CP が枯渇すると，今度はグリコーゲンやグルコースが解糖されて ATP が供給される．この際，ピルビン酸が乳酸に変化してゆく過程で，ATP を産生する系を乳酸系とよぶ．ATP・CP 系と乳酸系では酸素がなくとも代謝が可能であり，酸素の供給が追いつかないような強い運動では ATP 供給をこれらの代謝系に頼ることになける．したがってそのような運動を無酸素運動とよぶ．一方，酸素の供給が十分であればピルビン酸は TCA 回路に入り，効率的に ATP が産生される．この代謝を有酸素系とよび，比較的緩やかな運動ではこの系が主となり，有酸素運動とよぶ．有酸素運動では，糖質だけでなく脂質もエネルギーとして利用することができ，また長時間継続できるので消費エネルギーも大きく，さらに筋や腱に対する負担も少なく安全性の高い運動であり，糖尿病の運動療法として最適と考えられる．

3）運動療法の禁忌

　糖尿病治療上，食事療法はほぼすべての患者に適応となるが，運動療法は患者によっては禁忌となる場合がある．表30 に運動療法の禁忌となる場合を示す．ケトーシスあるいはケトアシドーシスなど著しい代謝異常を有する場合や重篤な糖尿病性慢性合併症のある場合，あるいは虚血性心疾患や活動性の感染症を合併するときには運動は禁忌である．

表30　運動療法の禁忌

1) ケトーシス，ケトアシドーシス
2) 重篤な糖尿病性慢性合併症を有するとき
　①増殖性網膜症：出血の危険あり
　②糖尿病性腎症
　　　高度の持続蛋白尿や腎不全のある場合
　③神経障害
　　　高度の自律神経障害のある場合
3) 虚血性心疾患
4) 活動性感染症

4. 経口剤療法

　食事療法や運動療法を行っても十分な血糖低下が得られない場合，薬物療法を考えねばならない．近年，種々の薬剤が開発され薬物療法のバリエーションが広がっているが，逆に言えばそれぞれの薬剤の作用機序や特性を知り，患者の病態に見合った薬剤を選択する必要があるといえる．表31に現在使用可能な薬剤および現在開発中の血糖降下剤の一覧を示す．作用機序により薬剤を大別すると，インスリン分泌促進剤（スルフォニルウレア剤，非スルフォニルウレア剤），インスリン抵抗性改善剤，α-グルコシダーゼ阻害剤，ビグアナイド剤がある．体内での糖の流れおよびそれぞれの薬剤の作用部位を図8に示す．食物中の炭水化物は上部消化管にて消化分解され，最終的に単糖類となり小腸上皮から吸収される．この加水分解を阻害し食後の急峻な血糖上昇を抑制するのが α-グルコシダーゼ阻害剤（α-GI）である．体内では食事による血糖上昇の他に，肝臓での糖新生による糖の動員が随時行われ

表31　経口血糖降下剤一覧

種類	系統名	一般名	商品名（規格）
インスリン分泌促進剤	スルフォニルウレア剤（SU剤）	グリベンクラミド	ダオニール(1.25mg, 2.5mg) オイルグルコン(1.25mg, 2.5mg)
		グリクラシド	グリミクロン(40mg)
	非スルフォニルウレア剤（非SU剤）	ナテグリニド NN-623 KAD-1229	スターシス, ファスティック(30mg, 90mg) 開発治験中
インスリン抵抗性改善剤	チアゾリジン系	トログリタゾン	ノスカール(200mg)
		ピオグリタゾン(AD-4833)	開発治験中
	非チアゾリジン系	BRL-49653	開発治験中
糖質水解酵素阻害剤	α-グルコシダーゼ阻害剤（α-GI）	アカルボース	グルコバイ(50mg, 100mg)
		ボグリボース	ベイスン(0.2mg, 0.3mg)
ビグアナイド剤		メトホルミン	グリコラン(250mg) メルビン(250mg)
		ブホルミン	ジベトス(50mg)
その他		グリメピリド	欧米で許可(アマリル)

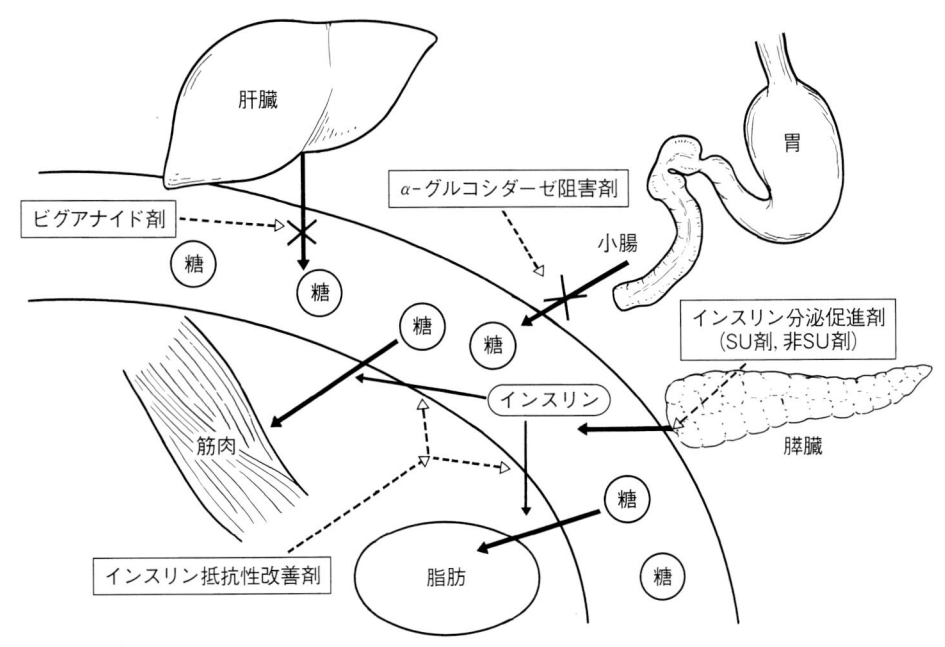

図8 経口血糖効果薬の作用部位

ており，この糖新生を抑制し，血糖降下作用を示すのがビグアナイド剤（BG剤）である．また体内での細胞レベルにおける糖取り込み，糖代謝は，筋肉や脂肪組織で活発に行われるが，この際，膵B細胞から分泌されるインスリンが必要となる．つまり，膵B細胞からのインスリン分泌を刺激することにより，筋肉や脂肪細胞での糖取り込みが促進され，血糖は低下する．スルフォニル尿素剤（SU剤）や近年開発治験中のメグリチニド系薬剤などの非SU剤は，B細胞のSUレセプターに作用しインスリン分泌を増加させる．一方，このようなインスリンの作用が低下したいわゆるインスリン抵抗性を改善し，血糖を低下させるのがチアゾリジン誘導体に代表されるインスリン抵抗性改善剤である．また，インスリン分泌作用とインスリン抵抗性改善作用を合わせ持つ薬剤（グリメピリド）も欧米では認可使用されている．

MEMO　経口血糖降下剤の使い分け

　多様な薬剤をどのように使い分けるかが問題となるが，現在本邦で使用可能な薬剤について，患者の病態や重症度に応じて図9のようなフローチャートを目安にして，薬剤の選択が可能である．

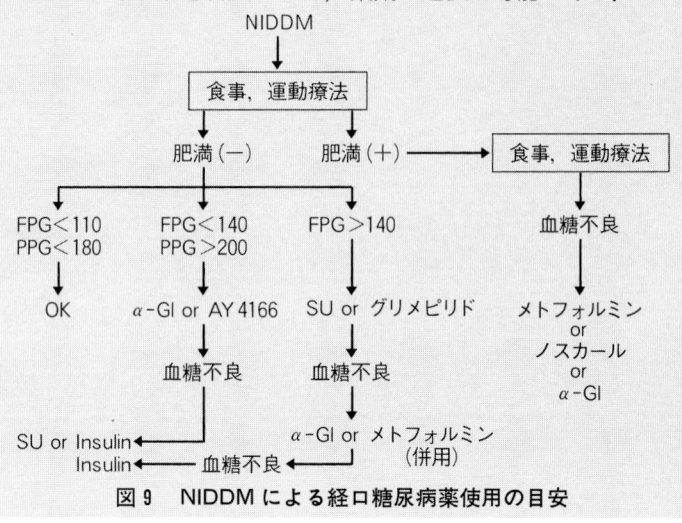

```
                        NIDDM
                          ↓
                    ┌─────────┐
                    │食事，運動療法│
                    └─────────┘
                    ↓           ↓
                 肥満(−)      肥満(＋) ──→ ┌─────────┐
                                          │食事，運動療法│
                                          └─────────┘
        ↓           ↓           ↓              ↓
      FPG<110    FPG<140     FPG>140         血糖不良
      PPG<180    PPG>200                        ↓
        ↓           ↓           ↓          メトフォルミン
       OK      α-GI or AY 4166  SU or グリメピリド   or
                    ↓           ↓           ノスカール
                  血糖不良      血糖不良          or
                                ↓            α-GI
                          α-GI or メトフォルミン
                                (併用)
         SU or Insulin ←─────┐      ↓
              Insulin ←── 血糖不良 ←─┘
```

図9　NIDDMによる経口糖尿病薬使用の目安

5．SU剤について

　SU剤の血糖降下作用は，主として膵B細胞からのインスリン分泌を促進することによる．膵B細胞膜にはSU剤が結合するSUレセプター(SUR)が存在し，内向き整流性カリウムチャネルであるKir 6.2と複合体を形成することにより，ATP感受性のKATPチャネルとしての機能を発現する[9]．SU剤はこのチャネルに結合してKATPチャネルを閉鎖して膜の脱分極を引き起こす．この結果，電位依存性のCaチャネル（VDCC）が開口してCa^{++}が細胞内に流入する．これによりインスリン分泌顆粒が細胞膜と癒合し開口分泌される．

　表32にSU剤の長所，短所，適応，注意点を示す．SU剤は効果が確実であり，1日1～2回の内服で良いことからコンプライアンスも良好であること，薬価が安いなどの利点がある．短所と

表32　SU剤の特徴

長　　所	・効果が確実 ・コンプライアンス良好 　（一日1～2回投与である．） ・歴史があり，安全性が高い． ・薬価が安い．
短　　所	・低血糖の危険 ・二次無効がある． ・肥満者では減量の妨げになる．
適　　応	・NIDDM ・空腹時血糖：140 mg/dl 以上 ・HbA$_{1c}$：7%以上 ・肥満がない．
注意事項	・少量から開始して漸増 ・最大投与量でコントロール不良時漫然と継続投与しない． ・相互作用 　効果増強：ピラゾロン系消炎剤，サリチル酸，プロベネシド，βブロッカー，ミコナゾール，クロフィブラート，クマリン系抗凝固剤など 　効果減弱：ステロイド剤，甲状腺ホルモン剤，サイアザイド系利尿剤，リファンピシンなど

しては低血糖の危険があること，肥満者では減量の妨げになることなどが挙げられるが，現在最も汎用される経口血糖降下薬である．適応としては，肥満がないインスリン非依存性糖尿病が対象となるが，投与開始の目安は空腹時血糖：140 mg/dl 異常あるいは HbA$_{1c}$：7％以上の軽～中等度糖尿病と考えられる．現在わが国で使用可能なSU剤は，第一世代のトルブタミド，グリクロピラミド，アセトヘキサミド，トラザミド，クロルプロパミド，第二世代のグリベンクラミド，グリクラジドの7種類であるが，実際にはグリベンクラミド（商品名：ダオニール，オイグルコン）とグリクラジド（商品名：グリミクロン）が使用されることが多い．投与開始時は少量から開始し要すれば漸増する．開始時に低血糖について症状や対処方法を説明する必要がある．最大投与量はグリベンクラミドで5～7.5 mg/日，グリクラジドで120～160 mg/日で，この投与量でも血糖コントロールが不良のときは，漫然と継続投与せずインスリン療法への切り替えや多剤併用を考慮する必要がある．

6. α-グルコシダーゼ阻害薬

　食物中の炭水化物は上部消化管内で消化，分解され，ブドウ糖となり，小腸から吸収される．この際，二糖類から単糖（ブドウ糖分）への分解は二糖類分解酵素（α-グルコシダーゼ：スクラーゼ，マルターゼ）により行われる．α-グリコシダーゼ阻害剤はこの過程を阻害する薬剤であり，この薬剤により糖質の消化吸収が阻害され，食後の高血糖が抑制される．現在わが国では，アカルボース（商品名：グルコバイ）とボグリボース（商品名：ベイスン）が使用可能である．本薬剤はその独特の作用機序により多くの特徴を持つ（表33）．食後血糖のみを低下させるため，単独投与では低血糖をきたさず，SU剤やインスリンとの併用できめ細かな血糖コントロールを可能とする．しかし，消化管内に残存する糖質の発酵に伴う消化器系の副作用（腹満，放屁）はほぼ必発であり，投与前に患者にこの副作用について説明する必要がある．また，食直前の内服で効果が発現すること（食後内服では効果なし）や多剤との併用で低血糖を起こしたときには，ショ糖ではなくブドウ糖を摂取しなければならないことなどを事前に患者に説

表33　α-グルコシダーゼ阻害剤の特徴

長　所	・食後血糖のみ低下 ・単独投与で低血糖の心配なし． ・併用療法できめ細かな血糖コントロール可能 ・肥満患者でも投与可能
短　所	・腹満，放屁などの副作用がほぼ必発 ・薬価は高い． ・コンプライアンス不良 　（1日3回内服しかも食直前内服）
適　応	・軽症糖尿病（食後血糖のみ高値） ・SU剤，インスリン治療患者で併用 ・胃切除後患者 ・肝硬変で食後血糖高値
注意事項	・内服時間，副作用などについて十分に説明する ・併用時の低血糖ではブドウ糖摂取が必要 ・稀に肝障害あり．

明することも必要である．適応は，食後血糖のみが高値となる軽症糖尿病患者への単独投与あるいはSU剤やインスリンで治療中の患者で，食後血糖の是正が不十分の場合の併用投与である．肥満者に対しても肥満を助長することがなく，胃切除後の高血糖患者や肝硬変に伴う食後高血糖にも有効と考えられる．ただし，稀に副作用として肝障害が認められるので注意が必要である．

7. インスリン抵抗性改善薬

　インスリン非依存性糖尿病では，内因性インスリン分泌が正常あるいはむしろ過剰の状態であっても高血糖を生じることが多い．これは末梢や肝臓でのインスリン抵抗性に起因するが，このような病態下でのSU剤投与は，さらなる高インスリン血症を促し，動脈硬化や肥満を助長する可能性がある．この観点から近年，インスリン抵抗性を改善することにより高血糖を是正する薬剤が開発されている．現在わが国で使用可能なのは，トログリタゾン（商品名：ノスカール）だけであるが，同種の薬剤が開発治験中である．本薬剤の特徴は，インスリン抵抗性を改善し，血糖を低下させる特異な作用機序にある．臨床的には，肥満やインスリン抵抗性を伴うインスリン依存性糖尿病に最適である．逆にいえば，本剤を投与すべきかどうかの選択基準が問題となる．すなわち，インスリン抵抗性の存在を簡便に知るための方法が必要である．肥満（BMI 24以上）や高インスリン血症（空腹時IRI 5μU/ml以上）がインスリン抵抗性の目安とされているが，最近はHOMA*と呼ばれる数値が汎用される[10]．これは下記の計算式で算出されるが，5以上ではインスリン抵抗性が存在し，トログリタゾンが有効なことが多い．

　また，本薬剤ではSU剤やビグアナイド剤との併用が効果的な場合があり有用である．インスリンとの併用も理論上は有効であり，必要インスリン量を軽減できると考えられるが，現在のところ保険上認められていない．トログリタゾンのもう一つの問題点として，発売当初に報告された肝障害（劇症肝炎）がある．肝障害の発現頻度は3000分の1，劇症肝炎は数万分の1とされており[11]，本剤投与の際は月1回の肝機能検査が必須であり，肝障害が生じたら直ちに投与中止する必要がある．

［小川　吉司］

---

*HOMA指数≒［早朝空腹時血糖値（mg/dl）×早朝空腹時IRI（μU/ml）］÷400

8. インスリン療法

1）インスリン使用の適用

① 1型糖尿病
② 2型糖尿病：食事療法開始1週間目の空腹時血糖が200mg/dl以上の場合，あるいは1週間目の空腹時血糖が200mg/dl以上と予測される場合，またはアシドーシス，ケトアシドーシスを合併している場合
③ 抗GAD抗体が陽性の場合
④ 肝障害を有する場合
⑤ 腎障害を有する場合
⑥ SU剤2次無効例
⑦ 手術前の早期の血糖コントロール改善のためインスリン導入が必要なとき

2）インスリン製剤の種類と特徴

　インスリン製剤の種類について表34に示す．速効型インスリン，中間型インスリン，混合型インスリン，持続型インスリンがある．静注できるのは速効型インスリンのみである．それ以外は静注してはいけない．ペン型インスリン製剤が普及してきているが，持続型インスリンのものはない．ペン型インスリン製剤の特徴として携帯性に優れている，注射針が細いので痛みが少ないなどの特徴がある．しかし，高齢者では使用法を習熟するに困難なことがあるので症例ごとにペン型インスリン製剤が良いのか，バイヤル製剤にするのか選択すべきである．

表34 インスリンの種類

種類		商品名	識別色	作用時間(時間)	持続剤	外観
速効型		ノボリンR注40 ノボリンR注100 ペンフィルR注 ペンフィルR注300 ノボレットR注 ノボレットR注300	黄色 黄色 黄色 黄色 黄色 黄色	発現　約0.5 最大　1〜3 持続　約8	なし	無色透明
		ヒューマリンR注U-40 ヒューマリンR注U-100 ヒューマカートR注	黄色 黄色 黄色	発現　0.5〜1 最大　3〜5 持続　6〜8		
中間型	亜鉛懸濁	モノタード注40 モノタード注100	青 青	発現　約2.5 最大　7〜15 持続　20〜24	亜鉛	白色懸濁
	NPH	ノボリンN注40 ノボリンN注100 ペンフィルN注 ペンフィル注300 ノボレットN注	黄緑 黄緑 黄緑 黄緑 黄緑	発現　約1.5 最大　4〜12 持続　約24	硫酸プロタミン	白色懸濁
		ヒューマリンN注U-40 ヒューマリン注U-100 ヒューマカートN注	黄緑 黄緑 黄緑	発現　1〜1.5 最大　8〜12 持続　16〜24		
混合型		ペンフィル10R注 ペンフィル10R注300 ノボレット10R注 ペンフィル20R注 ペンフィル20R注300 ノボレット20R注 ノボリン30R注40 ノボリン30R注100 ペンフィル30R注 ペンフィル30R注300 ノボレット30R注 ペンフィル40R注 ペンフィル40R注300 ノボレット40R注 ペンフィル50R注 ペンフィル50R注300 ノボレット50R注	ブルー ブルー ブルー ピンク ピンク ピンク 茶 茶 茶 茶 茶 紫 紫 紫 グレー グレー グレー	発現　約0.5 最大　2〜8 持続　約24	硫酸プロタミン	白色懸濁
		ヒューマリン3/7注U-40 ヒューマリン3/7注U-100 ヒュマカート3/7注	茶 茶 茶	発現　0.5 最大　1〜8 持続　24		
持続型		ノボリンU注40 ノボリンU注100	緑 緑	発現　約4 最大　8〜24 持続　24〜28	亜鉛	白色懸濁
		ヒューマリンU注 U-40ヒューマリンU注U-100	緑 緑	発現　3〜5 最大　10〜14 持続　18〜28	酸化亜鉛	

3）インスリン導入に関する注意点

（1）糖尿病性網膜症に関して

インスリン注射導入以前にとくに糖尿病性網膜症の有無を確認しておくことが大切です．血糖コントロールしていく過程で糖尿病性網膜症が出現，あるいは進行することがある．食事療法のみでもこれらのことが起きると報告されているが，網膜症が進行している場合にこれらの発生頻度が高いと言われている．これらの発生機序は不明であるが，しかし，一般にはゆっくり血糖を低下させていくと，それらのことは起きづらいと言われている．HbA_{1c} の低下速度は 0.5％/月以下がよいと言われている．

（2）SU 剤 2 次無効の場合

SU 剤 2 次無効とは SU 剤使用し，ある程度の期間は良く血糖がコントロールされていたがその後高血糖が持続している場合を言う．もちろん，食事療法が守られていることが条件である．ある程度の期間とは診断基準的なものはないが最低 1 ヵ月とも言われている．

この状態を確認したら早期にインスリンを導入すべきである．膵 B 細胞機能[12] の検査にグルカゴン負荷試験がある．ゴルカゴン 1mg を静注し 6 分の血中 C-peptide immunoreactivity（CPR）が 1.8ng/ml 以下ではインスリン療法が必要である．食事療法が守られていないのでないかと憶測し，食事療法の状態を把握しないまま，長期に SU 剤の内服を続けないように注意すべきである．

4）経口血糖降下剤との併用について

（1）SU 剤

インスリン注射量が多い場合でも SU 剤併用でかなりの血糖降下が起きる場合があるが，しかしその機序は不明であり，効果があるかどうかを予測することはできない．インスリン導入を外来で行う場合，原則として SU 剤を併用することは行わないほうがよい．

（2）α-グルコシダーゼ阻害薬

その使用の原則については6．α-グルコシダーゼ阻害薬のところで述べている．血糖日内変動で全体が高血糖であれば，インスリンの増量のみでよい．例えば，朝食後のみ高値であるとか，食後に高血糖があるが，インスリン増量で食前あるいは就寝前の低血糖が起きると予測される場合併用が必要となる．α-グルコシダーゼ阻害薬（アカルボース，ボグリボース）のインスリンとの併用は保険でも認められている．

（3）インスリン抵抗性改善剤（トログリタゾン）

インスリン使用糖尿病患者さんにも効果があるが，保険上インスリンとの併用は認められていない．

（4）ビグアナイド剤

以前，インスリン使用者にビグアナイド剤を併用し，インスリン量が低下したとの報告があった．しかし，その効果は現在疑問視されている．

5）インスリンの使用法（図10）

（1）インスリン使用開始（インスリンの種類，開始量）

速効型インスリンを使用する．一日量として9～12単位より開始する．3食前のインスリン量は3等分か，朝にやや多くするのが良い．血糖日内変動を行いながら次第にインスリン量を増加する．血糖の採血時間は3食前，3食後（食後60～90分）と就寝前の7回とする．目標の血糖は朝食前血糖が110 mg/dl 以下，3食後200 mg/dl（あるいは160 mg/dl）以下さらに就寝前血糖80～120 mg/dl を目標とする．血糖日内変動はインスリン量を変更してから5～7日目に行う．5箇所の血糖のうち4箇所が目的の値以下になっていると中間型インスリンに変更する．

（2）中間型インスリンへの変更

中間型インスリンの量は速効型インスリン総量の8～9割とする．中間型インスリン注射分割が必要な場合がある．

```
┌─────────────────────────────┐
│ FPG 200〜299  (0.15U/kg)    │
│ FPG 300以上   (0.20U/kg)    │
│ より速効型インスリンを使用      │
└──────────────┬──────────────┘
               ↓
         ┌──────────┐
         │血糖日内変動│
         └─────┬────┘
               ↓
    ┌────────────────────────┐
    │血糖コントロールが良好になる  │
    │までインスリン量を1〜2割増減 │
    └──┬──────────────────┬──┘
減量が必要なとき        追加が必要なとき
       │     ┌──────────┐     │
       └────→│血糖日内変動│←────┘
             └─────┬────┘
                   ↓
           血糖日内変動が良好
                   ↓
    ┌────────────────────────┐
    │中間型（混合型）インスリンに  │
    │変更し血糖コントロールが良好 │
    │になるまでインスリン量を増減  │
    └──┬──────────────────┬──┘
減量が必要なとき        追加が必要なとき
       │     ┌──────────┐     │
       └────→│血糖日内変動│←────┘
             └─────┬────┘
                   ↓
           血糖日内変動が良好
                   ↓
         ┌──────────────┐
         │インスリンの種類と量の決定│
         └──────────────┘
```

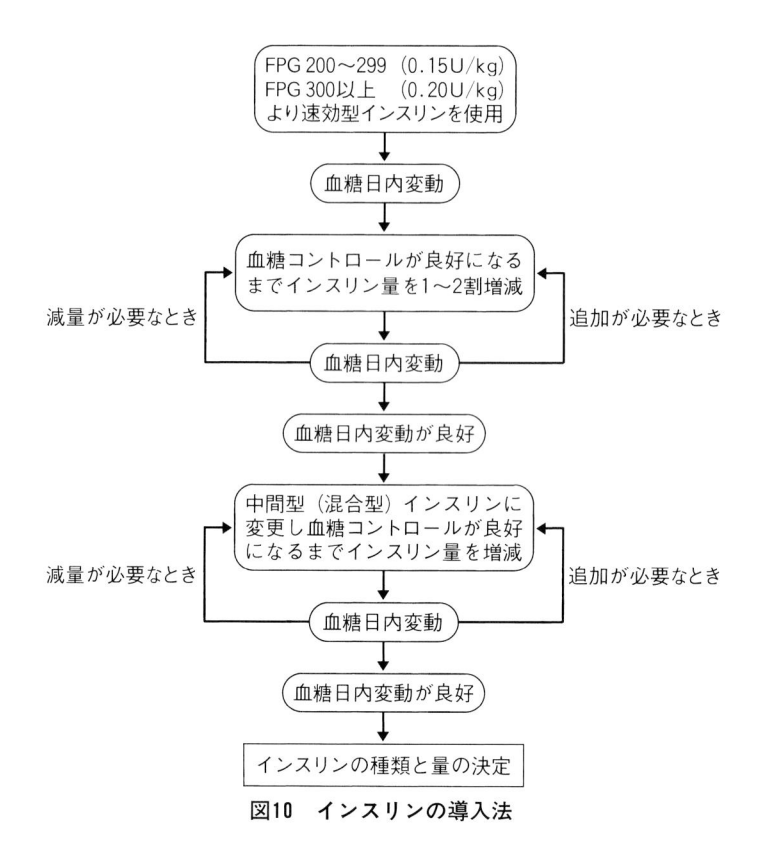

図10 インスリンの導入法

ⅰ）**その総量が30単位以上の場合**

　3：1（2：1から4：1の割合）の割合で朝食前，夕食前に分割して注射する．しかし，1日総量が16ないし18単位の場合でも分割して注射したほうが血糖のコントロールがよくなることがあるので個々の患者さんの血糖の変動にあわせて判断すべきである．

ⅱ）**朝1回のインスリン注射で血糖日内変動曲線がいわゆるV型の場合**

ⅲ）**朝1回のインスリン注射で血糖日内変動曲線がいわゆる右肩下がりの型の場合**

（3）中間型インスリンと混合型インスリンの使い分け

　中間型インスリンに変更して，朝食後の血糖のみ高値であれば速効型インスリンが10〜50％含有している混合型インスリンに変更する．朝食後の血糖のみ高値で2回インスリン注射している

場合，朝食前は混合型インスリンで夕は中間型インスリンとする．

（4）中間型インスリンの増量

空腹時血糖 110 mg/dl 以下，3 食後の血糖を 200 mg/dl（あるいは 160 mg/dl）以下になるまでインスリンを 1～2 割ずつ増量する．

（5）インスリン減量
　　（速効型，中間型および混合型インスリン）

① 3 食前および就寝前の血糖によりインスリンの減量を判断する．
② 空腹時血糖が 80 mg/dl 未満の時，1 日 1 回朝に注射しているのであれば朝のインスリンを 1 割減じる．1 日 2 回朝，夕に注射しているのであれば夕のインスリンを 1 割減じる．
③ 3 食前の血糖が 80 mg/dl 未満のとき，その前のインスリン量を 1 割減じる．
④ 就寝前血糖が 80 mg/dl ないし 100 mg/dl 以上とする．79 mg/dl 以下であれば夜間低血糖が起こる可能性がある．患者さんによっては，80 mg/dl 以上でしかも 99 mg/dl 以下でも夜間低血糖を起こすことがある．これらのことより夜間低血糖が予測される場合，夕食前のインスリン量を減量する．

（6）α-グルコシダーゼ阻害薬の併用

3 食前の血糖はよい値であるが食後の血糖が 200 mg/dl を明らかに超えるとき α-グルコシダーゼ阻害薬を併用する．なお，併用は 3 回とは限らず 1 回，2 回のみでもよいことがある．

6）外来でのインスリン療法開始

最近，入院の適応である糖尿病患者さんがいろんな理由で入院ができない場合が多くなってきた．その理由には患者負担医療費の増大などの経済的問題，核家族化の進行あるいは仕事を休めないなどの社会的問題などが挙げられる．外来で食事療法をある程度の期間続けていても血糖コントロールが不十分である場合，早

期に薬物療法を行う必要がある．高血糖コントロール状態を続けていると糖尿病性合併症は確実に進行する．患者さんとの連携がよい状態になれば早期に薬物治療を始めるべきである．高血糖そのものが膵B細胞のインスリン分泌能を障害し，それが高血糖を引き起こすといった悪循環を断ち切る必要がある．インスリンを注射してもインスリン分泌能が回復しインスリン注射から脱却し，経口血糖降下剤療法あるいは食事療法に移ることがある．これらの事実は早期に血糖を何らかの方法で是正することが膵B細胞のインスリン分泌能を回復させ得ることを意味している．

（1）外来インスリン導入の適応

インスリン療法のところで記載した項目である．

（2）外来インスリン導入をすべきでない場合

① 1型糖尿病
② 患者さんが十分に糖尿病を理解していない場合
③ 重篤な肝疾患を合併している場合
④ 内分泌疾患などの糖代謝障害を起こす疾患を合併している場合
⑤ 手術前の早期の血糖コントロール改善のためインスリン導入が必要なとき
⑥ 糖尿病合併症，あるいは糖尿病に関連した疾患があり，その治療がまず優先されなければならない場合

（3）インスリン注射導入時期

下記の①と②の項目が確認されたあととする．
① 食事療法を開始しその達成度をみて決める．その達成度がほぼインスリン注射を開始してもよいと判断されたとき．清涼飲料水を飲んでいる場合，果物が多い場合，注射導入時期を遅らせる．
② インスリン自己注射および血糖自己測定法の指導がなされ，患者さんが注射手技を十分に持っていると確認できたあと．

7）インスリン強化療法

インスリン分泌には基礎インスリン分泌，追加インスリン分泌がある．かなりの高血糖を呈する糖尿病患者のインスリン分泌は両者とも分泌不全の状態にある．強化療法にはインスリン頻回注射療法と持続皮下インスリン注入療法（Continuous Subcutaneous Insulin Infusion, CSII）がある．

頻回注射療法では速効型インスリンと中間型（持続型）インスリン注射の組み合わせで血糖をコントロールする．CSII では微量注入可能な小型インスリンポンプを使用し，インスリンを持続的に皮下注入する．

インスリン頻回注射療法
ⅰ）頻回注射療法の適応
① 1 型糖尿病
②妊娠前，妊娠中のコントロール
③ 2 型糖尿病で通常のインスリン療法で高血糖が持続する場合
④手術前の血糖コントロールを急ぐとき
⑤重症感染症を伴っている場合
⑥膵全摘の糖尿病患者

ⅱ）頻回注射療法の実際
3 食前に速効型インスリンを，就寝前に中間型インスリンを注射するのが基本型である．その量の割合は 1：1：1：1 から開始する．血糖を頻回に測定し適当なインスリン注射量を決める．就寝後の低血糖が心配なときは午前 3 時頃にも血糖を測定する場合がある．就寝前の血糖が 80～100 mg/dl 以上あれば夜間の低血糖を起こす頻度は少ない．

ⅲ）頻回注射療法の問題点
①重症低血糖
②ある程度進行している糖尿病性合併症がさらに悪化することがある．
③食事療法を守っていなければ体重の増加を起こす．

8）CSII

CSIIとはContinuous Subcautaneous Insulin Infusion（持続皮下インスリン注入療法）である．実際には微量注入可能な小型インスリンポンプを使用し，インスリンを持続的に皮下注入する．副作用としての低血糖に注意すべきである．

（1）適　　応
①1型糖尿病でインスリン頻回注射によるインスリン強化療法でも血糖のコントロールが不十分である場合．
②妊娠中の糖尿病患者でインスリン頻回注射療法でも血糖コントロールが不十分である場合．
③糖尿病患者が完全静脈栄養法下でインスリン頻回注射療法でも血糖コントロールの悪い場合．

（2）方　　法
現在では日本で入手できるのはインスリン微量注入ポンプはニプロ社のものである．皮下に留置する翼状針は25G，27Gを使う．ときに翼状針がつまりインスリンが注入されなくなることがある．このときに警告音がなる機器でなければならない．通常インスリン吸収のよい腹壁を使う．インスリン日常生活では微量注入ポンプをケースに入れベルトを通すか，ジャケットのポケットに入れておくようにする．翼状針の交換は原則として1日1回とする．入浴時にこれらの機器を外すが，30分から60分インスリン皮下注入が中断しても血糖に上昇することはない．

（3）使用するインスリンの種類
速効型インスリン（40単位/ml，100単位/ml）を使う．

（4）インスリン量の決定[13]（図11）
通常はCSIIの前にインスリン強化療法を行っているので，最終1日インスリン総量の90％ないし100％を予測1日量とする．インスリン基礎注入量：インスリン追加量は40～50：60～50

```
1) 強化療法時の8〜9割のインスリン量
2) 基礎量(A)：追加量(B)＝1：1(約)
3) 時間日中基礎量：時間夜間基礎量＝2：1
              ↓
        血糖日内変動
              ↓
1) FPGが100mg/dl前後，就寝前血糖100mg/
   dl以上になるように基礎量を増減(C)
2) 昼食前，夕食前血糖100mg/dl前後になる
   ように追加を増減(D)
              ↓
1) A＋B＋C＋Dを再計算してA：B＝1：1
2) 時間日中基礎量：時間夜間基礎量＝2：1
   に再計算
              ↓
      血糖日内変動が良好
              ↓
       インスリン量決定
```

減量が必要なとき　　　　　追加が必要なとき

図11　CSII のインスリン量の決定

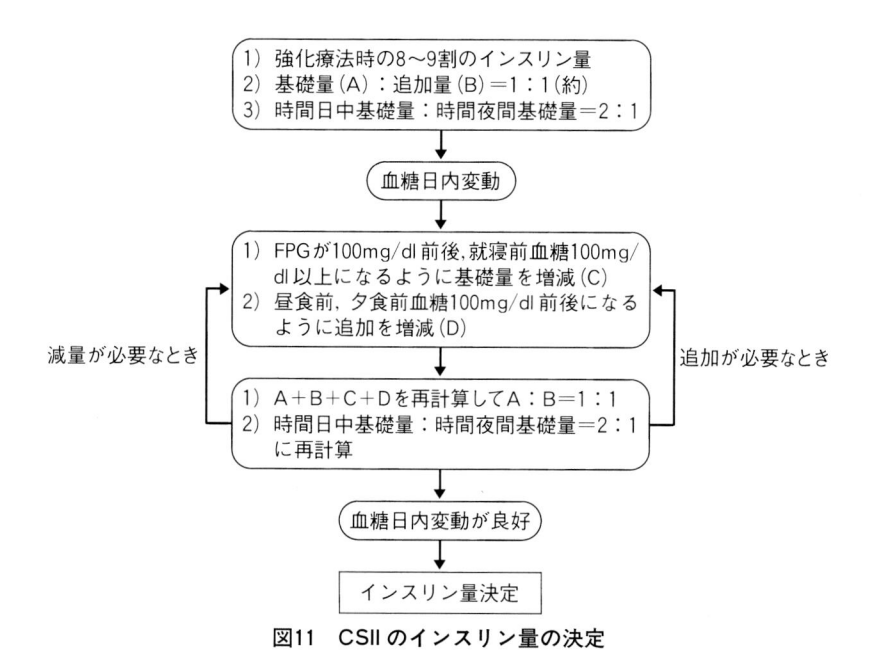

がよい．午前7時より午後9時まで時間当たりのインスリン基礎注入量と午後9時より午前7時までの基礎注入量は2：1とする．夜間の時間当たりの注入量を減らすのである．追加インスリン量では3等分あるいはやや朝の量を多くする．

(5) 血糖のチェック

　初期には毎日3食前と就寝前の4回の測定が必要である．3食前血糖は100mg/dl前後であればよい．就寝前血糖は100mg/dl以上あれば夜間の低血糖が起きることは稀である．血糖が安定してくると早朝空腹時と就寝前血糖を毎日2回必ずチェックする程度にする．2日に1回昼食前，夕食前を交互に追加チェックするのが良い．

(6) インスリンの増量

ⅰ) 時間当たりの基礎量の変更

　夜間注入量に関して空腹時血糖を100mg/dlに近づけるように増量する．増減量は10％とする．昼間注入量に関して就寝前血糖を100mg/dl以上に近づけるように調節する．

ⅱ）追加量の変更

朝，昼，夕のインスリン量はそれぞれ昼食前，夕食前，就寝前血糖で判断し増減する．増減量は10％とする．

ⅲ）基礎量と追加量のバランス

量を変更するにつれ変更された基礎量と追加量は等量でなくなってくる．このため，1日量を計算し基礎量と追加量をほぼ等量とする．さらに，追加量全体が決定されるとふたたび3等分かやや朝のインスリン量を多くする．これを繰り返してインスリンを変更してゆく．

9）完全静脈栄養法（Total Parental Nutrition, TPN）下でのインスリン使用法[14]

糖尿病患者に完全静脈栄養法を行うと，従来のインスリンの投与法では高血糖が持続することが多い．インスリン投与量が不十分であり，高血糖の発見が遅れると糖尿病性昏睡に陥ることがある．

（1）方　　法

糖尿病患者にTPNを行うと必ずといっていいほど高血糖を示し，インスリン投与が必要になる．血糖の上昇の程度が軽度であれば，通常のインスリン投与で良い．一方，インスリン頻回注射療法によっても血糖のコントロールが十分でない場合，CSIIの適応となる．CSIIを行っている場合，TPNの輸液注入量は一定速度を保つため輸液ポンプを使用する．定量性の確かなものがよい．

TPNの場合，経口摂取していないので追加注入量はない．さらに，夜間の単位時間の注入量は日中のそれに比較して少なくする．日中と夜間の時間注入量の割合はほぼ2：1の割合を保つ．夜間の時間注入量を日中と同じにすると低血糖が起きやすい．しかし，この割合は個々の症例によって多少この割合より変動してもかまわない．なお微量インスリン注入ポンプを用意できない場合はシリンジポンプを使用する．インスリン原液を生理的食塩水で希釈し使用する．例えば1単位/mlとか2単位/mlに希釈し使用する．

（2）CSIIの場合のインスリン量の決定

1日投与グルコース量(g)÷(6〜7)＝予測1日インスリン必要量とする．午前7時の血糖は夜間注入量を決める目標また午後9時の血糖は日中注入量を決める目標としている．なお午前11時，午後5時の血糖は日中の注入量を決めるのに参考としている．もし各時間で高血糖があるとスライディング・スケール（表35）でインスリンを追加する．インスリン抵抗性の程度で個々の患者のスライディング・スケールを決める．2〜3日の総インスリン量の平均値を次の日からのCSIIの投与プログラムを作る．これらの手順を繰り返し適正な投与プログラムを作る．

表35　スライディング・スケールの一例

血糖値 （mg/dl）	追加量	
100〜150	1単位	2単位
151〜200	2単位	4単位
201〜250	3単位	6単位
251〜300	4単位	8単位
301〜350	5単位	10単位

注：追加量の右のカラムの量は左に比較しインスリン抵抗性がある場合に一例である．

（3）シリンジポンプを使用する場合のインスリン投与量の決定

CSIIの場合と同じでよい．

10）ステロイド使用中の糖尿病

ステロイド使用中の血糖の日内変動は早朝より夕から夜の血糖が高いという特徴がある．また，軽症では早朝空腹時血糖が正常であることもある．よってインスリンを使用するに当たって，ある程度高血糖が持続する場合，速効型インスリンを3回使用することを原則とする．その量は朝＜昼＝＜夕であることが多い．血糖日内変動から3回のインスリン注射でコントロールが不十分であれば，食間に速効型インスリンを使用する．ステロイドを使用していても血糖の上昇が軽度の場合，中間型インスリンでも血糖コントロールが良好に保たれることがある．中間型インスリン2

回の場合，例えば朝，夕に注射しているとすると，その量の割合は夕方により多くのインスリン量を使用する．

　疾患によってステロイド量が漸減されている場合，注意深く血糖の推移をみながら，インスリン量を減じる．ステロイドが隔日投与されている場合，非内服日のインスリン量は内服日より減じる．なお，投与量に関して血糖日内変動をみて決める．

11）肝硬変を合併している糖尿病

　ある程度の高血糖がある場合，速効型インスリンを3回使用する．中間型あるいは混合型インスリンを使用し血糖コントロールが不十分な場合，早期に速効型インスリンの3回注射に切り替える．血糖が軽度上昇しているときは中間型あるいは混合型インスリンを使用しても血糖が良好にコントロールされる．

［工藤　幹彦］

9. 人工膵島

　厳格な血糖コントロールが糖尿病慢性合併症の予防，進展阻止に有用であることが ADCT や UKPDS により証明されたが，現行の強化インスリン療法や CSII を用いても血糖をコントロールできない場合がしばしばあるのは否めない．強化インスリン療法にしても CSII にしても，間歇的血糖測定とその値に基づくインスリン投与量の修正という後手後手の血糖コントロールでは，昼夜問わず絶え間なく変化する血糖の変化に対応するのは困難であるし，低血糖の危険も避けられない．このような観点から，体内埋め込み型の人工膵臓の開発が進められている．広義の人工膵臓には，膵ランゲルハンス島あるいはインスリン分泌細胞を利用するbiohybrid 型の人工膵臓も含まれるが，それらについては膵，膵島移植の項で述べることにし，本項では生体材料を用いない狭義の人工膵臓について述べる．

　人工膵臓システムは，ブドウ糖センサー，マイクロコンピューター，インスリンリザーバー，インスリン注入ポンプ，バッテリーから構成される．1982 年，七里らはこのシステムを小型化し，携帯可能にした人工膵臓を開発した[15]．しかし生体応用時において，時間経過に伴いセンサー膜表面への蛋白付着などによりセンサー機能が劣化するため，臨床応用化には至っていない．最近はセンサー部分にマイクロダイアリシス・サンプリング法を応用した超小型血糖モニタリングシステムを用いて，センサーの長寿命化に成功し，さらに生体適合性に優れた 2-メタクリロイルオキシエチル・ホスホリルコリン（MPC）を利用しセンサーの長期安定性を可能にしたものが開発されており，今後の臨床応用化に期待がかかっている[16]．

10. 免疫抑制療法

　1型糖尿病では，膵島への細胞浸潤を伴う膵島炎（insulitis）が起こり，B細胞が破壊され著明な高血糖をきたすが，insulitisの原因としては特定の遺伝子に関連した自己免疫やウイルス感染などが考えられている．また，これまで1型糖尿病は急激に発症すると考えられていたが，発症以前からB細胞の破壊は徐々に進行し，B細胞の荒廃によって高血糖が顕性化するという考え方が最近では主流になっている．したがって膵B細胞が残存している時期，すなわち1型糖尿病の発症前あるいは早期に免疫抑制療法を行うことにより，糖尿病の発症防止，遷延化，寛解が可能ではないかという発想から免疫抑制療法が試みられている．

　1980年代から多くの免疫療法が試みられてきたが，最も多くのトライアルがなされてきたのはcyclosporin A（CsA）である．その結果，糖尿病発症後早期（6週以内）にCsAを投与することにより寛解率および寛解期間の改善が得られることが証明されている．

　二重盲検試験で行われたFrench trialおよびCanadian/European trialでは，CsA投与による1年寛解率がそれぞれ17.5%，24.2%であり，プラセボ群の0%，9.8%に比べ有意に効果が認められている．しかしながら，これらのトライアルでのCsA投与群においても，投与後1〜3年経過すると90%以上の例で糖尿病の再発が認められており，CsAの効果は永続的ではないことが明らかになっている[17]．

　その他の免疫抑制剤としては，アザチオプリン，ステロイド剤の投与が試みられたが，その有効性は確立されていない．いずれにしても，免疫抑制療法の効果は永続的でなく再発例が多いことや，腎障害や易感染性などの副作用もあることから，糖尿病発症後に積極的な免疫抑制療法を行うことは現状では実際的ではない．しかし近年，免疫抑制剤ではないが，ニコチン酸アミドが1型糖尿病の寛解導入に有効との報告[18]や1型糖尿病のハイリス

ク者に対し，発症前から少量のインスリン投与をすることで発症予防が可能との報告[19]があり，今後の臨床応用が期待される．

11. 膵, 膵島移植

　1型糖尿病では，膵B細胞の荒廃による絶対的インスリン欠乏があり，それが本疾患の病態である．1921年のインスリン発見，結晶化による治療への応用により，外因性にインスリンを投与することで患者の生命予後は格段に改善した．またDCCTやUKPDSにおいて，強化インスリン療法やCSIIを用いた厳格な血糖コントロールが合併症の発症，進展防止に有効であることが示された．しかし一方，厳格な血糖コントロールを目指した群においても，完全に合併症を予防できなかったのもまた事実である．現行のインスリン療法では，絶え間なく変化する生体内の血糖の動きに完全に対応するのは困難であるし，厳格なコントロールを目指せば，低血糖の頻度も増す．また皮下から投与されたインスリンは大循環に入るため，末梢の高インスリン血症が生じており，けっして生理的ではない．これらの点を克服できる治療法として，人工膵臓や膵移植がある．膵移植には摘出した膵臓を血管吻合も用いて移植する全膵移植と，膵臓からランゲルハンス島を分離して移植する膵島移植がある．

1）全膵移植

　1966年に米国ミネソタ大学にて初めて行われて以来，1997年までに9012例の移植が行われている．とくに1980年代半ばに，サイクロスポリンAが免疫抑制剤として使用されるようになってから症例数は著増しており，米国だけで年間約1,000例の移植が行われている．そのうち，糖尿病性腎症による腎不全に対して腎移植が行われた後，あるいは腎移植と同時に膵移植を行っているものが95％で，膵臓だけを移植しているのは5％に過ぎない．これは，移植後の免疫抑制療法や手術侵襲を考慮したときに，全身状態が良好な時期に膵臓だけを移植することに対しては，そのメリットについてコンセンサスが得られていないことを反映している

ものと思われる．しかし最近，膵臓だけを移植した例の長期経過観察にて，不可逆的と思われていた糖尿病性腎症病変が移植後5〜10年で改善したとの報告[20]がなされており，今後は膵臓単独移植例が増加してゆく可能性がある．1994年から1997年までに米国で行われた膵臓移植は，膵腎同時移植(simultaneous pancreas-kidney：SPK)が2,387例，腎移植後膵移植(pancreas after kidney：PAK)が209例，膵単独移植(pancreas transplants alone：PTA)が92例で，それぞれの1年グラフト正着率は82％，70％，74％である．SPKで成績が良好なのは，同時に移植した腎臓が急性拒絶診断のマーカーになるためと考えられている．

このように欧米においては，移植症例数も年々増加し，正着率も向上していくが，本邦においては現在までに15例の膵移植が行われたにすぎない．また移植膵が生着しているのは15例中4例であり，移植成績は欧米に比べて不良である．1997年臓器移植法で脳死状態での臓器摘出が認められ，今後移植成績が向上してゆくと考えられるが，多施設でネットワークを作り，共同して移植治療を行ってゆくことも必要であろう．

2）膵島移植

全膵移植が膵全体を一臓器として移植するのに対し，膵島移植は内分泌細胞である膵島だけを移植する方法である．膵島移植の第一のメリットは，移植手技が簡便であることであるが，その他に移植前の膵島に免疫的修飾を加えることにより拒絶反応を回避できる可能性があることである．具体的には膵島を免疫的隔離状態にすべく，高分子膜で被覆したり，特殊な培養条件で膵島の抗原性を低下させる方法などが考えられている．また最近は遺伝子操作により拒絶反応の生じない細胞を作成する試みも行われている．臨床的には欧米では約300例の膵島移植が行われているが，その生着率は約10％と低い．今後さらに基礎的検討が必要と考えられる．

［小 川 吉 司］

文　献

1) 日本糖尿病学会編：糖尿病性腎症の食品交換表，第1版，日本糖尿病協会，文光堂，東京，1998．
2) 日本肥満学会　肥満症診療のてびき編集委員会編：肥満症　診断・治療・指導のてびき，第1版，東京，1993．
3) 日本糖尿病学会編：糖尿病食事療法のための食品交換表，第5版，日本糖尿病協会，文光堂，東京，1998．
4) 科学技術庁資源調査会編：日本食品脂溶性成分表（脂肪酸：コレステロール・ビタミンE），大蔵省印刷局，東京，1998 より改変．
5) Helmrich SP, Paffenberger JR RS : Prevention of non-insulin-dependent diabetes mellitus with Physical activity. Med. sci. Sports Exer. 26 : 824, 1994
6) Bogardus C, Robbins DC : Effects of physical training and diet therapy on carbohydrate metabolism in patients with glucose intolerance and non-insulin-dependent diabetes mellitus. Diabetes, 33 : 311, 1984.
7) Ebelling P, Koranyl L : Mechanism of enhanced insulin sensitivity in athletes. J. Clin. Invest. 92 : 1623, 1993.
8) Dela F, Ploug T : Physical training increases muscle GLUT4 protein and mRNA in patients with NIDDM. Diabetes, 43 : 862, 1994.
9) Inagaki N : Reconstitution of IKATP : an inward rectifier subunit plus the sulfonylurea receptor. Science 270 : 1166, 1995.
10) Matthews DR : Homeostasis model assessment insulin resistance and β-cell function from fasting plasma glucose and insulin concentration in man. Diabetologia 28 : 412, 1985.
11) 藤本　築，清水直容：トログリタゾン肝障害の臨床的検討　臨床医薬 14：461, 1998．
12) 島健二，吉川隆一編：糖尿病検査マニュアル，南江堂，東京，1993．
13) 工藤幹彦，中園　誠：持続皮下インスリン注入療法による糖尿病患者におけるIVH時の高血糖是正．JJPEN 12 : 1507, 1990.
14) 工藤幹彦，中園　誠：糖尿病患者におけるTPN時のインスリン量の決め方．Jpn Pharmacol Ther 19 : 1631, 1991.
15) Shichiri M : Lancet 11 : 1129, 1982.
16) 七里元亮，西田健朗：携帯型人工膵島と血糖値の最適制御．医学のあゆみ　内分泌・代謝疾患（医歯薬出版）：296, 1997．
17) Marks JB, Skyler JS : Clinical review 17 immuno-therapy of type I diabetes mellitus. J Clin Endocrinol Metab 72 : 3, 1991.
18) Elliot RB, Chase HP : Prevention or delay of type 1 (insulin-dependent) diabetes mellitus in children using nicotinamide. Diabetologia 34 : 362, 1991.
19) Keller RJ, Eisenbarth GS : Insulin prophylaxis in individuals at high risk of type 1 diabetes. Lancet 341 : 927, 1993.
20) Fioretto P, Sutherland DER : Reversal of lesions of diabetic nephropathy after pancreas transplantation. N Engl J Med 339 : 69, 1998.

IV章

糖尿病性合併症の診断と治療

1. 急性合併症の治療

　糖尿病では発症時や経過中もしくは他疾患治療中に予期せぬ緊急事態に遭遇することが少なくない．このような場合の診断と重症度判定のポイント，そして治療のノウハウにつき概説する．最重要ポイントは糖尿病では，軽症糖尿病あるいは耐糖能障害でも，種々の状況下で起こりうる事態を常に念頭におき対処し，可能な限り未然に防止することである．糖尿病における急性合併症を表36に掲げた．

表36 糖尿病の急性合併症

1. 糖尿病性昏睡
   1) 糖尿病性ケトアシドーシス
   2) 高浸透圧性非ケトン性昏睡
   3) 乳酸アシドーシス
2. 急性感染症
3. 意識障害
   脳血管障害，尿毒症，肝性昏睡など
4. 低血糖昏睡
   インスリン，スルフォニル尿素剤および各薬剤と α グルコシダーゼ阻害剤またはトログリタゾンとの併用

1) 糖尿病性昏睡

　糖尿病昏睡には糖尿病性ケトアシドーシス（DKA）と高浸透圧性非ケトン性昏睡（HNDC）がある．また，糖尿病に特有ではないが頻度が高いものに乳酸アシドーシスがあり，この三者につき概説する．

　これら糖尿病昏睡の鑑別と緊急性の判断として臨床症状が最も重要であり，その病態を理解する必要がある．まず，糖尿病昏睡のそれぞれの誘因・病態・臨床症状と検査所見の特徴について述べ，治療については基本的に共通することが多いのでまとめて記す．鑑別診断と治療上のポイントは，①血液 pH とアニオンギャップ，②血漿浸透圧，③血中電解質異常の三点である．

（1）糖尿病性ケトアシドーシス

i) 誘因，病態，臨床症状

　極端にインスリンが欠乏した場合に起こる．すなわち，①1型糖尿病の発症時やインスリン中断時，②感染症，③高度の脱水（嘔吐，下痢など），④大量の単純糖質摂取（清涼飲料水ケトーシス）やステロイド投与などである．臨床上の特徴は，①高血糖，②代謝性アシドーシス，③脱水，④電解質異常である．意識障害はアシドーシスよりも高浸透圧の程度のほうにより相関する．ステロイド剤投与により惹起された DKC 例を提示する（表37）．

　初期症状として口の渇き，多飲，多尿および体重減少など高血糖に基づく症状が先行する．ケトアシドーシスが進行するといい

表37　ステロイド治療中にDKAを呈した気管支喘息患者

症例：59歳女性
　　36歳時から気管支喘息．喘息重責発作で入退院を繰り返す．
　　1998年6月の入院時，HbA₁c 5.3％　FPG141mg/dlと軽度耐糖能悪化あり．入院中は速効ステロイド注のみで改善せず，経口ステロイド（PSL 40mg/日）を開始した．1週ごとに減量10mg/日の時点で，持続性ステロイド（ケナコルトA）20mgの2週ごとの筋注を開始した．PSLを5mgへ減量時から吸入ステロイド開始，経口から吸入ステロイドへ切り替えとした．
　　1998年12月中旬より口内痛，口渇，胸部のジリジリ感および上腹部不快感のため食事摂取不能，悪心・嘔吐が出現した．口腔内，食道カンジダと診断した．脱水状態と意識混濁あり．血糖値1,559mg/dl，血中ケトン7,355μmol/L，pH 7.258，BE-13.3であり，DKAと診断した．
　　治療は生食水補液とインスリンR注5単位iv後，R注5U/hで持続注入した．DKAから離脱後はペンN16―0―8でコントロールした．
　　本例はステロイド治療によるカンジダ性口内炎および食道炎による摂食不良と脱水により惹起されたDKAと考えられ，軽度の耐糖能障害例でもステロイド使用の際はDKAの発生を念頭におき血糖を頻回にチェックする教訓を得た．

ようのない倦怠感，舌の乾燥感を自覚し，口腔粘膜はベタつき，眼球は陥凹する．また悪心，嘔吐や急性腹症（急性膵炎，腹膜炎など）とみまがうような腹痛も稀ならずみられ，小児では診断に苦慮することも多い．そして次第に意識は低下し，精神活動の低下が起こる．さらにアシドーシスが進行すると，代償的過呼吸（深く大きくなる；Kussmaul大呼吸）となり，呼気はアセトン臭（甘酸っぱい匂い）がする．

脱水がより進行すると，脈は弱く頻脈になり血圧低下をきたす．

ii）検査所見

救急外来では意識障害患者や上記症状を呈する患者が搬送された場合，血糖値をみる習慣をつける．検査室に出すよりもまず，卓上タイプの血糖測定器（アントセンス，DC100，プレシジョンGなど，なければ自己血糖測定用の機器）にて直ちにみるほうが良い．測定上限以上を示すことが多い（実際の測定値は300～1,000mg/dl程度）．かかる高血糖をみたら，まず輸液ルートを確保しつつ緊急検査のための採血をする（血糖，電解質，血清浸透圧，血中ケトン体，腎機能，末梢血など）．インスリン，グルカゴン，レニン活性，アルドステロンなど，ホルモン検査は緊急の対策には不要だが，後に病態の把握に有用であるので，検体は採っておくほうが良い．輸液ルートは大抵の場合複数ルートを要するが，まず末梢から確保しておき，直ちに生食水を入れる．その後，中心

静脈ルート確保（ダブルないしトリプルルーメン）の必要性を考慮する．この時点で留置カテーテルを入れる（軽症の場合は不要）．脱水があり濃縮している．尿量のチェックのみならずその色調に注意する．このとき DKA ではときに rhabdomyolysis を伴うことがあるので，赤褐色尿（ミオグロビン尿）に注意する．尿ケトン体は強陽性を呈する．また動脈血ガス分析では，血液 pH は多くの場合 7.30 以下になり，アシドーシスを呈する．ただし，悪心・嘔吐が強く，消化管からの喪失が強い場合には代謝性アルカローシスも加わり，修飾されることもある．したがって，アシドーシスがない場合でも，尿ケトン体陽性なら DKA を否定してはならない．尿ケトン体は 3-OHBA を検出できないので DKA でも尿ケトンは弱陽性の場合があり，要注意である．血清電解質は低 Na 血症と高 K 血症を呈することが多い．末梢血では，白血球増多と血液濃縮のためヘマトクリット値は高値を示す．またアミラーゼも高値を示し，膵炎と紛らわしいことがある．

［付］清涼飲料水ケトーシス；ソフトドリンクケトーシス

多量の糖質摂取によりケトアシドーシスに陥るものであり，以前はペットボトル症候群ともいわれたが，山田，野中ら[1]により原因が容器のペットボトルではなく，中身の清涼飲料水の多飲によると主張され，この名称が提唱された．本症は糖尿病であることを気づかず，高血糖による口渇を癒すため糖質を含む清涼飲料水を多飲する結果，著明な高血糖とケトーシス（ケトアシドーシス）をきたすものであり，通常は肥満を伴った 2 型糖尿病である．

肥満者においては脂肪分解亢進があり，遊離脂肪酸の高値を伴うことが多く，インスリン不足の状態がもたらされればケトーシスに陥りやすい．大量の糖質摂取により，インスリン必要量の増大により相対的なインスリン不足となる．そして glucose toxicity によりインスリン分泌障害とインスリン抵抗性がより助長され，ケトアシドーシスを伴う高血糖性昏睡にまで至る．したがって，尿中，血中 C-ペプチドは保たれており，抗 GAD 抗体は陰性である．

治療は補液とインスリン投与で一般の DKA と同様で良い．回復後は食事療法のみ，もしくは少量の経口剤でコントロールされ

る．注意したいことは，若年者で清涼飲料水の多量摂取の害悪を意識していないことが多く，繰り返す傾向があることである．

（2）高浸透圧性非ケトン性昏睡（HNDC）

ⅰ）誘因，病態，臨床症状

本症の基本的病態は，高度の脱水とケトン体産生を抑制しうる相対的インスリン欠乏である．とくに高齢2型糖尿病に多い．これは嘔吐や下痢もしくは感染症による発熱により脱水状態が容易に起こることによる．また，脱水があっても渇中枢の感受性低下により口渇感をさほど感じず水分補給が不足することが脱水を増悪させる．他の誘因として多いのは，ステロイドと術後などの中心静脈栄養（IVH）での高糖質輸液である．発症前の病状をよく聴取すると頻尿や多尿がある場合が多い．HNDCにおいてケトーシスを欠くか軽度なのは，DKCより血中C-ペプチドが高くグルカゴンは低く脂肪酸のβ酸化やケトン体産生に及ぼすインスリンの抑制作用が保持されていることによる[2]．

本症の臨床徴候の特徴はDKCより強い意識障害と神経症状である．そのため脳血管障害や脳炎と誤認されることも多い．中枢神経症状として典型的な片麻痺をはじめ，痙攣，ミオクローヌス，失語や視野障害など巣症状もみられる．このため，頭部CT検査にのみ注意が向き，早期診断が遅れることがままある．意識障害は高浸透圧の程度に比例して高度になる．

ⅱ）検査所見

高血糖の程度はDKAよりも高度で600～1,500 mg/dl，ときに2,000 mg/dlに達する．著しい脱水と口渇感の低下，そしてそれを代償するだけの水分摂取が不十分のため高Na血症（150 mEq/L）を呈する．この高血糖と高Na血症により血清浸透圧（Posm）は著明に高値（350 mOsm/kg以上）となる．血清浸透圧は次式で計算する．血清浸透圧＝2(Na+K)+血糖/18+BUN/2.8．Na，KはmEq/L，血糖とBUNはmg/dl．表38にわれわれが経験した渇中枢障害によると考えられた著明な高Na血症を呈したHNDC例を提示する．尿ケトン体は(−)～(+)程度である．ここで注意すべきことは，尿ケトン試験紙のケトスティックスはニトロプルシッド呈色反応であり，3-OHBAは検出できないので

表38 著明な高ナトリウム血症を呈した HNDC 例

症例：60歳男性
　3カ月前に側脳室腫瘍の手術を受け，Valproate 800mg にて経過観察中に1週間前からの頻尿・多尿および全身倦怠感あり，高血糖（532mg/dl）のため入院した．
　意識清明，口腔内乾燥著明だが口渇感なし．血清 Na 177mEq/L, Posm 384mOsm/kg，尿比重は1.050以上と著明な高 Na 血症と尿濃縮所見あり．尿ケトン（+），動脈血 pH7.396とアシドーシスなし．
　治療は大量の補液と少量のインスリンにて血糖値は改善するも高 Na 血症は持続し，3日間は178～180mEq/L で推移した．第4病日にようやく正常化．入院後数日は7～9ℓ/日の多尿あり．インスリン必要量は最多の30単位/日から約1.5カ月後には食事療法のみでコントロールし得た．
　画像上は脳腫瘍の再発はなし．尿 CPR は129μg/日．グルカゴン負荷 ΔCPR6' 1.3ng/ml．下垂体前葉機能正常．
　本例では脱水にもかかわらず，渇中枢の障害により口渇感を欠き，十分な水分補給不能ため，著明な高 Na 血症をきたした例と考えられる．

　DKA でも尿ケトンは弱陽性のことがあり，血中ケトンを測定する必要がある．したがって，尿ケトン体が弱陽性でも血中3-OHBA は上昇している例は多い．臨床上 DKA と HNDC は明確に区別できるものではなく，境界領域の病態も多い．動脈血ガス分析では pH は 7.30～7.40 程度である．脱水のため一過性腎障害をきたすことも多い．HNDC の特徴をまとめると以下のようになる[3]．

　①血糖 600mg/dl 以上
　②血清浸透圧 350mOsm/kg 以上
　③総ケトン体 5～7mmol/l
　④pH 7.30 以上
　⑤意識障害，神経症状が高度
　⑥高齢者の 2 型糖尿病

（3）乳酸アシドーシス

i) 誘因，病態，臨床症状

　本症は種々の原因により血中の乳酸増加により著明な代謝性アシドーシスをきたす予後不良の病態であり，組織酸素利用障害の徴候の有無によりA，B 2型に分類される（表39）[4]．糖尿病に見られる乳酸アシドーシスは合併症を伴う高齢者に多くみられる．合併症としては心不全，腎不全，肝不全，心筋梗塞，悪性腫瘍そして敗血症などの感染症である．誘因はアルコール多飲，感染症，ビグアナイド（とくにフェンフォルミン），DIC が多い．

表39 乳酸アシドーシスの原因

A型	B型
酸素供給減少	B1：全身性疾患に伴うもの
ショック	糖尿病
心拍出量低下	肝不全
高度低酸素血症	悪性腫瘍
CO中毒	褐色細胞種
高度の貧血	B2：薬物，中毒物質
酸素需要の亢進	高カロリー輸液（ビタミンB1欠乏）
過激な運動	ビグアナイド
全身けいれん	エチレングリコール
	サリチル酸
	エタノール，メタノール
	フルクトース，ソルビトール，キシリトール
	B3：遺伝的酵素欠損
	I型糖原病，Fructose-1, 6-DP欠損症

（高光義博：水，電解質代謝異常：診断と治療の進歩．酸塩基平衡の異常 2．代謝性アシドーシス．日内会誌，86：51—56，1997より引用）

発症は急激で悪心，嘔吐など消化器症状から急速に昏睡，ショック状態に陥る．病態の中核をなすのは組織のアノキシアである．酸素不足のためglucoseの好気的解糖系による処理が低下し乳酸が増加する．死亡率は高く40～60％といわれる．

ii）検査所見

特徴はアシドーシスが高度（pH7.20以下）の割に高血糖やケトーシスの程度が軽いことである．アニオンギャップ〔(Na+K)−(Cl+HCO₃)〕は高値で通常25mEq/L以上である．血中乳酸は5mM以上で乳酸/ピルビン酸比は13以上のことが多い[5]．

（4）糖尿病昏睡の治療

要点は，①補液，②インスリン投与，③合併症の治療，④水電解質代謝異常の是正である．糖尿病昏睡治療におけるフローシートを表40に記す．

i）補　　液

DKAでは水分75～100ml/kg, Na 7～8mEq/kg, K 5～6mEq/kgの喪失があるので，まず脱水の補正を行う．DKAでは高Na血症になることは少ないので生理食塩水(0.9％NaCl)を使用する．最初の2時間で500～1,000ml/h入れ，その後4時間は200～250ml/hで注入する．補液量は24時間で4～6ℓを目安にする．ショ

表40 糖尿病昏睡チェック項目フローシート

検査項目	搬入時	入院時	治療経過時間							
			1	2	4	6	8	12	16	20	24
血糖	□		□	□	□	□	□	□	□	□	□
Na, K, Cl, ガス分析	□			□	□	□	□	□	(	□	)
血液検査（●は必須）											
●ケトン体（3-OHBA, AcAc）		□				□		□		(□)	
●末梢血		□				□		□		(□)	
●クレアチニン, BUN, TP, Alb, LDH, CPK, アミラーゼ, FFA, Posm など		□				□				(□)	
○乳酸, ピルビン酸		□						□		(□)	
○インスリン, グルカゴンなど		□								(□)	
○ミオグロビン		□		（必要に応じて）							
胸部X線	□		（必要に応じて）								
心電図	□		モニターは随時								
尿検査　尿量			一時間ごと								
ケトン, pH	□		□		□（以後4時間ごと消失まで）						
合併症											
細菌検査		(□)									
頭部CT		(□)	（必要に応じて）								
腹US		(□)									

ック状態にあれば血漿製剤もしくは代用剤を併用する．血糖が250 mg/dl 以下になったらグルコースとKを含む輸液剤（ソリタT3など）に切り替える．この理由は急激な血糖低下に伴う血清浸透圧変化よる脳浮腫の防止と，グルコース投与により脂肪分解抑制とケトン体生成の抑制をはかり，インスリン作用による細胞内へのカリウム移行の結果起こる低K血症を防止するためである．

HNDCでは脱水の程度がDKCより高度であり，最初の1時間で1ℓを入れ（高齢者や心機能不全例では300 ml/h程度から開始したほうが良い）その後4時間は400〜500 ml/h とする．補液は生理食塩水から開始する．通常はこの生食水で良いが，2時間を経ても高Na血症の程度が著明で（155 mEq/L以上）で改善傾向がみられない場合のみ0.45％NaCl低張液とする）．血糖値が250 mg/dlを切ったらグルコースを含む輸液剤に変更するのはDKCの場合と同様である．経口摂取は水分からはじめ，嘔吐がなければ流動食，粥食へとアップする．

ⅱ）インスリン投与

DKCでもHNDCでも速効型インスリン（R注）の少量持続静

注を行う[6]（最近は very-low-dose insulin therapy も報告されている[7]）．血糖値が500 mg/dl 以上であれば0.1 U/kg または5 U/H 一律で開始する．HNDC のほうが低下しやすいので低血糖に注意する必要がある．具体的には速効型インスリンを生食で1 U/ml になるように（生食50 ml にヒューマリンRまたはノボリンRを50単位）調整し，持続注入ポンプで注入する．経路へのインスリン付着は少量フラッシュしておけば問題はない．DKA ではインスリン開始時に 0.1〜0.2 U/kg を静注する場合もあるが大抵は上記の持続注入で支障はない．血糖値が300 mg/dl 以下になったらインスリン注入は3 ml/H に減量する．その後は血糖値の変動をみて注入量を加減する．筆者はこの場合，300 mg/dl 以上なら 0.5 ml/H 増量し 150 mg/dl 以下なら 0.5 ml/H 増量し調節することにしている．これで血糖値を 200〜250 mg/dl に保つ．経口摂取が可能になれば注入量は適宜調節する．数時間で昏睡状態から脱却することが多い．12〜24 時間程度で経口摂取が可能になったら，その時点のインスリン注入量の一日量を計算し，その量を一日3〜4回に分けインスリン皮下注射量とする（R注で行うが，ペン型製剤が便利である）．この量をベースに適宜インスリン量を加減することになる．持続注入と頻回皮下注への移行にあたっては，注入中止の1時間前に最初の皮下インスリンを打つのが良い．大抵は少し増量の必要がある．

iii）pH の是正

補液およびインスリン投与が適切であればアシドーシスは改善され，原則的には $NaHCO_3$ の投与は必要ない．しかし，pH が7.0以下の場合と乳酸アシドーシスを伴っている場合は考慮して良い．この場合は base excess を正常にする必要はなく，pH が7.10以上になればあとは自然に改善する．したがって，7％ $NaHCO_3$ で50〜100 ml の投与で良い．

iv）合併症対策

糖尿病昏睡では急激な代謝失調のためさまざまの併発症が起こりうる[8]．合併症とその対策につき表41に記す．死に至らしめる病態は高血糖自体よりもこの合併症によることが大半である．救命しうるか否かはこの合併症へのタイミングを失しない適切な対応にある．

表41 糖尿病昏睡の合併症とその対策

初期合併症の対策

合併症	対策
□ ショック	輸液，ドパミン投与，CVP
□ Rhabdomyolysis	CPK．血，尿ミオグロビン測定，腎不全対策
□ 乳酸アシドーシス	アニオンギャップ（20mEq/L以上），NaHCO$_3$投与
□ DIC，急性血栓症	低分子ヘパリン，メシル酸ガベキセート投与
□ 感染症	培養（血液，尿など），広域スペクトル抗生剤．腹CT

治療後合併症の原因と対策

合併症	原因	対策
□ 脳浮腫	低張食塩水の過量投与 血清浸透圧，血糖の急激な低下	生食水の使用 急激な血糖低下の回避
□ 肺水腫	急速大量の輸液，低アルブミン血症	血漿製剤
□ 低血糖	インスリン注入量の過剰，減量遅れ	少量持続静注
□ 低K血症	カリウム投与開始の遅れ	適切なカリウム投与
□ 高Cl血性アシドーシス	生食水の過剰投与	適切な補液量

v）糖尿病における水電解質代謝異常

　糖尿病昏睡あるいはそれに近い状態が起こると電解質バランスの失調がみられる．表42にその成因を記す[9]．この結果，糖尿病昏睡の典型であるDKAでは全体として低Na血症と高K血症が起こる．生体ではこの異常に対し，RAA系の亢進，ADH分泌の亢進，ANP分泌抑制で代償し，正常化を図る機構がある．しか

表42 糖尿病における水電解質代謝異常

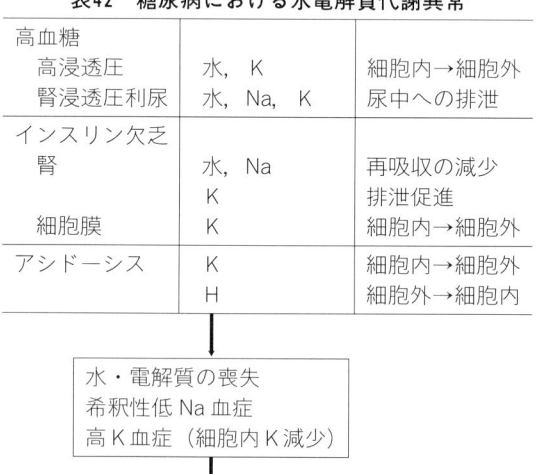

高血糖		
高浸透圧	水，K	細胞内→細胞外
腎浸透圧利尿	水，Na，K	尿中への排泄
インスリン欠乏		
腎	水，Na	再吸収の減少
	K	排泄促進
細胞膜	K	細胞内→細胞外
アシドーシス	K	細胞内→細胞外
	H	細胞外→細胞内

↓

水・電解質の喪失
希釈性低Na血症
高K血症（細胞内K減少）

↓

低Na血症，高K血症
血糖値が100mg/dl上昇するごとに血清Naは1.6〜2.2mEq/L低下する．pHが0.1低下すると血清Kは0.5〜1.2mEq/L上昇する．

表43 著明な電解質異常を呈した糖尿病昏睡

症例：44歳主婦
　10年前に検診で尿糖を指摘されるも放置．8年前には体重減少（60数kgから40kg）と口渇で糖尿病を指摘され，近医で経口血糖降下剤で管理された．5年前には下腹部腫瘤にて産婦人科へ搬送，神経因性膀胱による膀胱拡張と診断，当科へ紹介．HbA$_{1c}$ 10.9％．単純性網膜症と持続性蛋白尿あり．しかし以後の入院治療を拒否した．
　1995年3月中旬より強度の口渇，食欲低下あり，水分のみ摂取，脱力高度のため自力歩行不能状態で救命センターへ搬送された．
　身長153cm，体重30kgでるい痩．意識は一見清明だが，後でまったく記憶なし．血糖1,020mg/dl．血清Na 109，K 8.0，Cl mEq/L．pH 7.312，HCO$_3^-$ 16.5 mMol/L．尿ケトン（−）　BUN 78.3，CRN 3.12，UA 10.0 mg/dl．
　生食水輸液と速効型インスリン4U/hで治療開始，高K血に対しkayexalateを使用した．6時間後にはNa 130，K 4.5，Cl 82 mEq/Lとなった．低レニン，低アルドステロン症はなかった．
　本例は高血糖と脱水，腎障害によるアルドステロンやADHの反応性低下，自律神経障害によるSIADHなどがもたらした著明な電解質代謝異常と考えられる．

し，糖尿病では，①低レニン低アルドステロン症，②腎症によるアルドステロン，ADH反応性の低下，③神経障害によるSIADHなどにより代償機構の破綻があることが少なくない．表43に著明な低Na，高K血症を呈した症例を掲示する．

［木村　健一］

2) 糖尿病と感染症

はじめに

　糖尿病患者はしばしば易感染宿主（compromised host）の代表に数えられる．

　インスリンが糖尿病治療に用いられるようになる以前は，悪性外耳道炎，鼻脳ムコール症，気腫性胆嚢炎など，糖尿病患者以外ではほとんど見られない感染症の存在が知られていた．また，糖尿病患者の死因の第一位は肺結核等の感染症であった．

　現在では，そのような特異な感染症の症例に遭遇する機会はごく稀となった．また，1981年から1990年にかけて行われた調査による「糖尿病の死因に関する委員会報告」[10]では，日本人糖尿病の死因において感染症死は第一位の血管疾患，第二位の悪性腫瘍に次いで第三位を占めていたが，健常者との間に有意差は見出されていない．さらに，糖尿病患者が健常者に比し，確かに易感染であるかどうかの厳密なコントロールスタディはないのが実状で

ある．

　しかし，今日でも日常診療上糖尿病患者に合併した皮膚化膿症，真菌症や歯周疾患は稀ならず遭遇する．また糖尿病患者，とくに血糖コントロール不良例では細菌，真菌感染症の難治化，重症化とそれに伴う血糖コントロールのさらなる悪化という悪循環に陥り，治療に難渋することはしばしば経験される．また，糖尿病性昏睡の誘因として感染症は今なお軽視できない．

　このように現在では血糖コントロール悪化要因として感染症と糖尿病との関わりが深いと言えよう．

（1）糖尿病の易感染性の機序

　糖尿病患者の易感染性の機序としては，広義の免疫機構，なかでも食細胞系の機能不全が最大要因であろう．筆者らの検討[11)～13)]では，糖尿病患者の多核白血球（polymorphonuclear leukocytes；PMN）機能において，黄色ブドウ球菌（209-P株）に対する貪食能，殺菌能およびフォルボール酸（PMA）刺激による活性酸素（スーパーオキサイド）産生能は，いずれも血糖コントロール不良例で低下していた（HbA_{1c}値と有意の相関を認めた，図12）．

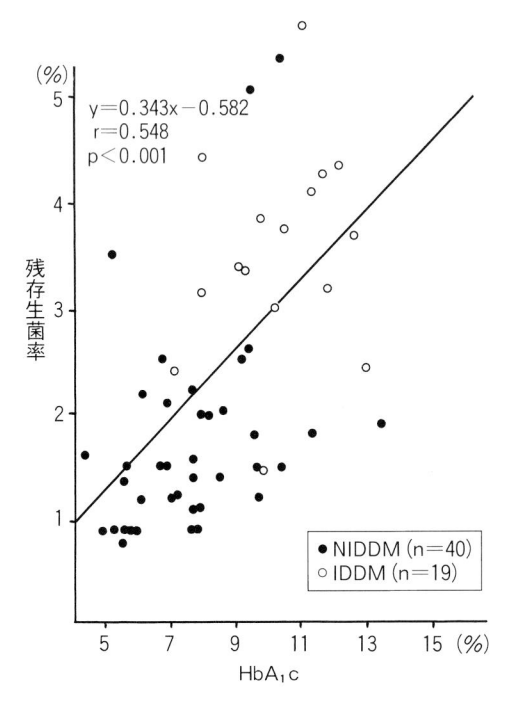

図12 PMN殺菌能30分値と HbA_{1c} 値の相関

Staphylococcus aureus 209-P株8対PMN1の比でオプソニンとともに37℃で回転培養し，30分後PMNを浸透圧破壊して残存生菌（貪食・殺菌を免れた菌）数の，前値に対する比率を殺菌能とした．

（中畑 久，1991[12)]）

グラフ内：
y＝0.343x－0.582
r＝0.548
p＜0.001

● NIDDM (n＝40)
○ IDDM (n＝19)

縦軸：残存生菌率（％）
横軸：HbA_{1c}（％）

その原因として，PMNの殺菌能においては活性酸素産生がその中心的役割を果たしているのに対し，糖尿病患者ではインスリンの作用不足により，PMNの解糖系エネルギー供給が低下し，多大なエネルギー消費を伴う活性酸素産生系の機能障害をきたしていることが考えられる．それを支持する事実として，糖尿病の治療により血糖コントロールが改善した症例を追跡した結果，PMNの殺菌能およびスーパーオキサイド産生能は治療前後で明らかに改善していた．

　　糖尿病患者の細胞性免疫など，その他の生体防御機能に障害があるかについては未だ定説が得られていない．

(2) 感染症の対策

i) 感染症の予防

　　上述のように糖尿病における易感染性の原因は，インスリン不足に起因する代謝障害と考えられる．したがって，代謝異常の是正が第一になされるべきである．言い替えれば，適切な対策を講ずることで易感染状態を改善し得ることが，他の続発性免疫不全と異なる糖尿病の特徴である．

　　感染症対策の見地からは微生物の侵入門戸となる皮膚や口腔内の清潔，とくに神経障害による知覚低下例では足の清潔，外傷の予防，早期発見につとめるよう指導する．これは近年増加している糖尿病性壊疽を予防するうえでとくに重要である．また，各種医療器具とくに血管留置カテーテルや尿道カテーテルの使用は必要最小限とし，清潔操作に努めることは言うまでもない．

ii) 起炎菌の動向

　　起炎菌を確定し，それに対する感受性を有する抗菌薬を用いることは，糖尿病症例に限らず感染症治療の原則である．しかし，実際の臨床の場では，感染材料から起炎菌を分離し確定するまでは最低3日の時間を要する．したがって，現実には経験的治療，いわゆる empiric therapy に努めなくてはならない．すなわち，起炎菌の動向および抗菌薬の特徴を承知していることが求められる．

　　糖尿病患者と非糖尿病患者で，起炎菌の分離頻度に明らかな差が知られる感染症はない．ここでは一般的な起炎菌について述べ

るが，起炎菌の動向は絶えず変化していることを忘れてはならない．

まず，呼吸器感染症については，市中感染と院内感染に分けて考えるべきである[14]．市中感染では，肺炎球菌，インフルエンザ菌，モラクセラ（ブランハメラ），黄色ブドウ球菌が主な起炎菌であり，とくに前二者を想定しておくことが重要である．呼吸器の基礎疾患を有する症例では，緑膿菌の分離頻度が増す．

呼吸器院内感染では，メチシリン耐性黄色ブドウ球菌（MRSA）やグラム陰性とくに緑膿菌や他の非発酵菌の頻度が増える．

なお，膿性喀痰のグラム染色で起炎菌は8割以上の確率で推定できるとされ，積極的に行われるべきである．

本邦では，レジオネラの検出頻度は現時点ではきわめて少ないが，今後は念頭におくべきであろう．

尿路感染症では，単純性の場合，起炎菌はほとんど大腸菌である．糖尿病患者では，*Krebsiella pneumoniae* が検出されることもしばしば経験する．複雑性では非発酵菌，とくに緑膿菌が増える．

胆道感染は大腸菌と *Klebsiella pneumoniae* の頻度が多い．

軟部組織感染症は，初期は皮膚場在菌であるグラム陽性菌，とくに黄色ブドウ球菌が多く，長期化するとグラム陰性菌が増える．

敗血症の分離菌は侵入経路により異なってくる．グラム陰性腸内細菌の検出頻度が多いが，近年は真菌や腸球菌が増えている．

なお，院内感染で問題となるMRSAの分離頻度が糖尿病患者で多いかどうかは定説がない．MRSAについて留意すべきは，元来黄色ブドウ球菌は常在菌であり，実際に起炎菌であるのは分離された場合の1～2割程度にすぎないことである．とくに喀痰からの分離は，咽頭に常在した菌のcontaminationである可能性に注意する必要がある．このような定着（colonization）の場合は，感染源としての意義はあるが，抗菌化学療法の対象にはならない．これに対し，元来無菌である血液や髄液からMRSAが分離された場合は起炎菌と判断してよい．

iii）抗菌薬の選択

糖尿病合併例に限らず，細菌感染症において薬剤決定にあたっては抗菌力の強さと選択毒性の点からβラクタム剤を第一選択にすべきである．これは経口投与・非経口投与を問わない．

起炎菌が確定したなら感受性に合わせ，なるべく抗菌スペクトラムの狭い薬剤に変更する．一般には，投与開始3日後に発熱，CRP，白血球数，細菌学的検査結果を総合して初回選択薬剤の継続あるいは変更を決定する．薬剤を変更した場合は，さらに3日後に同様の判定を行う．薬剤の中止時期はCRPの陰性化または発症前のレベルへの低下時点をもってすることが多い．

　呼吸器感染症では，肺炎球菌に対しては抗菌力の強さから今なおペニシリン系薬剤が第一選択である．近年ペニシリン耐性肺炎球菌(PRSP)の増加が問題となっているが，実際は広域ペニシリン剤の通常使用量で対処できることが多い．しかし，今後は耐性度が増強していくことが予想される．現在，PRSPに対して最も抗菌力が強いのはカルバペネム系薬剤である．

　インフルエンザ菌はβラクタマーゼ（ペニシリナーゼ）産生株が10～20％を占めるようになっていることに注意する．そのため，βラクタマーゼ阻害剤との合剤や第二世代以降のセフェム剤が有効である．また，*Klebsiella*属はペニシリナーゼを染色体上に持っているので，ペニシリン剤に対しては自然耐性であることも知っておくべきである．

　近年，ニューキノロン剤の使用頻度が増えている．本剤は経口で使用でき，グラム陰性菌には強い抗菌力を示す利点があるが，グラム陽性菌に対する抗菌力はβラクタム剤に比して劣る．よって呼吸器感染症においては，緑膿菌が起炎菌となる場合（慢性気道感染症例の急性増悪期）以外では第一選択としては不適当である．これに対し，グラム陰性菌が主体である尿路感染症治療でのニューキノロン剤は有用性が高い．なお，一部のニューキノロン剤は低血糖を誘発する可能性が指摘されている．

　抗菌薬に限らず，糖尿病患者の薬剤使用にあたって注意すべきことは，腎症合併例での薬剤使用法である．腎機能低下例では程度に応じて投与量，回数を減ずる必要がある．とくにアミノグリコシド剤の使用には注意する．アミノグリコシド剤は，抗菌力増強とスペクトラム拡大を期待しβラクタム剤と併用されることが多いが，嫌気性菌には抗菌力が無いことと腎毒性，耳毒性に注意するべきである．

iv）感染症罹患時の血糖コントロール

　感染症罹患時は，インスリンの需要量が増大することが経験的に知られている．コントロール不良患者はもちろん，平常はコントロール良好であった患者でも急激な血糖値の上昇を示すことがある．その理由としてはコルチゾールやカテコールアミンなどインスリンのカウンターホルモンの上昇に加え，近年腫瘍壊死因子TNF-α などのサイトカインの関与が想定されている．

　感染症の重症化がさらなる血糖値の上昇を招くという悪循環状態を断ち切ることが重要である．そのためには頻回に血糖値をモニターしつつ，速効型インスリンの持続静注や強化型インスリン療法を行う必要あるが，詳細は他項に譲る．

　抗菌化学療法およびインスリン療法が奏効し感染症が快方に向かった場合，インスリン需要量は低下していくが，体温やCRPなどの炎症マーカーが正常化してもさらに1週間程高血糖が持続することが多いので注意深い観察が必要である．反面，いたずらにインスリンの使用を長引かせ低血糖を招かぬよう努めるべきである．

症例4）血糖コントロールに難渋した腎周囲膿瘍の一例

　患者は62歳女性，34歳時糖尿病発症，54歳よりインスリン療法中（入院直前まで速効型毎食前18-18-12単位，中間型就寝前12単位，計54単位）であったが，HbA_{1c}値8％内外と血糖コントロールは不良であった．増殖性網膜症，第2期腎症，神経症を合併していた．下肢閉塞性動脈硬化症にて1998年7月，バイパス術を受けており，ワルファリン3mgを内服していた．

　1998年12月14日，突然の左側腹背部痛が出現し，青森県立中央病院救命センターを受診，緊急入院となった．体温37.8℃，左側腹背部に著明な圧痛あり，末梢血検査にて著明な炎症反応（白血球数16,400/mm^3，CRP22.8mg/dl）を認めた．血糖287mg/dl，HBA_{1c}7.8％と高値を示した．US,CTなどの画像診断にて，左腎被膜からの出血による腎周囲血糖と判明した．とくに腹部打撲など，外傷の既往はなかった．

　保存的に抗菌剤（尿路系の起炎菌としての頻度から大腸菌を想定し，はじめはピペラシリン，解熱効果が少なかったため，のちにメロペネム）を投与しつつ経過を見ていたが，CTで血腫の縮小が見られず，第26病日のCT（図13）で血腫周囲に多量の気体を含む膿瘍が出現していた．膿瘍穿刺液からは大腸菌と *Enterobacter cloacae*（ともにピペラシリン耐性）が検出された．

　腎摘出術の適応と判断され，術前検査中の第32病日に突然の心室細動を呈し心肺停止状

態に陥った．その後人工呼吸器管理を行ったが呼吸不全・循環不全が進行し，第47病日に死亡した．

この間，高血糖状態が持続し，瀕回の血糖測定を行いつつ速効型インスリンの持続静注を行った．インスリンの最大使用量は一日192単位に及んだ（図14）．

本症例ではワルファリン内服が非外傷性腎周囲血腫の発症要因であり，不良な血糖コントロールが血腫の膿瘍化を招いたと推察される．結果的な不幸な転帰をとり，感染症罹患時の血糖コントロールの困難さと重要性を痛感させられた一例であった．

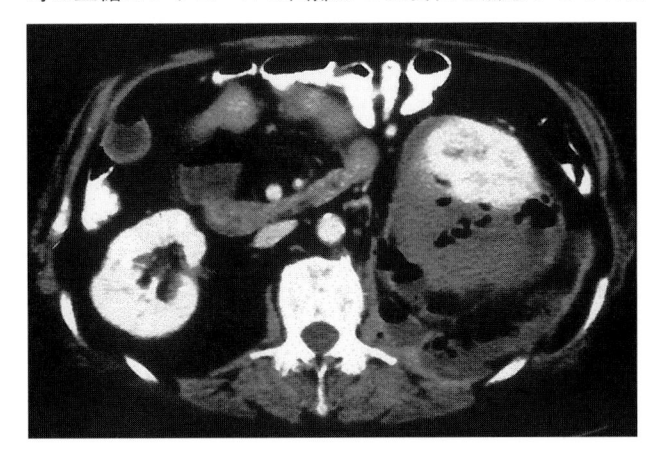

図13 造影CT所見
左腎周囲腔に血腫を認めた．腎実質は腹側に圧迫されていた．造影に左右差は認められず，腎実質の損傷もなく腎被膜下血管からの出血と考えられた．血腫の周囲，とくに下方に多量の空気を含む液体が貯溜しており，血腫の膿瘍化と考えられた．

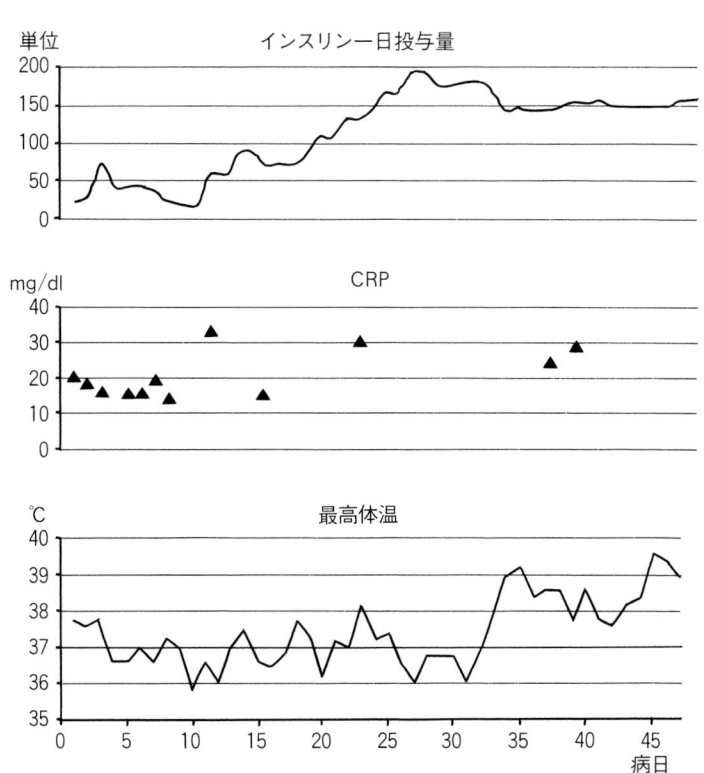

図14 臨床経過
高熱，CRP強陽性など強い炎症反応がみられ，これに伴いインスリンの需要量が増し一日最大使用量は192単位に及んだ．

［平井 裕一］

症例5）前眼房蓄膿

- 症　　例：72歳，女性
- 主　　訴：左眼痛，全身倦怠感
- 家　族　歴：弟に高血圧，脳卒中
- 既　往　歴：69歳時より高血圧にて抗圧剤服用．
- 現　病　歴：68歳頃より口渇，多飲，多尿出現．70歳より1年間で10kgの体重減少を認めたが放置していた．

72歳時，感冒様症状出現，発熱，悪心とともに左眼の疼痛，視力低下出現し，近医受診．白血球数15,000/mm³，随時血糖595mg/dlで，そのとき左の前房蓄膿を指摘された．腹部超音波検査，腹部CT検査にて，肝S8に肝膿瘍の所見を認めた．

肝ドレナージにより採取された膿汁および動脈血からKlebsiella pneumoniaeが検出された．

- 治　　療：抗生剤スルバクタム／セフォペラゾン（SB/CPZ 2g/日），ミノサイクリン（MINO 200mg/日）投与開始．左眼内炎の悪化を認め，左眼球摘出術を施行された．抗生剤をイミペネム／シラスタチン（IPM/CS 1g/日）へ変更し，炎症所見の改善を認めた．

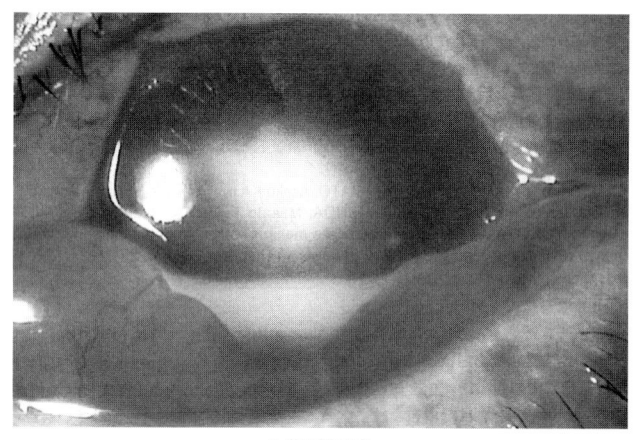

左眼球写真
著明な硝子体混濁と前房蓄膿を認める

症例6）糖尿病に伴うフルニエー壊疽（fournier's gangrene）の症例

- 症　　例：65歳，男性
- 主　　訴：陰囊腫大，発熱
- 既　往　歴：糖尿病（41歳），脳梗塞（61歳）
- 家　族　歴：脳梗塞（父母）
- 現　病　歴：糖尿病は近医でfollowされていたが，血糖コントロール不良だった．陰囊腫大および発熱にて他院受診し，鼠径リンパ節腫脹および肛門周囲に潰瘍を認めたため，外科紹介となった．X-PおよびCTにて陰囊から直腸にかけてガスが認められガス壊疽と考えられ，そのまま泌尿器科転科となった．

陰囊部の膿培養からは，
Clos species（少数）
Bac vulgatus（2＋）
Ps/strep（2＋）
Por asaccharolytica（3＋）
Bacteroides spp（3＋）
が検出された．

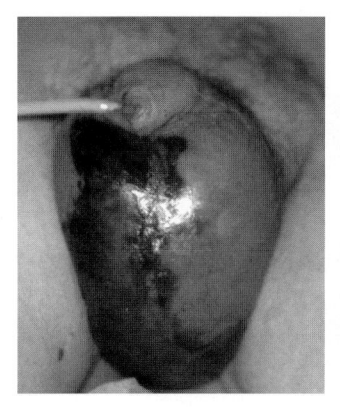

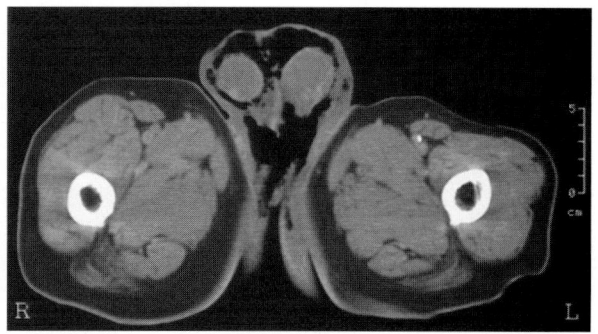

症例 1） 下腿のガス産生性フレグモーネ

　症例 1　35 歳男性．20 歳時発症のタイプ 2 型糖尿病．発症時よりインスリン使用．右足底潰瘍が徐々に悪化し，下腿全体に腫脹をきたし，当科入院となった．血糖コントロールは不良で，入院時 HbA1c　8.5％，随時血糖　363 mg/dl．単純 X 線上右下肢にガス産生像が認められた．敗血症によるショックの危険もあり，右下腿切断術を施行．創部からは *Proteus Mirabilis, E. coli, Bacteroides Uniformis* が検出された．

　症例 2　34 歳女性．29 歳時発症のタイプ 2 型糖尿病．平成 8 年 6 月より右膝の腫脹出現．単純 X 線上右下肢にガス像が認められ当科入院となる．入院時 HbA1c　14.4％，空腹時血糖 164 mg/dl．抗生物質投与による保存的療法で軽快をみた．創部からは *Staphylococcus Aureus* が検出された．

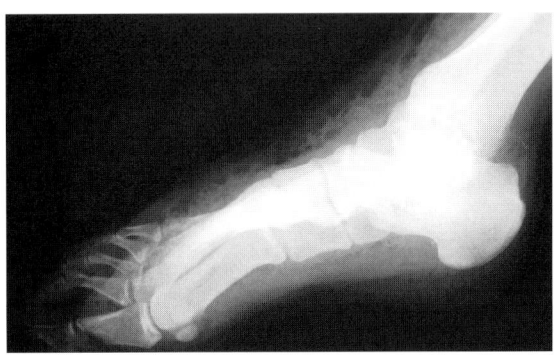

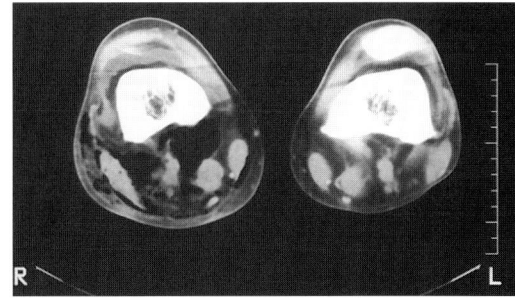

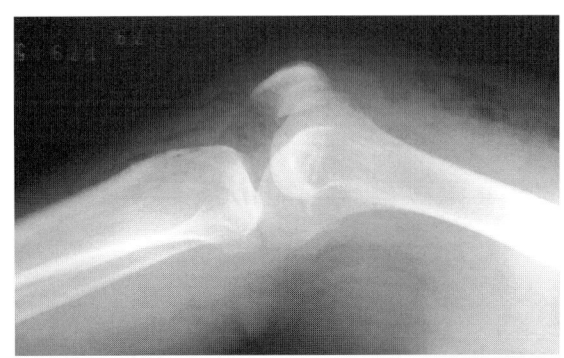

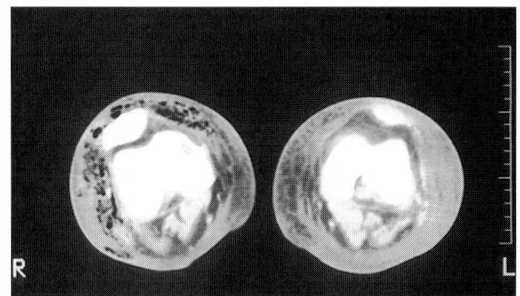

3）糖尿病患者の輸液・周術期管理

（1）糖尿病と外科手術

　糖尿病患者の増加と高齢化により，手術に際し糖尿病を有する例が増加してきた．また整形外科領域では骨粗鬆症に伴う骨折，交通事故などの緊急手術の際，初めて糖尿病が指摘される機会が非常に多い．糖尿病患者は非糖尿病に比し，代謝状態，慢性細小血管障害および大血管障害による心・腎障害そして感染防御力低下など手術，麻酔リスクを背負っている．このため，糖尿病患者の手術，麻酔に際して術前の病態，臓器障害の詳細な把握と管理が要求される．

　手術侵襲によるストレス下では糖新生の亢進，末梢糖利用の低下により高血糖を生じ，インスリン必要量が増加する．したがって，糖尿病患者の手術に際しては十分なグルコースとインスリンの投与を基本に対処する必要がある．糖尿病患者の手術時の問題点を表44に掲げた．

表44　糖尿病患者の外科手術時の問題点

1．高血糖（インスリン作用不足）	ケトーシス，脱水，電解質失調，易感染性　創傷治癒遅延
2．血管合併症　　マクロアンギオパチー　　ミクロアンギオパチー：腎	心筋梗塞，脳塞栓など　急性腎不全
3．自律神経障害	血圧変動，胃・腸管麻痺

（2）術前管理

ⅰ）合併症のチェック

　合併症の評価はきわめて重要である．表45にそのチェックポイントと対策を示す[15]．

ⅱ）血糖管理

　糖尿病患者の周術期管理目標は血糖管理（高血糖，低血糖，ケトーシスの防止）と感染症や合併症によるアクシデントの発生防止である．外科手術における血糖管理の意義は，①手術ストレスによる代謝変動の防止，②コントロール不良による創傷治癒遅延

表45 糖尿病の合併症のチェックポイント

	検査項目	対策
心血管系合併症		循環器内科医
1）心機能	□心エコー	
2）冠動脈系評価	□心電図　□運動負荷試験, □201Tl 心筋シンチ	要すれば冠動脈造影 冠拡張薬
3）不整脈	□ホルター ECG □123MIBG 心筋シンチ	抗不整脈薬
4）動脈硬化病変	□API　□頸動脈超音波	
腎合併症		腎臓内科医，透析医
1）腎症	□尿蛋白（AER）□Ccr	造影剤検査の注意
2）腎動脈硬化症	□PRA　　□レノグラム □MRA　　□DSA	
感染症	□ CRP, 白血球数 □ 培養（血，尿など） □ 真菌症マーカー	抗生物質 抗真菌剤
栄養状態		
1）低栄養状態	TP, Alb	アルブミン製剤，TPN
2）肥満．高脂血症	□ 血清脂質　□体脂肪率	抗脂血剤
その他		
1）肝機能	□ ICG-Rmax	
2）肺機能	□ 肺機能検査	
3）網膜症	□ 眼底検査	眼科医

表46 糖尿病患者の手術前管理のポイント

代謝管理	
1）随時血糖値：150～250 mg/dl	血糖測定は毎食前と就寝時の4回で良い 速効型インスリンで調節 定時はR注 3〜4回 　スライディングスケール（場合により） IVH： ・R 1U/5〜10 g ブドウ糖をパック内 　（ブドウ糖5gあたり1Uを超えるインスリン 　を要するときは超過分のインスリンは皮下 　で） ・R 1U/1ml の生食を持続注入（1〜3ml/H）
2）ケトーシスがない	十分量のブドウ糖の投与（150 g/日）
3）低血糖がない	インスリン量の調節 （いわゆるスライディングスケールは必要最低 　限に！…iatrogenic brittleness の原因）
4）適切な栄養状態	輸液，アルブミン製剤， 高カロリー輸液 経管栄養
合併症管理	
1）感染症	起炎菌に見合う適切な抗生剤
2）心血管系合併症	強心剤，利尿剤，冠拡張剤，抗不整脈剤など
3）その他	酸素吸入，輸血など

防止，③術後感染防止の三点である．具体的管理目標については要約を表46に示すが，以下のようになる．

血糖値は随時血糖値で150～250 mg/dlを目指す．空腹時は120～140 mg/dl程度が良い．術前コントロールの指標として血糖以外にはHbA$_{1c}$よりもより短期の指標であるグリコアルブミンや1,5 AGが良い．ケトーシスがなく，低血糖もないことが目標である．血糖測定は毎食前と就寝時の4回で良い．また良く見受けられるが，糖尿病専門医以外の医師の多くは，いわゆるスライディングスケール（プロスペクティブアルゴリズム）の用途を誤解している．周術期に限らず，入院期間全体をこれで通してしまうことも多い．これは不必要な頻回の血糖測定で，患者さんの精神的ストレスとなる．また，過大修正により往々にして医原性の血糖不安定をもたらす．したがって，食事摂取量が不安定な手術後の数日に限定すべきである．あとは定時インスリン投与量の調節によりコントロールを図るのが良い．スライディングスケールの例を表47に掲げた．

表47 術中・術後のスライディングスケールによるインスリン投与量

血糖 (mg/dl)	R注 (U)
201～250	4
251～300	6
301～350	8
351～400	12
401～	16

ⅲ）手術直前，術中，術後管理

具体的に手術の侵襲程度で分け管理法について表48に示した．手術に際し，経口糖尿病薬の実際的な対応は表49に掲げた．手術侵襲の程度は以下の通りである．

　　①軽度侵襲手術：白内障など局麻手術
　　②中等度の侵襲手術：全身麻酔にて行う
　　　一般外科，整形外科，脳外科手術など（2,3時間程度）
　　③高度侵襲手術：広汎な内臓手術（開胸，開腹，開頭）で4時間以上．

ここで述べた手術侵襲の程度は糖尿病患者に多い手術を代表に記したので個々の手術で適宜対処されたい

（3）緊急手術時の管理

生活習慣の変化と高齢化に伴い救急患者での高血糖を有する頻度が増えている．緊急手術を要する場合としてよく遭遇するのは

表48 糖尿病患者周術期の血糖管理

手術侵襲度	血糖調節法；術前コントロール法別
軽　度	1）食事療法 　・術中輸液は生食ないし glucose-free の１号液（ヴィーン F など）． 　・術後食事可なら補液不要，否ならグルコースを含む３号液． 　　（ソリタ T3 など；5～10 g あたり 1 U の R 注を混注） 　　<u>血糖を４時間毎に測定，250 mg/dl 以上で R 4～6 U 注</u> 　　<u>（当日深夜まで，より高血糖の時は sliding scale）</u> 2）経口血糖降下剤；当日朝 1/2 量を服用 　・術中輸液はグルコースを含む R 注加１号液（ヴィーン D など） 　・術後は食事療法時と同対処 3）インスリン；当日朝通常量の 1/2～1・3 を皮下注 　・術中輸液は経口剤時と同対処 　・術後の補液も経口剤時と同じ，インスリン注は<u>翌朝まで</u> sliding scale にて対処
中等度	1）食事療法 　・術中輸液はグルコースを含む R 注加１号液が良い 　・術後はグルコースを含む３号液（5～10 g あたり 1 U の R 注加） 2）経口血糖降下剤；当日は止め，手術２時間前から sliding scale にてインスリン R 注で対処 　・術中輸液は食事療法と同対処． 　　側路よりインスリン持続注入で対処（0.5～2.0 U/h） 　・術後はグルコースを含む３号液（5～8 g あたり 1 U の R 注添加），<u>翌朝までは４時間毎の血糖に応じた sliding scale で</u> 3）インスリン療法 　・術中輸液はグルコースを含む１号液（5 g あたり 1 U の R 注を添加）． 　　２時間毎血糖で sliding scale で R 注（1 V） 　　または 0.5～2.0 U/ml で持続注入 　・術後は経口剤の時と同対処
高　度	1）食事療法 　・術中，術後を通し輸液は中等度と同じ， 　　術後は sliding scale で R 注（SC または IV）を要すること多し． 2）経口血糖降下剤；手術数日前にインスリンに変更したほうが良い，コントロール良好の時は術当日からの変更でも可． 　・術中，術後の輸液，インスリンは中等度と同対処だが，sliding scale は３～４日必要（食事摂取安定まで）． 3）インスリン療法 　・術前は IVH による管理も多い．対処は別記 　・術中，術後は中等度と同対処．術後 IVH が数日続く場合が多い（IVH 時の対処法を参照），sliding scale も併用．

表49 手術時の経口糖尿病薬はどうするか？

薬剤	コントロール良好	コントロール不良
スルフォニール尿素剤	当日止め，または軽 OP なら半量服用．術中より R 注で対処	事前に止めてインスリン R 注へ変更
α グルコシダーゼ阻害剤	軽侵襲手術では食止め時のみ止め，中・高侵襲 OP では R 注	
ビグアナイド剤	事前に止め，R 注へ変更	
インスリン抵抗性改善剤		

整形外科領域（大腿骨頸部骨折と交通事故）と脳外科領域（くも膜下出血と慢性硬膜下血腫など）である．かかる緊急手術では術前検査は必要最低限になる．ただし，急激な血糖低下を必要とすることが大半なので，眼底も是非みておきたい．HbA_{1c}は以前からコントロール不良なのか，受傷ストレスによる高血糖なのかの鑑別に必要だが，検査が間に合わないことが多い．血糖管理目標は待機手術の際と変わることはない．

術前，術中血糖管理はインスリン持続注入が望ましいが，500 mg/dlを超えるときは最初に0.1〜0.2U/kgのR注を静注してから0.5〜2.0U/Hの少量持続注入とする．スライディングスケールによるR注（静注）でも良い．輸液はブドウ糖含有1号液が良い．ブドウ糖5gあたり1単位のR注を添加する．

術後は待機手術時と同じ対処で良い．血糖は4時間毎にチェックし，スライディングスケールでR注（皮下または静注）とする．糖尿病合併の緊急手術では術後の心筋梗塞や脳血管障害，そして感染症に注意する必要がある．術後IVHを要する場合はIVH時の注意を参照されたい．

4）輸　　液

日常診療において糖尿病患者が輸液を必要とする状況は表50に掲げた．糖尿病の輸液は他疾患における輸液と基本的な相違は

表50　糖尿病患者の輸液

補液が必要となる状況	注意点
糖尿病に非特異的	
1）経口摂取が不能ないし不足	栄養補給（グルコース）
嘔吐，下痢などの消化管障害	電解質管理
意識障害など併発症による摂取障害	併発症を考慮した輸液剤の選択
2）感染症	抗生物質を何に入れるか
3）手術，分娩時	栄養補給，電解質管理，尿量確保
糖尿病に特異的	
1）糖尿病昏睡：	インスリン投与法，グルコースの開始時期
ケトアシドーシス	カリウム補正，$NaHCO_3$の投与是非
高浸透圧性非ケトン性昏睡	生食か1/2生食か，
乳酸アシドーシス	乳酸含有輸液剤
2）低血糖昏睡	グルコース過剰投与
3）糖尿病性腎症の重篤化	カリウム含有輸液，低蛋白血症，貧血

ないが，注意点は，①輸液中の血糖管理，②電解質失調を起こしやすい，③腎機能は保たれているか？の3点である．

(1) 糖尿病の輸液の基本

表51に糖尿病患者の輸液の基本事項につき掲げた．

ⅰ) 糖尿病の補液の糖質はグルコースで良い

糖尿病の補液というとグルコースを避けるきらいがあり，グルコース以外の糖質を汎用する医師も多い．この理由としてグルコース以外の糖質を支持する人は，フルクトース，ソルビトール，キシリトールなどは抗ケトン作用が強く，インスリン非依存性の代謝を受けてエネルギー源になると主張する．しかし，①脳や赤血球，副腎髄質の主たる燃料はグルコースである，②これらの糖質は代謝過程の好気的経路ではインスリン依存性であり，静脈内過剰投与で乳酸が蓄積されやすいためアシドーシスが発生しやすい，③過剰投与で肝内ATPが減少するといった欠点があり，敢えて使用する利点は見出せない．糖尿病でもインスリンを適切に使用しさえすればエネルギー補給にはグルコースが最も生理的な糖質である．

ⅱ) グルコースは1日100～150g必要である

輸液剤のグルコース5～10gあたり1単位のインスリン（R注）を混注する．投与するグルコースの濃度は7.5％以下とする．点滴ルートへのインスリンの吸着については，その程度は約数％から10数％であり，実地臨床上ではあまり問題にする必要はない．アルブミン製剤などの添加は不要で，インスリンを別ルートから持続注入する方法ではルートをpreflushすれば良い．ただし，インスリン添加した点滴ボトルはときどき混和したほうが良い．大切

表51 糖尿病の補液の基本

1) 補液の糖質はブドウ糖を基本とする．とくに経口摂取不良時はブドウ糖で補給する．フルクトース，ソルビトール，キシリトールは補助的に用いる．
2) アミノ酸製剤はグルコースを含有するものとし，とくに蛋白異化亢進時（ネフローゼなど）に用いる．
3) 脂肪製剤は糖尿病患者には高血糖，高ケトンを招来するので不適応である．
4) グルコース含有する輸液剤には，インスリンを併用する（R注1U/5～10g）．
　一点滴内に添加またはシリンジポンプで—
5) 輸液剤の選択，補液の量は年齢，病態，心腎機能により適宜調節する．
　（非糖尿病と変わらない．高齢ほど少なく，ゆっくりと）
6) 電解質異常をきたしやすい．とくにカリウムに注意（高値にも低値にも）

表52 各種輸液剤の特徴

輸液剤	NaCl濃度 (mEq/L)	体液への分布(%) ECF	体液への分布(%) ICF	製剤
5%グルコース	0	33	67	
0.9% NaCl（細胞外補充液）	154	100	0	ラクテック, ハルトマン, ヴィーンF, Dなど
開始液（1号液）	90	63	37	ソリタT1, フィジオゾール1など
維持液（3号液）	35	50	50	ソリタT3, フィジオゾール3など

なことは付着するという知識を持っていることである．

iii）カリウムの投与

インスリン作用によりグルコースが細胞内へ入る際，Na^+/K^+ antiporter や Na^+, K^+ ATP-ase を介し，カリウムも細胞内へ移行するので低カリウム血症に注意する．一日40 mEq程度のカリウム剤投与が必要となる．一般にはカリウムを含有する3号液を使用することが多い．中心静脈ルートからのカリウム輸注の場合は，シリンジポンプにて1モルKClを1 ml/1 hで持続注入しても良い．カリウム補充の注意点は，①一日投与量は3 mEq/kgを限度とする，②輸液中の濃度は40 mEq/L以内とする，③輸液速度は20 mEq/時以内とする，の3点である．

iv）各種の輸液剤の特徴

現在日本では数多くの輸液剤があり，なにを選んで良いか迷うこと夥しい．等張電解質輸液剤（細胞外液類似剤）が38種，低張電解質輸液剤（いわゆる1号液から4号液）71種の109剤あるようである[16]．これを体液への分布からみて分けると表52のようになり，その代表的製剤を掲げた[17]．これを基本に数種類を使い分ければ良い．

v）腎機能の問題

腎機能が保たれていれば人体は水電解質への対処は非常に余裕があり（表53），病態に見合う正確な輸液でなくても大きな問題になることは少ない．しかし，糖尿病では腎障害を伴う例が多く，また電解質異常をきたしやすい．このため酸塩基平衡の失調が起これば，これらの異常が増幅されるので，より綿密な輸液計画を必要とする．

(2) 糖尿病患者と中心静脈栄養（IVH）

糖尿病患者がIVHを必要とする状況は少なくない．表50の糖

尿病患者の輸液で経口摂取が不能，不足が長期にわたる場合がこれにあたる．

IVH 開始にあたり，最も注意することはインスリン投与法である．糖尿病を指摘されていない場合でも必ず血糖を適宜測定する必要がある．また糖尿病であれば食事療法のみの患者でもインスリン投与が必要となる．以下にインスリン投与法について記す．

表53 腎機能正常時の体内成分の処理許容範囲

水	0〜30
Na	0〜500 mEq
K	0〜500 mEq
H	0〜500 mEq
Ca	0〜30,000 mg
P	0〜30,000 mg

i）インスリン持続注入法

ボトルとは別にシリンジポンプによりインスリン持続注入する方法である．投与ルートは IVH 点滴経路のできるだけ刺入部に近い部位で合流させる．利点は投与量の調節が容易で，きめ細かい対処が可能であることだが，持続注入ポンプが必要であり，患者自身の移動の際にやや不便である．

R注を生食で 1U/1ml に調整し，グルコース注入量のスピードに合わせて注入する．具体的には 24 時間のブドウ糖投与量を計算し，ブドウ糖 5（従来経口剤ないしインスリン使用者）〜10g（IGT や軽い糖尿病），あたり 1 単位の R 注を算出し注入する．これにインスリン使用者ではそれまで使用していたインスリン量の半量を加え一日投与量とする（例を表54に示す）．

ii）ボトル内にR注を混注する方法

より一般的な方法である．開始時にはまずグルコース 10g あたり 1 単位の R 注をボトル内に入れる．食事療法のみでコントロールできていた人はこれくらいでコントロールできる．血糖値をみながら徐々に増やし，5g あたり 1 単位まで増量して良い．これ以上のインスリンを要する場合は，超過分のインスリンは皮下インスリンにて対処したほうが良い．その理由は IVH を抜去したときに皮下インスリンはそのままの量で良いからである．

経口剤やインスリンにてコントロールしていた場合，大抵は 5g あたり 1 単位の R 注が必要となる．インスリン皮下注量は従来投与量を R 注に変更し，当初はその 1/2 から 2/3 量を皮下インスリンとし（3〜4 回に分ける），血糖値を見ながら調節する．

iii）腎不全患者の IVH

糖尿病患者の IVH では腎不全であることも多い．糖尿病腎症

表54　糖尿病患者の中心静脈栄養（処方例）

例：①開始用 　　アミノトリパ1号1700ml 　　　＋ヒューマリンR　16～32単位 　　　＋MVI　1A	②開始用 　　ユニカリックL 2000ml 　　　＋ヒューマリンR　25～50単位 　　　＋MVI　1A
③維持用 　　アミノトリパ2号1800ml 　　　＋ノボリンR　20～40単位 　　　＋MVI　1A	④維持用 　　ユニカリックN 2000ml 　　　＋ノボリンR　35～70単位 　　　＋MVI　1A
⑤腎不全時；開始用 　　20％グルコース1000 　　　＋ネオアミュー400ml 　　　＋50％グルコース100ml 　　　＋ヒューマリンR 10～20単位 　　　＋MVI　1A 　　　＋エレメンミック　1A	⑥腎不全時；維持用 　　50％グルコース1000ml 　　　＋ネオアミュー　400ml 　　　＋ノボリンR　25～50単位 　　　＋10％ NaCl 40～60ml 　　　＋MVI　1A 　　　＋エレメンミック　1A

　4期以降の末期では溢水傾向が強く，ネフローゼ状態になりやすい．このため，低蛋白血症や貧血から肺水腫状態に陥りやすく，IVHを余儀なくされ，これが透析開始の契機になることも多い．腎不全では高カリウム血症になりやすいので市販のIVH用のワンパック製剤は使用できない．腎不全におけるIVHの注意点は，①総水分量，②総カロリー量，③アミノ酸輸液剤の選択（投与量（カロリー/窒素比）と組成），④電解質組成（とくにKとP）の4点である[18]．

　腎不全では少量の必須アミノ酸（EAA）と十分な熱量投与が必要である．アミノ酸製剤としてネオアミューとキドミンが腎不全用のアミノ酸製剤として有用である．総カロリーは35kcal/kg/日を目安にする．具体的処方を表54に示した．

（3）輸液療法の管理とモニタリング

　輸液療法中はモニタリングを行う．この基本は，①きめ細かい臨床症状の観察，②的確な検査データの評価，③迅速かつ適切な対処である．このためバイタルサイン（体温，脈拍，血圧）は3～4回/日，口腔粘膜の乾燥度も2回/日は見ておく．検査は尿量，尿比重は少なくとも1回/日，血糖，電解質は開始2，3日は毎日みる．クレアチニン，BUN，末梢血は週1回チェックする必要がある．

［木村　健一］

2．慢性合併症の診断と治療

　糖尿病の臨床上における最大の問題点は慢性合併症である．この本質は最小血管障害であり，神経障害である．

　この頃では，糖尿病性腎症，神経障害，網膜症とともに大血管障害や最近までマイナーと考えられていたが，皮膚，歯科疾患，diabetic foot，骨合併症，糖尿病性胃腸症について述べている．さらに特殊なケースとして，小児糖尿病，妊娠糖尿病，高齢者糖尿病に関しても詳述されている．

1）腎合併症（糖尿病性腎症）

はじめに

　慢性の高血糖状態が原因で生じる腎障害を糖尿病性腎症という．臨床的には蛋白（アルブミン）尿，腎機能障害，高血圧，浮腫などの症候を呈し，ネフローゼ症候群などの時期を経て慢性腎不全，末期腎不全へと非可逆的に進行する．病理組織学的には糖尿病性細小血管症に起因する進行性の糸球体硬化症，動脈・細動脈硬化症，尿細管・間質病変などの多彩な変化を認める．腎症は糖尿病患者の約20％に認められ，近年わが国では，糖尿病性腎症から末期腎不全に至り透析療法を導入される患者数が年々増加している．1998年度のデータでは，新規透析療法導入患者は30,051名で，初めて30,000名を超えた．そのうちの36％，約10,700名が糖尿病性腎症であり，慢性糸球体腎炎は35％と全体に占める割合は減少傾向を示している．糖尿病性腎症を原因とした患者では，透析療法の管理が難しく，同時に糖尿病性網膜症による視力障害や神経障害を合併し，QOLが低下している場合が多いので，その対策が問題となっている．

（1）発症・進展の成因と病態生理

　高血糖やそれに伴う代謝異常，種々のサイトカインやホルモン

の影響，血行動態の異常などを介して腎症が発症すると考えられている．また，腎不全へと進行する過程には高血糖以外の諸因子が複雑に絡み合って関与していることが知られている．それらの増悪因子とされているものには，高血圧，蛋白摂取量や食塩摂取量などの食事性因子，高脂血症などがあり，近年に至り遺伝的素因が腎症の発症・進展を左右しているとの指摘もある．

ⅰ）代謝性因子[1)2)]

高血糖状態では多量の糖が糸球体上皮細胞，メサンギウム細胞などに流入し，さまざまな代謝異常を引き起こしている．

（ⅰ）非酵素的蛋白糖化反応（グリケーション）

高血糖は酵素反応に基づく代謝異常のみならず，非酵素的化学反応を介して細小血管症を引き起こすとされている．グルコースのアルデヒド基は蛋白の遊離アミノ基と結合し，蛋白の構造を修飾するグリケーション反応を引き起こし，その最終産物はAGE（advanced glycation end product：後期反応生成物）と呼ばれている．AGEが生成されると本来の蛋白の機能は損なわれ，代謝も障害される．またAGEが細胞の受容体に結合し，PDGFやTNF-αなどのサイトカインの産生を刺激する．これらのサイトカインが血管細胞の増殖刺激や細胞外基質蛋白の産生などの経路を介して血管障害を引き起こしていることが推定されている．

（ⅱ）ポリオール代謝

アルドース還元酵素（AR）とソルビトール脱水素酵素（SDH）の2つの酵素からなる糖代謝経路をポリオール経路と呼び（図15），ARが律速酵素となっている．高血糖による基質の増加でポリオール代謝亢進が起こり，ソルビトール産生過剰が生じ，細小血管症が引き起こされるとの考えがある．すなわち，ソルビトールの増加がNa, K-ATPase活性を低下させ，血管細胞の機能障害を惹起するとのことである．この機序にミオイノシトールの介

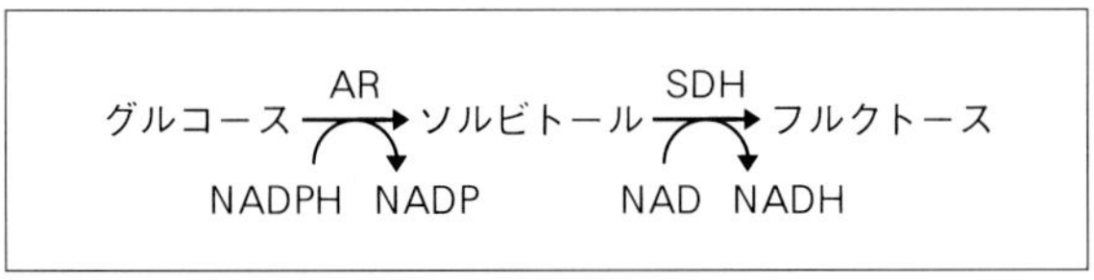

グルコース $\xrightarrow[\text{NADPH NADP}]{\text{AR}}$ ソルビトール $\xrightarrow[\text{NAD NADH}]{\text{SDH}}$ フルクトース

図15 ポリオール経路
AR：アルドース還元酵素，SDH：ソルビトール脱水素酵素

在を示唆するものもある．また，ソルビトールからフルクトースへの代謝の際の NAD から NADH の変換する比率の増加を重視するものもある．NADH/NAD 比の増加は，アセチル-L-カルニチンの産生を介して Na, K-ATPase 活性を低下させ，さらにジアシルグリセロールの産生増加を介してプロテインキナーゼC（PKC）を活性化するなどの広範な代謝異常を引き起こし，hyperglycemic pseudohypoxia という代謝異常により細小血管症を生じさせるとの考えもある．

(iii) プロテインキナーゼC（PKC）

糖過剰状態ではジアシルグリセロールの産生亢進を介したPKC が血管障害を引き起こすとする考えもある．腎糸球体，網膜，大動脈などの組織や細胞では，糖尿病状態あるいは高糖濃度培養条件下では PKC の活性亢進が生じることが報告されている．亢進した PKC が細小血管症が引き起こす機序としては，第一にセリン・スレオニン酸化酵素のひとつである MAPK (mitogen-activated protein kinase) の活性化を介する経路が考えられている．MAPK はホスホリパーゼ A_2 の活性化を介してプロスタノイド産生の亢進を引き起こし，その血管拡張や血流増加作用により細小血管症に関連することが示唆されている．この他にもMAPK はIV型コラーゲン，フィブロネクチンなどの細胞外基質産生増加に関与することが示唆されているが，その詳細について

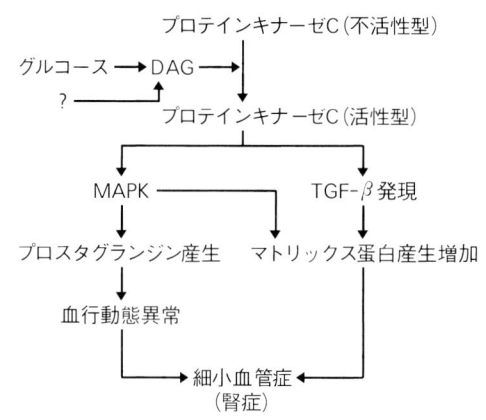

図16 プロテインキナーゼC活性化と細小血管症
DAG：ジアシルグリセロール
MAPK：mitogen-activated protein kinase
TGF-β：transforming growth factor-β

は明らかにされていない．第二はPKCがTGF-βの発現を亢進させ，細胞外基質蛋白などの産生増加を引き起こして，細小血管症に関与するというものである（図16）．

ii）血行動態因子[3)4)]

全身血圧の上昇すなわち高血圧の存在は，ほとんどの腎疾患で腎障害を増悪させる．高血圧はそれ自身でも腎糸球体の硬化性病変（腎硬化症）を引き起こすので，腎障害存在下では糸球体輸入細動脈の自動調節能が障害されており，高血圧が直接糸球体内圧を上昇させることがその増悪の原因と考えられている．また，1型糖尿病では降圧薬の種類にかかわらず血圧の正常化が腎症の進展を抑制することが知られている．一方，高血糖による腎血行動態の変化については，腎輸入細動脈と輸出細動脈の緊張のアンバランスに基づく腎糸球体毛細血管内圧の上昇，腎糸球体過剰濾過などによりもたらされる糸球体高血圧が特徴的であり，全身血圧の上昇と相俟って，アルブミン尿や糸球体硬化の要因となる．糖尿病動物では輸入細動脈に比して輸出細動脈がより収縮しており，アンジオテンシンIIがその病態に重要な役割を果たしていることはACE阻害薬やAII受容体拮抗薬の効果から明らかである．これらのレニン・アンジオテンシン系阻害薬の効果は輸出細動脈を拡張させることにより糸球体高血圧を是正することによると考えられている．さらに，輸入細動脈の拡張作用を有する心房性ナトリウム利尿ペプチド，内皮由来弛緩因子（一酸化窒素：

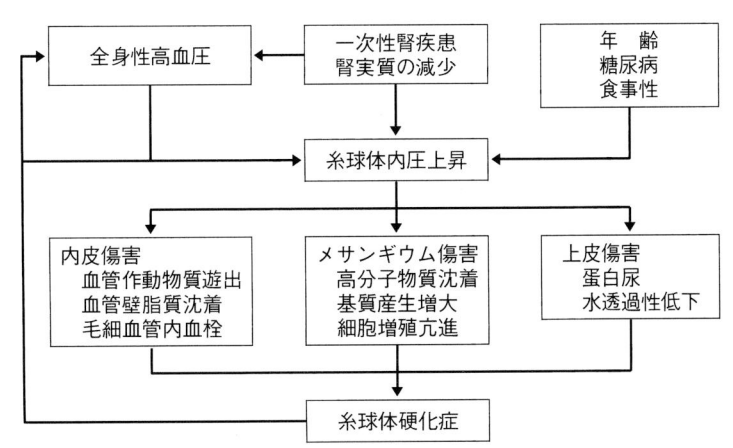

図17 腎障害の発症，進展における糸球体内圧上昇の役割
（伊藤貞嘉ら，1998[14)]）

NO)，プロスタグランジン，キニンなどの血中濃度あるいは尿中排泄量の変化が報告され病態との関連が注目されている．同時にメサンギウム細胞の圧負荷により TGF-β などの成長因子を介して細胞外基質の合成が亢進することが明らかにされている（図17）．

iii）遺伝的因子[5]

腎症の合併には，血糖のコントロールとは無関係に発症するものがある．また，家族性の集積がみられることなども明らかにされている．さらに人種間に発症率の差異がみられることから，遺伝的素因の存在が想定され研究が進められている．表55にその候補遺伝子について示した．レニン・アンジオテンシン系の阻害薬が腎症に対して保護的に作用するために，その系の構成因子の遺伝子多型との関連を中心に研究されている．とくに ACE 遺伝子のイントロン 16 には 286 塩基対の挿入（I）/欠失（D）からなる対立遺伝子が存在し，D アリルは腎症群で高頻度にみられる．D アリル群では血中 ACE 活性も亢進し，心筋梗塞のリスクも高いとされている．レニン遺伝子，アンジオテンシノーゲン遺伝子，アンジオテンシンⅡ受容体タイプ1遺伝子，Na/H 逆輸送体遺伝子などについても腎症との関連が検討されているが，一致した結果は得られていない．

表55 糖尿病腎症関連候補遺伝子

1. 血圧調節を規定する遺伝子
    ①陽イオン輸送体：Na/H 逆輸送体，Na/Li 対向輸送体
    ②レニン-アンジオテンシン系：レニン，アンジオテンシノーゲン，アンジオテンシン変換酵素，アンジオテンシンⅡ受容体
    ③キニン，カリクレイン
    ④その他
2. 糸球体（基底膜）構成成分を規定する遺伝子
    Ⅳ型コラーゲン α_1〜α_5 鎖
3. インスリン抵抗性を規定する遺伝子
    インスリン受容体，細胞内シグナル伝達系
4. その他の未知の遺伝子

（松本英作ら，1999[5]）

（2）臨 床 所 見

糖尿病性腎症は，慢性の高血糖状態に関連する腎障害を包括す

表56 糖尿病性腎症の病期分類

病　期	臨床特徴 尿蛋白(アルブミン)	臨床特徴 GFR(Ccr)	病理学的特徴 (参考初見)	Mogensen 分類[6]
第1期 (腎症前期)	正常	正常 ときに高値	びまん性病変　なし～軽度	1, 2
第2期 (早期腎症)	微量アルブミン尿	正常 ときに高値	びまん性病変　軽度～中等度 結節性病変　　ときに存在	3
第3期-A (顕性腎症前期)	持続性蛋白尿	ほぼ正常	びまん性病変　中等度 結節性病変　　多くは存在	4
第3期-B (顕性腎症後期)	持続性蛋白尿	低下	びまん性病変　高度 結節性病変　　多くは存在	4
第4期 (腎不全期)	持続性蛋白尿	著明低下 (血清クレアチニン上昇)	びまん性病変　高度 結節性病変　高度	5
第5期 (透析療法期)	透析療法中			

(平成3年度糖尿病調査研究報告書厚生省，1991[7])

る病理学的な概念である．病理組織学的所見は，糖尿病性糸球体硬化症すなわちメサンギウム基質の増加と糸球体基底膜の肥厚を基本病像とし，びまん性，結節性，滲出性病変，動脈・細動脈硬化症，尿細管・間質病変など多彩である．主な臨床症候としては蛋白（アルブミン）尿，腎機能障害，高血圧，浮腫などがあり，その臨床経過は10年以上の長期にわたるため，いくつかの病期に分類され，病態，治療，管理などが検討されている．欧米では糖尿病の発症が明確である1型糖尿病が圧倒的に頻度が高いためにMogensenの病期分類が用いられている[6]．一方，わが国の糖尿病の大部分は2型であり，糖尿病そして腎症の発症が不明確なためにMogensenの病期分類を適用することに困難を生じていた．そこで提唱されたのが厚生省糖尿病調査研究班の腎症病期分類である（表56）[7]．この分類がMogensenの分類と異なるのは，2型糖尿病では不明確である糸球体過剰濾過期を正常アルブミン期に包括したことと，透析療法期を病期分類に組み入れて，すべての糖尿病患者を腎症の存在とその程度によって分類したことである．

i）蛋白（アルブミン）尿

アルブミンを主体とした糸球体性蛋白尿である．糸球体高血圧のため血漿アルブミンが漏出してくるとする説と，糖蛋白代謝異常のため陰性荷電の担い手とされるヘパラン硫酸などのプロテオグリカンの減少によりチャージバリアが障害されたためとする

表57 糖尿病性腎症早期診断基準

試験紙法などで尿蛋白陰性の症例を対象とする.

I. 腎症早期診断に必須である微量アルブミン尿の基準を下記のとおりとする.
  1）スクリーニング
    来院時尿（随時尿）を用い，市販のスクリーニング用キットで測定する.
  2）診 断
    上記スクリーニングで陽性の場合，あるいは初めから時間尿を採取し，以下の基準に従う.
    夜間尿　　　　　　　$10\mu g/$分　以上
    24時間尿　　　　　　$15\mu g/$分　以上
    昼間（安静時尿）　　$20\mu g/$分　以上
  3）注意事項
    (1) 1）2）の両者とも, 日差変動が大きいため, 複数回の採尿を行い判定すること.
    (2)試験紙法で尿蛋白軽度陽性の場合でも，尿中アルブミンの測定が望ましい. なお，微量アルブミンの上限は，約$200\mu g/$分とされている.
    (3)以下の場合は判定が紛らわしい場合があるので検査を避ける.
      ①高度の希釈尿
      ②妊娠中・生理中の女性
      ③過激な運動後，過労，感冒など

II. 除外診断
  1．非糖尿病性腎疾患
  2．尿路系異常と感染症
  3．うっ血性心不全
  4．良性腎硬化症

（平成2年度糖尿病調査研究報告書厚生省, 1990[8])）

説，あるいは尿細管における再吸収の低下が関与するとの説もある．腎症の進展とともに糸球体の構造が破壊されるためにサイズバリアも破綻し，免疫グロブリンのような高分子蛋白も尿中に排泄されるようになる．蛋白尿は尿中蛋白排泄量（排泄率）で定義され，感度の高い微量アルブミン尿の排泄量（排泄率）の測定が用いられる．現在厚生省の診断基準によると，アルブミン尿の定義は$15\mu g/$分（24時間尿）あるいは$10\mu g/$分（夜間尿）以上と提唱されている（表57)[8]）.

ii）腎機能障害

糸球体濾過率（GFR），腎血漿流量（RPF），両者から算出される濾過率（FF）および尿細管機能の変化が重要である．GFRの測定が最も重要であり，内因性クレアチニンクリアランスで代用されるが，ときにはイヌリンなどの正確なクリアランスが必要とされる．糖尿病でみられる特徴的な腎機能の変化は糸球体過剰濾過である．臨床的にはGFRが$140\,ml/$分$/1.73\,m^2$以上と定義する場合が多い．2型糖尿病での頻度は5〜35％とされており，糸球体

硬化症の発症あるいは促進因子であることが示唆されているが，その臨床的意義については十分に明らかにされていない．尿細管機能は尿中の NAG や β_2 ミクログロブリン濃度などの測定で評価されているが，特異的な変化は示さない．

iii）高 血 圧

1型糖尿病では腎症が発症してから，高血圧を呈することが多い．すなわち，腎症の進展（腎機能低下）とともに高血圧の頻度が増加する．一方，2型糖尿病では糖尿病発症時すでに高血圧を合併していることが多い．1型および2型糖尿病ともに体液貯留型の腎性高血圧と考えられている．また，本態性高血圧に2型糖尿病が合併する場合が多く，腎症の発症と進展が加速される．さらに，高血圧の遺伝的素因やインスリン抵抗性などの因子が，腎症と高血圧の両者の発症に関与している可能性を示唆するものもある．

iv）浮　　　腫

尿中アルブミン（蛋白）排泄量の増加とともにネフローゼ症候群の頻度が増加する．低蛋白血症に伴う血漿浸透圧の低下，腎機能低下に伴う体液貯留，細小血管症に基づく血管透過性の亢進などにより，浮腫が出現する．同時に起こる高脂血症，血液凝固・線溶系の亢進などが，二次的な病態を引き起こす．

v）そ の 他

粥状動脈硬化に伴う種々の血管合併症がみられる．糖尿病罹病期間 10 年以上で腎症の発症は約 30％とされているが，網膜症の発症頻度は 80％以上とされており，眼底所見が重要である．すなわち，腎症に先行して網膜症が発症していることが多い．

（3）診　　　断

腎症の診断は，臨床的な症候の基準からなされるのが一般的である（表 58）[1]．腎生検による組織学的所見が腎症の診断に用いられるのは稀である．まず，糖尿病の罹病期間が一定以上（5 年以上）であることが挙げられる．1型糖尿病患者では 10 年以上の経過の後に微量アルブミンが出現するとされている．2型糖尿病患者では，糖尿病の発症時期が明確でないので，一応の目安として 5 年が設定されていると考えてよい．最も重要な所見はアルブミ

表58 糖尿病性腎症の臨床診断のための参考基準

1) 糖尿病の罹病期間が一定期間以上である（ほぼ5年以上）
2) 網膜症・神経症など他の糖尿病性合併症が存在する
3) 尿中蛋白（アルブミン）排泄量の持続的増加がみられ，他の原因病態が除外できる
4) 顕著な血尿が存在しない
5) ときにGFR高値，腎肥大が存在する．

(吉川隆一，1995[1])

ン主体の持続的な蛋白尿の存在があり，他の原因疾患が除外されることである．免疫グロブリン，トランスフェリン，β_2-ミクログロブリン，などの血漿蛋白も検出される．早期腎症診断のために尿中微量アルブミンの定量が重要である．30～300 mg/日のとき微量アルブミン尿陽性と判定し，300 mg/日以上であれば顕性蛋白尿陽性とする．また，尿所見で顕著な血尿が存在しないことである．腎症で軽微な血尿はみられるが，1視野50個以上の赤血球が観察されることは稀である．さらに網膜症，神経症など腎症と原因が同一とされる細小血管合併症が存在することである．早期にはGFR高値，腎肥大の存在も参考となる．

早期発見のためには，すべての糖尿病患者に尿蛋白定性検査を定期的に行うことが必須である．蛋白尿が陽性であれば，腎に関しての精査を行う．診断基準に基づき，かつ他の腎疾患が除外されれば腎症と診断される．蛋白尿が陰性の場合も時間尿の微量アルブミンの検査が勧められる．複数回微量アルブミンが陽性であれば，時間尿（24時間，夜間など）を採取して，微量アルブミンの存在を確認することが望ましい．表57，58の基準にそって腎症の診断を確定する．

（4）治　療

腎症の治療の基本は，血糖の厳格な管理，腎機能の長期にわたる保持，そして合併症の発症および進展の防止を中心とした全身管理を行うことである．薬物療法の進歩により血糖のコントロールは比較的容易になったが，インスリン分泌能やインスリン抵抗性を考慮しながら治療を進める必要がある．腎機能の保持には血圧管理と低蛋白食の導入が必須である．また，全身の管理は，血管障害の予防と対症療法，感染の防止と治療さらに貧血などの合

併症の治療，体力保持などを行う．

i) 血糖の管理

インスリンの頻回注射や皮下持続注入法などの強化インスリン療法による血糖の管理が最も有効とされている．強化インスリン療法の腎症の進展予防に対する有効性は米国で実施された1型糖尿病を対象としたDCCT（Diabetes Control and Complication Trial）研究によって実証されている[9]．すなわち，強化インスリン療法でヘモグロビンA_{1c}を7％程度に維持することにより，正常アルブミン尿から微量アルブミン尿への進展，微量アルブミン尿から顕性アルブミン尿への進展が抑制されることが確認されている．ヘモグロビンA_{1c}で評価した血糖のコントロール状態と腎症の進展阻止とは，ほぼ有意の相関関係が認められている．2型糖尿病を対象としたわが国おける研究（Kumamoto Study）においても，血糖管理の重要性が確認されている[10]．

ii) 血圧の管理

高血圧は腎症進展の重要な危険因子であり，血圧管理は腎機能保持に必須である．降圧の目標は従来考えられていたよりもかなり低い血圧値が設定されている．とくに合併症発症の頻度が高いために，非糖尿病患者おける降圧目標の140/90未満よりも低い降圧目標の130/85 mmHg未満が設定されている．さらに尿蛋白排泄量1g/日以上の腎障害を呈する患者では125/75 mmHg未満までの降圧が必要とされている[11]．微量アルブミン尿を呈する早期腎症患者に降圧薬を投与すると，尿中アルブミンの排泄が低下するのみならず，顕性蛋白尿への移行が有意に抑制される．この場合には全身血圧の下降が重要であり，降圧薬の種類によらないとされている．一方，降圧薬のなかでACE阻害薬に特異的な腎保護作用があることが多くの研究により認められており，優先的に使用することが推奨されている[12,13]．糖尿病では糸球体内圧が上昇しており，糸球体高血圧が存在し，腎症の発症・進展に重要な役割を演じていると考えられている（血行動態異常説）．したがって，全身血圧とは独立して，糸球体高血圧を是正すれば腎症の治療に有効となる．ACE阻害薬は，アンジオテンシンⅡの生成阻害を介して糸球体輸出細動脈を拡張させることにより糸球体内圧を低下させる．全身血圧の下降とこの糸球体内圧下降の両方の作用を介

してACE阻害薬が他の降圧薬に比して，より強い腎保護作用を示していると考えられている．新たに開発されたアンジオテンシンII受容体拮抗薬も同様な機序を介しての腎保護作用が期待されている．カルシウム拮抗薬を始めとする他の降圧薬は全身血圧を十分に下降させた場合のみ，糸球体内圧を下降し腎保護作用を示すとされている．カルシウム拮抗薬は糸球体に対して，輸入細動脈を選択的に拡張させる．したがって十分な全身血圧の下降が得られない場合は腎症の進展をきたす可能性が示唆されているので，とくに全身の降圧が必要となる．カルシウム拮抗薬のうちマニジピン，エホニジピンなどは輸出細動脈も拡張させるために糸球体内圧を低下させるとの成績も報告されており，注目される．α-遮断薬はインスリン抵抗性を改善し，中性脂肪の低下やHDL-コレステロールの増加などの脂質代謝改善作用も有することから，糖尿病を有する患者では使いやすい．ACE阻害薬とカルシウム拮抗薬の特性から，両者の併用がとくに腎機能保持に有効であるとするものもある[14]．

iii）食事療法

食事療法の基本は，血糖コントロールのための熱量制限，蛋白尿減少や腎機能保持のための蛋白摂取制限，浮腫や高血圧予防そして治療のための塩分制限および腎機能が低下した場合のカリウム制限である．このうち，とくに蛋白摂取制限が腎症進展の阻止にとってきわめて重要である．蛋白質の過剰摂取によって，糸球体過剰濾過が生ずる機序としては，腎血流量の増加，血管拡張性プロスタノイド（PGI_2やPGE_2）の産生亢進，グルカゴンの産生亢進，尿細管糸球体フィードバックの感受性低下，一酸化窒素の産生亢進による腎内細動脈（輸入細動脈）の拡張などが想定されている．蛋白摂取制限により，尿中アルブミン排泄量が低下し，GFRの低下がみられている．具体的な蛋白摂取制限は，0.8g/kg体重/日で効果が認められ，さらに0.6g/kg体重/日で効果が著明となる．これ以上の蛋白摂取制限では，窒素バランスが負に転じ，栄養学的な問題が生じる（0.4g/kg体重/日が最低限）．低蛋白食を行う場合には，窒素バランスを保つために十分なエネルギーの確保が必須であり，摂取熱量を維持することが必要である．また，必須アミノ酸（ケト酸）やビタミンの欠乏，血清アルブミン値の

表59 糖尿病性腎症の食事療法

	総エネルギー (kcal/kg/日)	蛋白質 (g/kg/日)	食塩分 (g/日)	カリウム (g/日)
第1期	25～30		制限せず	制限せず
第2期	25～30	1.0～1.2	制限せず	制限せず
第3A期	25～30	0.8～1.0	7～8	制限せず
第3B期	25～35	0.8～1.0	7～8	軽度制限
第4期	30～35	0.6～0.8	5～7	1.5
第5期				
HD	35～40	1.0～1.2	7～8	<1.5
CAPD	30～35	1.1～1.3	8～10	軽度制限

(平成4年度糖尿病調査研究報告書厚生省, 1992[15])

減少などの栄養学的問題についての配慮も必要となる．厚生省糖尿病調査研究班により提唱されている食事療法基準を表59に示した[15]．

腎症患者の蛋白尿および腎機能低下のいずれも，喫煙者は非喫煙者に比して進行が早い．早期からの禁煙の指導がなされるべきである．また，腎症患者では非腎症患者に比して高脂血症の頻度が高い．この場合の食事指導がしばしば問題となる．蛋白と脂質を制限することによる，糖質主体の食事内容は食品構成のうえで現実的ではない．したがって，食事による脂質摂取制限を指導するよりもHMGCoA還元酵素阻害薬などの薬物療法を併用するほうが現実的である．

おわりに

糖尿病性腎症は，長い経過を辿り徐々に進行する疾患である．病期の進展とともに治療・管理が困難となり，病態の悪化も加速される．したがって，早期診断に基づいた早期の管理・治療が重要である．早期診断のための最も重要な点は，通常の尿検査に加えて微量アルブミンの検査を定期的に行うことである．早期腎症の病期での治療・管理開始は病期の進展を阻止することが明らかにされており，早期診断，早期治療の臨床的意義は高い．

[保嶋　実]

2）神経合併症（糖尿病性神経障害）

はじめに：糖尿病性ニューロパチーとは

糖尿病性ニューロパチーの発症にはポリオール代謝異常，蛋白糖化，フリーラジカル，血管障害など，多くの因子が関与すると推察される．しかし，血糖コントロール以外の有効な予防手段は未だに見出されない．したがって，「糖尿病性ニューロパチーとはインスリン作用不足ないし慢性高血糖状態に起因するニューロパチー」とする定義は，現在でも最も現実的なものである[1]．一方，糖尿病に合併するニューロパチーの臨床像は多彩で，臨床的に単一の"糖尿病性ニューロパチー症候群"は存在しない．"糖尿病性ニューロパチー群"ととらえ，個々の病型毎に異なる末梢神経疾患として対処するのが適切である．

（1）糖尿病性ニューロパチーの分類

糖尿病性ニューロパチーでは，これまでも種々の病型分類が試みられてきた．表60にP. K. Thomas教授が最近発表したもの[2]を掲げた．この分類では糖尿病性ポリニューロパチー（diabetic polyneuropathy，以下DPN）を感覚・自律神経ニューロパチーとした点が画期的である．これまでの多くの既存分類では，DPNは感覚・運動・自律神経障害と記されてきた．病理学的・神経生理学的には運動神経線維の障害が証明されるので，既存分類におけるDPN記述は病態論としては正しい．しかし，臨床的にはDPNは例外なく感覚障害主体であり，運動ニューロパチーが前面に立

表60　糖尿病性ニューロパチーの分類

1. "高血糖"ニューロパチー
2. 対称性ポリニューロパチー
    1）感覚自律神経ニューロパチー
    2）急性疼痛性ニューロパチー
3. 局所性および多巣性ニューロパチー
    1）脳神経ニューロパチー
    2）軀幹ーニューロパチー
    3）四肢局所性ニューロパチー
4. 混合型

(Thomas PK, 1997[2])

って感覚障害が軽いポリニューロパチーは存在しない．Thomas 新分類の DPN 記述に込められたこのメッセージは，DPN の臨床診断上，きわめて重要である．

この分類の「高血糖ニューロパチー」は，血糖是正とともにしびれなどが漸次軽快する病態で，これまで可逆性現象 reversible phenomenon と呼ばれていたものを指す．糖尿病動物では形態学的変化がほとんどみられない時期でも伝導速度が低下し，しかもインスリン治療で血糖が是正されると伝導速度の改善がみられる．高血糖ニューロパチーはそれに相似の状態と推定される．

(2) 糖尿病性ポリニューロパチー diabetic polyneuropathy (DPN)

糖尿病性ニューロパチー群を構成する各種病型のうち，DPN が患者ケアに際して最も重要な病型であることは論を待たない．それは，①頻度がきわめて高く，②緩徐だが確実に進行し，③激しいしびれや疼痛のため ADL が著しく阻害される場合があること，また④自律神経障害のために生命予後が短縮することなどの要因による．DPN の頻度は糖尿病罹患年数が長引くほど上昇し，Pirart によれば，糖尿病歴 25 年で症候性 DPN の頻度は約 50％であった[1]．

一方，糖尿病患者では"糖尿病性"以外の神経障害をみる場合も多い．Dyck ら[3]は，糖尿病患者が訴える神経症状の 10％は"糖尿病性"ではないとした．また，最近の本邦報告[4]では，「糖尿病患者の四肢のしびれ中糖尿病性 DPN によると考えられるのは 18％に過ぎず，とくに上肢のしびれの手根管症候群と頸椎症によるものがほとんど」とするものさえある．したがって，自覚症状に頼った糖尿病 DPN 診断は誤診の危険が大きい．他覚所見と電気生理学検査をふまえた客観的診断基準の使用が望まれる．

ⅰ) 糖尿病性ポリニューロパチーの臨床的特徴

DPN と他原因によるポリニューロパチーの間に症候学的に一線を引くことは，厳密には不可能である．共通の症候が多いからである．また，DPN には生化学的・生理学的な特異マーカーもない．この意味で，DPN 診断は除外診断に他ならない．しかし，糖尿病性神経障害には多数の症例に共通の特徴的徴候も確実に存在する．糖尿病性ニューロパチーの臨床的特徴と，それに反した場

表61 糖尿病性ポリニューロパチーの特徴と鑑別疾患

臨床的特徴	鑑別すべき疾患
感覚障害が優位である	運動優位の場合：慢性炎症性脱髄性ニューロパチー，シャルコーマリートゥース病など
下肢に優位である	上肢感覚障害が目立つ場合：手根管症候群，頚椎症，頚椎後縦靱帯骨化症など
左右対称性障害である	左右差が顕著な場合：腰椎症，足根管症候群など

合に念頭に置くべき主な疾患を表61にまとめた．

運動障害が高度な場合に最も問題になるのは，慢性炎症性脱髄性ニューロパチー（CIDP）[5]である．この疾患は緩徐進行性・再燃性の運動優位ニューロパチーで，糖尿病患者に併発することが少なくない[6]．鑑別には綿密な電気生理診断が必要だが，CIDPは治療可能な病態なので，とくに配慮すべき疾患である．また，Charcot-Marie-Tooth病の合併も見逃される場合が多い．

また，しびれ感や感覚低下の下肢優位性はDPNの第2に重大な特徴である．下肢よりも上肢のしびれ感が高度な場合には，手根管症候群や頚髄病変を第1に考えなくてはならない[7]．DPNでは手根管部伝導障害が生じやすいという一般的特性が知られている[8]が，手根管症候群特有の徴候がみられる場合には，整形外科的治療を優先させなければいけない．また，糖尿病で頚椎後縦靱帯骨化症の頻度が高いことは，周知の事実である．一般のポリニューロパチーの障害分布に関しては古くから手袋靴下型 glove & stocking type という表現が使われてきたが，DPNでは"手袋"抜きの"靴下型"がほとんどで，くるぶしより近位側までしびれが上行することはないのが原則である．

DPN障害像は左右対称性という特徴がある．もちろん，厳密な左右対称性というものはもともと生体には存在しない．しかし，症状が明らかに片側性であったり，左右差が著しい場合には，DPN以外の病因を念頭に置くべきである．とくに頻度が高い腰椎椎間板ヘルニアや足根管症候群では，立位保持後や歩行後にしびれが悪化するという特徴がある．

また，Thomasの新分類で急性疼痛性ニューロパチーを一般の感覚自律神経ニューロパチーから一線が画された点には説明が必要かもしれない．しびれ感が緩徐に疼痛感に変容する状況は感覚自律神経ニューロパチーの進行状態とみなされるが，激しい疼痛

が短い期間に急速進行する病態にはインスリンによる急速な血糖是正[9]や急速な体重減少[10]などが関連すると考えられる．インスリンにはAVシャントを開く作用があると云われ，毛細管レベルでの虚血，酸素分圧低下が生じるとする仮説もある．

ii）糖尿病性ポリニューロパチーの臨床診断

現在，本邦のDPN診断は個々の施設毎にまちまちに行われている．その状況を打破するために，「糖尿病性神経障害を語る会（代表世話人：八木橋操六）」では表62に示した診断基準を作成した[11]．この基準の鋭敏性・特異性に関しては更なる検証的研究を要するが，DPN診断に一定の基準を提示したことに意義がある．この診断基準では，下肢のしびれ感や表在覚鈍麻を臨床診断の必須要件とした．上肢のしびれをDPNの徴候としてはとらないという基本姿勢の正当性は，すでに言及したとうりである．一方，神経伝導検査で明らかな異常値が示されれば，体性神経障害の客観的証拠と考えられるので，無症状であってもDPN陽性としてある．一方，心電図RR間隔変動の短時間測定などの機能検査は

表62 糖尿病性多発神経障害（distal symmetric polyneuropathy）の簡易診断基準

必須項目：以下の2項目を満たす
 1．糖尿病が存在する．
 2．糖尿病性神経障害以外の末梢神経障害を否定しうる．

条件項目：以下の3項目のうち2項目以上を満たす場合を"神経障害あり"とする．
 1．糖尿病性神経障害に基くと思われる自覚症状[1)2)]．
 2．両側アキレス腱反射の低下あるいは消失[3)]．
 3．両側内顆振動覚低下（128 Hz 音叉にて10秒未満）[4)]
 注意事項
 1）自覚症状とは，下記(1)(2)を満たすものを指す．
  (1)両側性
  (2)足趾先および足裏の「しびれ」「疼痛」「感覚低下」「感覚異常」のうち何れかの症状を訴える．「冷感」は取らない．上肢の症状は取らない．
 2）とくに脊椎症の合併に注意する．
 3）アキレス腱反射は膝立て位で検討すること．
 4）高齢対象者については十分考慮すること．

参考項目：以下の項目の何れかを満たす場合は，条件項目を満たさなくても"神経障害あり"とする．
 1）神経伝導検査で2つ以上の神経でそれぞれ1項目以上の検査項目（伝導速度，振幅，潜時）の異常を認める．
 2）臨床的に明らかな糖尿病性自律神経障害がある．自律神経機能検査で異常を確認することが望ましい．

（糖尿病性神経障害を語る会，1998）

ポリニューロパチー以外の病因によるものが少なくないので，自律神経機能検査のみでDPNとは診断できないという立場がとられている．起立性低血圧，弛緩性膀胱，発汗異常などの明確な症状，およびそれらを裏づける検査所見が診断の要件である．

実際の診察手技に関しては，①椅子の背に手をかけさせ，膝立て位でアキレス腱反射をみること，②振動覚に128Hz音叉を使用することを勧めている．アキレス腱反射をベッドサイドでみる最もオーソドックスな方法は，患者を仰臥位にし，検査肢の膝を屈曲させて外顆部を他肢の膝付近にのせ，足関節の弛緩状態を確認し，足関節を伸展した瞬間にアキレス腱を叩打するものである．しかし，忙しい外来で効率よく，かつ確実にアキレス腱反射をみる方法としては，①の方法が最適であろう．この検査姿勢はバビンスキーの肢位と呼ばれる．アキレス腱反射低下の定義としては，増強法をとったときには誘発されるが，リラックスした場合には陰性である状態を指す．一方，②では音叉の振動感が10秒以上あれば正常と規定されたが，振動覚は健常者でも高齢となるにつれ急速に低下するので，60歳以上の患者では10秒を若干切っても異常とは言い難い．DPNでは細径有髄線維・無髄線維障害も早期から生じるので，痛覚検査も参考にすべきであろう．その際，従来用いられてきた金属製のピンは感染症の媒体となりうるので，竹串やプラスチックの棒を用いるのが良い．

iii）糖尿病性ニューロパチーの電気生理診断

神経伝導検査（nerve conduction study，以下NCS）が最も客観的な非侵襲的手法として重視される．病理学的所見との対比が確立されているからである．標準的NCSは上肢では正中・尺骨神経，下肢では脛骨・腓骨・腓腹神経で行われる．習熟した検査者が施行すれば，伝導速度の場合，測定誤差が±5％以内になる．評価項目は，運動神経系では複合筋電位振幅，遠位潜時，運動神経伝導速度，およびF波潜時が，感覚神経系では複合感覚神経電位振幅，感覚神経伝導速度が一般的である．正常値は測定条件によって異なるが，一般に上肢MCV・SCVは50m/s，下肢では40m/sがおおまかな正常下限レベルである．複合感覚神経電位は上下肢でそれぞれ10μV・5μVがおおよその下限である．DPNでの伝導速度系指標の異常率は下肢できわめて高いが，異常の程度は軽

い[12]．それに対し，感覚神経電位振幅低下は高度で，表面電極では記録不能となる場合が多い．

iv）サブクリニカル・ポリニューロパチー

DPN は潜行性発症を特徴とする疾患であるから，顕性になる以前に無症候性の時期があると推定される．無症状の患者で腱反射消失や振動覚低下がある場合を無症候性ニューロパチー asymptomatic neuropathy と呼ぶことはかなり以前から行われてきたし，腱反射や振動覚に明らかな異常がなくても，神経伝導検査で異常があれば，それだけでニューロパチーの診断を下して良いとする研究者も増加している．米国糖尿病学会で規定するサブクリニカル・ニューロパチー[13]，あるいは表62の「糖尿病性神経障害を考える会の簡易診断基準」における「参考項目1」もこのような考えに則って規定されたものである．

われわれの検討では，神経症状が無く，しかもアキレス腱反射が保たれている糖尿病患者における電気生理学的異常の発見頻度は約45％であった．無症状であってもアキレス腱反射が陰性化している患者群では，神経伝導異常率が60％以上の高率である[14]．とくにF波潜時延長率が高い．サブクリニカルニューロパチーがどのような経過で顕性ニューロパチーに至るのかは今後の重要な研究課題である．

（3）糖尿病性モノニューロパチー diabetic mononeuropathy

全身性ニューロパチーである DPN に対し，糖尿病性モノニューロパチー (diabetic mononeuropathy, 以下 DMN) は非対称障害像が特徴である．以前から糖尿病性とされてきた病型，および糖尿病患者での発症率が健常者よりも明らかに高いと考えられている代表的な病型を表63に示した．急性発症DMN，とくに"糖尿病性"とされてきた古典的病型の場合，その症候学は障害神経毎にまったく異なるものの，経過に関しては驚くほど共通点が多い[15]．すなわち，①突発性ないし急性発症で，②発症に前後して障害神経周辺の鈍痛がみられ，③経過が比較的良好で，数ヵ月以内に治癒する場合が多いことなどである．これらの特徴から，DMN は血管栄養神経閉塞が関係した病態と推察され，とくに動眼神経麻痺では，栄養血管閉塞が剖検例でも確認されている．

表63 糖尿病性非対称性ニューロパチーと症候

急性発症のモノニューロパチー
　1）糖尿病性眼筋麻痺：眼瞼下垂，復視
　2）顔面神経麻痺：片側顔面筋力低下
　3）聴・前庭神経障害：難聴，めまい
　4）糖尿病性軀幹神経障害：胸腹部しびれ感・痛み
　5）糖尿病性大腿神経障害：臀部大腿部筋力低下
　6）外側大腿皮神経障害：大腿外側部しびれ感
　7）腓骨神経障害：下腿外側部しびれ

慢性ニューロパチー
　1）手根管症候群：第2～第4指のしびれ
　2）足根管症候群：足底のしびれ

"糖尿病性"としたものは古くから合併症として認識された病型，他は糖尿病患者で高頻度だが，因果関係が確立されていないもの

　糖尿病性動眼神経麻痺には瞳孔散大が軽度ないし目立たないという際立った特徴がある．しかし，中脳の部分的血管障害でも瞳孔機能がスペアされることがあり，瞳孔異常がないことをもって糖尿病性眼筋麻痺の診断確定というわけにはいかない．糖尿病性であっても，瞳孔異常がみられることも，もちろんある．解剖学的に，生命予後に関わる部位周辺の異常であるだけに，綿密な鑑別診断が必須である．

　下肢近位筋力低下および筋萎縮を生じる非対称型運動ニューロパチー，いわゆる大腿神経麻痺も糖尿病関連としての認識が古い病型で，糖尿病性アミオトロフィーとの別称がある．筋固有病変であるミオパチーを示唆するような名称だが，筋電図学的にも筋組織形態変化からも神経原生筋萎縮である．この病型は，実際には単純な大腿神経モノニューロパチーでなく，むしろ複数の神経根を巻き込んだ多発性単神経根障害である場合が多く，最近では近位性運動ニューロパチー[9]の別称が好まれる．

　軀幹神経麻痺は胸腹部の皮節に一致したしびれ，疼痛，感覚脱失が起こるもので，肋間神経痛様の激しい症状をみることもある．腹部では腹筋麻痺も起こす場合があり，筋緊張低下による腹部膨隆がみられる．両側性障害もしばしばみられるが，厳密に診察すると左右の高位の違いや障害度の違いがみられ，非対称性障害である場合がほとんどである．われわれは1998年1年間に3例の自験例を経験しており，決して稀な障害型ではないと思われる．

　糖尿病患者では急性顔面神経麻痺と急性感音性難聴の発症率が

高いといわれているが，前者はベル麻痺と，後者は突発性難聴と区別しがたく，糖尿病との因果関係は明確でない．ただ，糖尿病患者では健常者よりも予後が悪いとされる．古典的モノニューロパチー群と異なる点である．また，糖尿病では圧迫性神経障害が高率にみられることが知られている．手根管症候群はその代表的なものである．

症例 8 ）遠位対称性感覚ニューロパチーと亜急性近位性運動ニューロパチーの合併症

- 症　　　例：66 歳女性
- 主　　　訴：起立障害，四肢体幹のしびれ
- 家　族　歴：父が脳梗塞
- 既　往　歴：特記事項なし
- 現　病　歴：50 歳頃より口渇・多飲が出現し，近医で糖尿病の診断を受けたが，ほぼ放置．66 歳時，口渇，多尿，全身倦怠感，および 9 ヵ月で 11 kg の体重減少があり近医を受診．血糖 500 mg/dl，HbA$_{1c}$ 20.0％，尿ケトン体 3 ＋のため即刻入院．速効型インスリン投与を開始し，約 1 ヵ月で HbA$_{1c}$ が 8.6％まで低下した．その頃から足のしびれと疼痛が増強し，トイレでの立ち上がり困難，階段昇り困難から起立・歩行不能を呈したため，当科に入院となった．
- 現　　　症：上肢は肩甲帯を中心に，下肢は臀部と大腿を中心に著しい筋萎縮と脱力を認めた．腱反射は四肢で消失，バビンスキー反射陰性．感覚系では四肢遠位部表在覚と振動覚の著しい低下がみられた他，前胸部に触刺激による不快感を認めた．
- 検　　　査：脛骨神経伝導検査では M 波振幅著明低下と MCV 軽度低下を認め，腓腹神経電位は誘発不能で，軸索変性の所見であった．大腿四頭筋の筋電図は長潜時多相性ユニットを伴う神経原性所見．腓腹神経生検では有髄神経密度の高度低下に加え，新鮮な軸索変性（図：黒矢印）や小径線維の集簇（再生神経，図：白矢印）が多数みられた．筋生

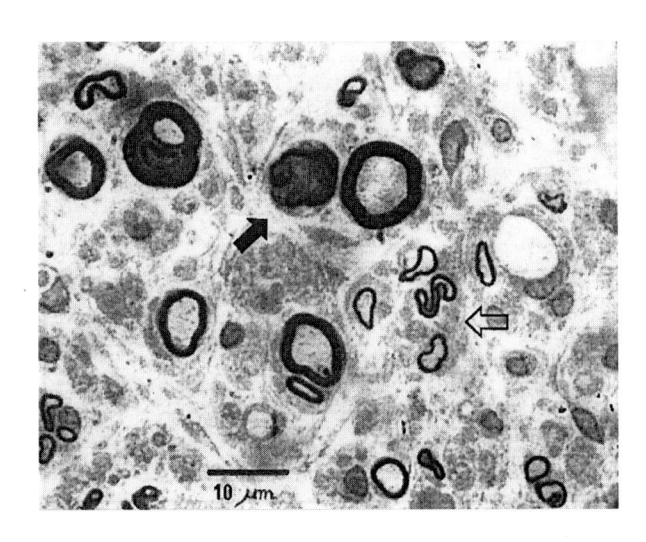

検では 2 型筋線維萎縮を認めた．
● 経　　過：入院後，血糖をやや高めに維持し，血糖コントロールを緩徐に行い，しびれと痛みには抗けいれん剤や三環系抗うつ剤などで対症的に対処した．疼痛は徐々に軽快，近位筋力も増強したが，著明な起立性低血圧による起立困難が遷延した．

（4）糖尿病性ニューロパチーの治療

DMN の予後は一般に良好である．一方，DPN は緩徐進行性で，その治療ないし進展予防の中心が血糖コントロールにあることはすでにたびたびふれたとおりである．しかし，他に有効な薬物療法がないという現状は深刻である．現状の代謝・虚血病因仮説に基づいて用いられる主な薬物を表 64 に示す[17]．

ポリオール代謝異常仮説に基づくアルドース還元酵素阻害剤（ARI）は，進行した症例よりも軽症例での進行防止作用を期待する意見が強い．ARI の神経再生促進作用も示唆されている．しかし，その使用時期や使用期間には共通のコンセンサスがない．なお，神経再生作用はメチル B_{12} でも示されている．

しびれや痛みに対しては，非ステロイド系鎮痛薬（NSAIDs），抗うつ剤，カルバマゼピンをはじめとする抗痙攣剤などが使用さ

表64　糖尿病性ニューロパチーの治療に用いられる主な薬物

種類	薬品名	一日使用量
病因的治療		
アルドース還元酵素阻害剤	エパルレスタット	経口150mg，分3
ビタミン B_{12}	メコバラミン	経口1500μg，分3
ビタミンE	トコフェロール	経口150mg，分3
リポ PGE1	アルプロスタジル	点滴静注10μg
プロスタサイクリン	シロスタゾール	経口100〜200mg，分2
しびれ・疼痛の治療		
非ステロイド系鎮痛薬	インドメタシン	経口・坐50〜100mg，分1〜3
	スリンダク	経口200〜300mg，分2
	ジクロフェナック	経口・坐50〜100mg，分1〜3
抗痙攣剤	カルバマゼピン	経口100〜600mg，分1〜3
	バルプロ酸	経口200〜800mg，分1〜3
	フェニトイン	経口100〜300mg，分1〜3
	クロナゼパム	経口0.5〜6mg，分1〜3
抗うつ剤	アミトリプチリン	経口10〜75mg，分1〜3
	イミプラミン	経口10〜75mg，分1〜3
	マプロチリン	経口10〜75mg，分1〜3
経口局麻薬	メキシチレン	経口300〜600mg，分1〜3
交感神経抑制剤	クロニジン	経口225〜450μg，分3

れる．メキシレチンも平成 12 年には保険適用の予定である．しかし，それらの効果は必ずしも一定でないので，個々の患者レベルでみれば，試行錯誤的治療の域を出ない．症状がごく軽度の場合には，血糖コントロールに留意しつつ，温浴やマッサージのみで経過をみて良い．しびれや疼痛が気になる場合には経口 NSAIDs を使用するが，夜間増悪がある場合にはジクロフェナック坐剤を使用したり，抗うつ剤やクロナゼパムの就寝前投与が効果的である．疼痛が耐え難くなった場合にはメキシチレン，クロニジン，抗うつ剤などを組み合わせて対処する．いわゆる疼痛性ニューロパチー painful neuropathy であっても，激しい疼痛期間は数ヵ月で軽減するので，患者に希望を持たせつつ疼痛治療を進めることが大切である．ただし，疼痛の自然軽減は，必ずしも治癒を意味するものではなく，むしろ疼痛線維の脱落が主因であることを銘記すべきである．

［馬 場 正 之］

3）糖尿病網膜症

（1）病　　態

糖尿病網膜症の本態は，高血糖を主とした代謝異常によりもたらされる細小血管障害であり，その臨床像は網膜血管の透過性亢進と細小血管閉塞という 2 つの病態が基本となって形成される．虚血に陥った網膜からは血管新生因子が放出され新生血管が誘発されるが，そこに硝子体による網膜牽引という要素も加わり，病像は複雑なものとなる．

（2）病 期 分 類

多くの分類が提唱されてきたが，基本的には単純網膜症と増殖網膜症に大別される．簡潔に言うならば，血管病変が網膜内に留まっているのが単純網膜症であり，硝子体網膜境界面に新生血管が増殖した状態が増殖網膜症である．また，単純網膜症から増殖網膜症へと移行する前段階は予後の分岐点としてとくに重要視され，増殖前網膜症と呼ばれる．

(3) 診 断 法
ⅰ) 眼底検査

　日本人の糖尿病は2型糖尿病が主であるため，診断された時点ですでに数年の罹病期間を経て網膜症を合併している可能性がある．また，眼底の中央に病変が及ばない限り視力への影響は少ないため，患者が症状を自覚した時点ではすでに病期が進行していることが多い．したがって，眼底検査は糖尿病に対して必須のスクリーニング検査と考えるべきである．一般に，本症は初期には進行が緩徐であり，信頼に足るスクリーニング検査によって網膜症なし，または，初期の単純網膜症と判定された場合には，6ヵ月〜1年後の再検査でよい．もし，中等度の単純網膜症が見られた場合には，3ヵ月毎に眼底検査を行い，とくに増殖前網膜症への進行を見逃さないよう注意する．ただし，急に厳格な血糖コントロールを行うと網膜症の悪化をきたすことがあり，とくに長期間未治療またはコントロール不良であった症例では危険性が高いので，はじめの数ヵ月間は1ヵ月毎に眼底検査を行う．なお，前増殖期よりも進行した症例では，後述する局所治療が必要になるので，経過観察のスケジュールも個々の状態に応じて設定する．

ⅱ) 蛍光眼底造影 (fluorescein angiography, FAG)

　本法は血管閉塞・毛細血管瘤・灌流遅延などを検出するための血管造影である．また，蛍光色素フルオレセインは正常な網膜血管内皮および色素上皮を透過しないので，これらの組織が持つバリア機能の破綻は色素漏出という形で検出される．なお，出血およびメラニン色素により蛍光はブロックされる．FAGを行う第1の目的は網膜症の早期発見である．糖尿病患者における網膜症の検出率は，眼底検査のみによる判定と比較して，FAGを併用したほうが約40％高い．副作用と医療経済学的問題を考慮すると，すべての患者に本法を実施するわけにはいかないが，眼底検査で一見正常でも病歴や治療状況から危険な匂いを嗅ぎとってFAGの必要を判断できるかどうかは，臨床医としてのセンスの問題であろう．FAGの第2の目的は網膜症の重症度の判定であり，とくに血管閉塞の広さや新生血管の有無を判定するうえで必須の検査と言える．

　［注］フルオレセインによる副作用として，頻繁に見られるの

は一過性の悪心・嘔吐である．ときに，アレルギー反応による掻痒感・紅斑・蕁麻疹などの皮膚症状があり，静注から数時間後に現れることもある．ショックの頻度は3000例に1回とも報告されており，稀な副作用ではあるが，検査時には常に血管確保し，救急蘇生のための用具と薬品を備えておく必要がある．また，重篤な副作用の危険を考慮すると，高度に全身状態の不良な患者，明らかに皮内テスト陽性の患者，妊婦に対しては禁忌である．また，高度な腎機能障害例では，副作用を契機に透析に至ることもある．

(4) 眼底所見

i) 単純網膜症 (simple retinopathy)（図18）

糖尿病網膜症の特徴的な初期病変として，毛細血管瘤が挙げられる．眼底検査では小さな赤点として観察されるので小出血との鑑別が難しいが，FAGで過蛍光点として造影されれば毛細血管瘤，低蛍光点であれば出血である．網膜出血の形はその存在部位によって異なり，ある程度は重症度を反映する．毛細血管は網膜の細胞配列が比較的粗な層に多く分布しているため，毛細血管瘤および毛細血管からの出血は「点状」ないし「しみ状」となる．一方，上位の血管は網膜表層にあって，そこは神経繊維が眼底面に沿って密に配列しているため，出血も「線状」を呈し，量が多ければ「火焔状」の形をとる．硬性白斑とは，透過性の亢進した網膜血管や毛細血管瘤から血漿成分が漏出した後に，フィブリン，その他の蛋白に富んだ血漿成分が濃縮されて外網状層に貯留したものであり，境界鮮明な黄白色点の集合として観察される．

ii) 増殖前網膜症 (pre-proliferative retinopathy)（図19）

増殖前期に最も一般的な所見は多発する軟性白斑である．軟性白斑は綿花様白斑とも呼ばれ，網膜表層の毛羽だったように境界不鮮明な灰白色の混濁を呈する．病理学的には虚血により生じた網膜神経繊維の腫大が主な病変であり，眼底後極部に好発する．FAGを行うと，軟性白斑に一致して毛細血管床閉塞による低蛍光（無血管野）が見られることが多い．時間経過とともに神経繊維は萎縮し軟性白斑も消失するが，それは循環の改善を意味するわけではない．急な血糖管理の後に軟性白斑が単発的に現れることがあるが，FAGで白斑に一致した部位以外に血管閉塞が見られな

ければ，まだ単純網膜症の段階と考えてよい．血管閉塞が広がるにつれて，隣接する細小血管が不規則に拡張・蛇行し，蛍光漏出を示すようになり，これを網膜内細小血管異常（intraretinal microvascular abnormality, IRMA）と呼ぶ．さらに，静脈の灌流障害が高じると，数珠状・ビーズ状の不規則な拡張やループ形成などの静脈異常が現れる．これらの所見があれば，明らかに増殖前網膜症，もしくはより重症と判断する．

iii）増殖網膜症（proliferative retinopathy）（図20）

広範な網膜虚血に対する反応として網膜血管から新生血管が増殖した状態が増殖網膜症だが，ただし，血管の増殖には足場となる後部硝子体膜の存在が不可欠である．この新生血管は血管壁の構造が脆弱なため，血圧上昇や後部硝子体膜が収縮する際の牽引によって容易に破綻し，硝子体出血をきたす．さらに，その出血が刺激となって新生血管の周囲には線維性増殖膜が形成され，この膜はさらに収縮して牽引性網膜剝離の原因となる．

iv）黄 斑 症（maculopathy）（図21）

黄斑は形態覚・色覚を担う錐体細胞が集中する重要な部分であり，この部位に限局した高度の病変が見られる場合を黄斑症と呼ぶ．病態としては，黄斑浮腫，傍中心窩毛細血管の脱落による虚血，色素上皮障害が含まれるが，頻度が高く治療上問題になるのは黄斑浮腫である．黄斑浮腫には局所性と瀰慢性がある．局所性黄斑浮腫の原因は透過性の亢進した毛細血管瘤からの漏出であり，浮腫の辺縁には硬性白斑を伴うことが多く，漏出部への光凝固に良く反応する．一方，瀰慢性黄斑浮腫はFAGでも漏出点を特定できず，光凝固の治療成績も一般に不良であり，発症機序および治療について議論の的となっている．

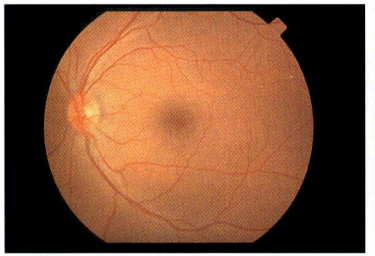

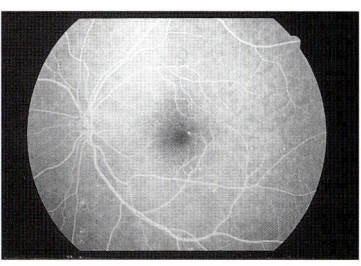

図18 初期の単純網膜症　左：眼底写真，右：蛍光眼底造影（FAG）
眼底写真でも少数の赤点が見られるが，より多くの毛細血管瘤がFAGにより過蛍光点として明瞭に造影されている．

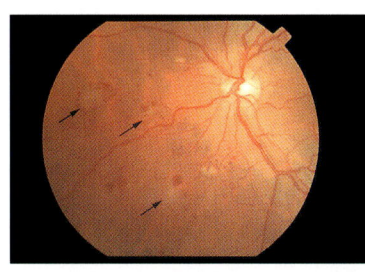

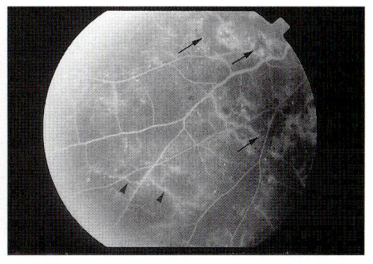

図19 増殖前網膜症　左：眼底写真，右：蛍光眼底造影（FAG）
多数の点状・しみ状出血に加えて軟性白斑（矢印）が見られる．FAGでは軟性白斑に一致した部位を含めて広範に無血管野があり，網膜内細小血管異常（矢尻）も見られる．

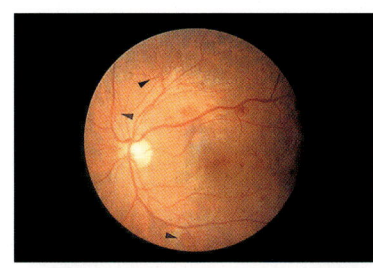

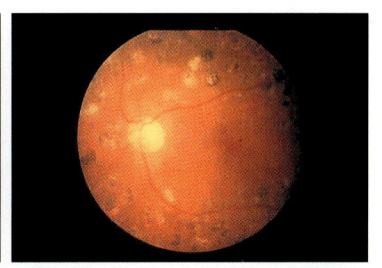

図20 増殖網膜症　左：治療前の眼底写真，右：治療後の眼底写真
治療前には，多数の奇網状の新生血管（矢尻）が認められた．汎網膜光凝固術の18カ月後には，新生血管は退縮している．黄斑部を除いて広範に凝固斑が見られる．

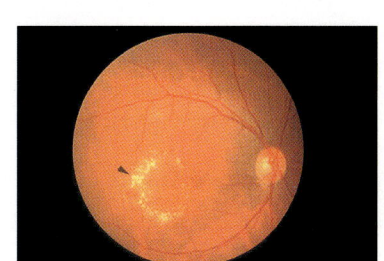

図21 黄斑症（局所性黄斑浮腫）
黄斑の耳側に限局性の網膜浮腫があり，辺縁に沿って点状の硬性白斑（矢尻）が沈着している．耳側辺縁にある毛細血管瘤からの漏出が原因．

(5) 疫　　学

　　わが国の成人の中途失明原因の第1位が糖尿病網膜症であると言われてすでに久しい．糖尿病患者の網膜症の有病率は，調査方法にもよるが30〜50％と推定される[1]．そのうちの約10％は増殖網膜症であり，失明の恐れがある．1型糖尿病においては5年以上の罹病期間を経て網膜症が出現，期間の延長とともに網膜症の有病率も増加し，15年以上では75％を超える．わが国に多い2型糖尿病では発症時期が不明瞭なことが多いが，罹病期間，とくに未治療またはコントロール不良の期間が長いほど，網膜症の有病率は増加し重症化すると考えてよい．

(6) 治　　療

ⅰ) 血糖コントロールと網膜症

　　網膜症の進展に関わる全身的因子として高血糖と罹病期間が最も重要である．また近年，厳密な血糖コントロールが網膜症を含めた糖尿病性合併症の予防に有効であることの証明がいくつか報告された[2,3]．詳細は他項に譲るが，網膜症の発症・進展予防のためには，HbA_{1c} 7％以下という良好な血糖コントロールを長期間維持することが必要と考えられる．一方，急速な血糖コントロールの後に網膜症が悪化する症例がある[4]．多くは一過性であるが，長期間未治療またはコントロール不良であった症例は不可逆性に悪化する危険性が高い．いわゆる治療後網膜症である．その病態は不明な点が多いが，最近のわれわれの成績によれば，治療前のHbA_{1c}値が10％以上，治療開始から1ヵ月あたりのHbA_{1c}値の低下率が1.0％以上であった症例に急性増悪の危険性がある．

ⅱ) 薬　物　療　法

　　本症の本態が細小血管障害であること，糖尿病においては種々の血小板・凝固・線溶系の異常による血栓傾向がみられることから，微量アスピリンなどによる抗血小板療法は合理的な薬物治療と考えれらる．しかし，大規模な臨床治験によって単純網膜症の発症・悪化を防ぐために有効と確認された薬物は未だない．

ⅲ) 網膜光凝固 (retinal photocoagulation)（図20）

　　眼底に照射されたレーザー光は，網膜色素上皮および脈絡膜に含まれるメラニン色素に吸収されて熱を発生し組織を凝固させ

る．このような破壊治療が奏功する機序としては，虚血網膜からの血管新生因子の放出が減少し血管増殖が抑制される，凝固後の組織修復の過程で網膜血管の透過性亢進が抑えられる，凝固部位が萎縮して酸素需要が減少し相対的に非凝固部位への酸素供給が高まる，などの理由が考えられる．

　光凝固治療には汎網膜光凝固と局所凝固がある．手技の詳細は成書に譲るとして，汎網膜光凝固ほど網膜症患者の失明予防に貢献した治療法はない．後述する硝子体手術も本法の併用なしには成り立たない．適応は前増殖網膜症および硝子体出血や網膜剥離をきたす前の増殖網膜症であるが，実施にあたってはFAGで無血管野の広がりを確認することが重要である．閉塞の高度な症例ほど広範囲に密度の高い凝固が必要であるし，一連の凝固が終了後も，必ずFAGで不足箇所の有無を確認する必要がある．ただし，汎網膜光凝固後に黄斑浮腫が増強し不可逆の視力低下をきたす例があるので，注意を要する．

　局所性黄斑浮腫に対しては，漏出の強い毛細血管瘤を小さなスポットで閉塞させていく局所凝固が有効である．一方，瀰慢性黄斑浮腫に対しては，中心窩を残して黄斑部を格子状に囲む凝固方法が推奨された時期があった．しかし，その後，過剰凝固による障害に警鐘が鳴らされる一方，一部の後部硝子体未剥離例に対する硝子体手術の有効性が報告されており，現在では，格子状凝固の適応は後部硝子体剥離の明らかな瀰慢性黄斑浮腫に限られる．

iv）**硝子体手術**（vitreous surgery）（図22）

　この手術の主な目的は，硝子体の切除による光路の再建，網膜への牽引除去であり，かつては遷延する硝子体出血，黄斑に及ぶ牽引性網膜剥離が適応とされていた．現在では，良好な結果を得るためにより早期の手術が推奨されており，遷延性ではないが大量の硝子体出血，活動性の高い繊維血管性増殖，虹彩ルベオーシス（虹彩における血管新生），増殖膜による黄斑偏位，さらには，後部硝子体膜が未剥離の瀰慢性黄斑浮腫へと適応は拡大しつつある．

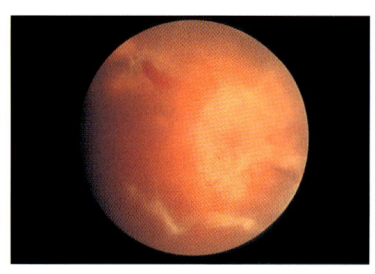

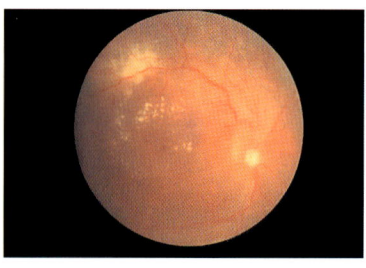

図22 増殖網膜症　左：治療前の眼底写真，右：治療後の眼底写真
治療前には旺盛な線維血管性増殖膜と硝子体出血が見られた．硝子体手術により増殖膜を除去し眼内光凝固を追加して，網膜症を鎮静化させた．

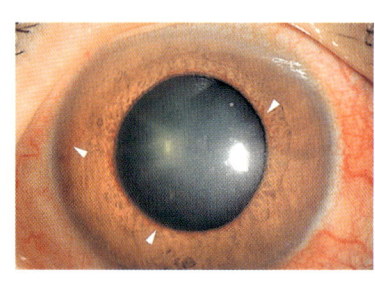

図23 血管新生緑内障
旺盛な虹彩ルベオーシス（白矢尻）が認められ，眼圧上昇をきたした症例．

（7）網膜症以外の糖尿病眼合併症

ⅰ）白　内　障（cataract）

　　糖尿病白内障の特徴は，後嚢下皮質の皿状の混濁を呈し進行が早いことである．若年者において糖尿病性と診断することは容易だが，高齢者では老人性白内障と区別できないことが多い．いずれも，眼底の観察や光凝固治療の妨げとなる場合には積極的に手術を行うべきだが，問題は白内障手術自体が網膜症悪化を促進する危険因子になり得ることである．その際，術前の網膜症の重症度が高いほど術後の悪化の危険度も高い．したがって，FAG所見などから網膜症悪化が予想される場合には，術前に可能な限り光凝固を実施し，手術にあたっては，術後の眼底の視認性を確保できるよう手技を工夫し，さらに術後はFAGを頻回に行い時期を逃さず光凝固を追加する．それが困難と思われる場合には然るべき施設で白内障・硝子体同時手術を検討すべきである．

ⅱ）血管新生緑内障（neovascular glaucoma）（図23）

　　糖尿病網膜症における最悪の合併症である．高度の網膜虚血の結果，虹彩および隅角部に新生血管を生じ，隅角の房水流出路が閉塞して眼圧上昇をきたす．眼圧がコントロールできなくなる前

に眼底の周辺部まで十分な光凝固を行い，虹彩ルベオーシスを消退させることができれば，失明を免れる可能性がある．ルベオーシスの旺盛な症例に対しては，主に，硝子体手術と併用して周辺部網膜および毛様体への光凝固が行われるが，長期成績は不良である．

iii）網膜静脈閉塞症，その他

糖尿病は動脈硬化や血液凝固系の亢進を介して，網膜静脈閉塞症，網膜動脈閉塞症，虚血性視神経症など種々の網膜血管病変の危険因子となる．したがって，糖尿病患者に網膜出血，硬性白斑，軟性白斑などの眼底病変があっても，即，糖尿病網膜症と診断してはいけないし，また糖尿病網膜症との併発もありうる．網膜静脈閉塞症患者における糖尿病およびIGTの頻度は約7割，高インスリン血症が約4割との報告[5]もある．したがって，これらの網膜血管病と診断された患者に糖尿病の既往歴がない場合には，積極的に血液検査を行って耐糖能障害の有無を検索するべきである．

[松橋　英昭]

4）糖尿病性大血管障害（高脂血症を含む）

（1）糖尿病性大血管障害の疫学

糖尿病性大血管障害には，心血管疾患，脳血管疾患，および下肢の閉塞性血管疾患が含まれる．細小血管障害とは異なり，これらは糖尿病患者だけに特有な疾患ではなく，その診断自体は一般的であるので，本項ではまず大血管障害に関して糖尿病での疫学的特徴について述べる．

i）糖尿病患者と非糖尿病者との比較

糖尿病患者では大血管障害である動脈硬化性疾患の発症が非糖尿病者に比べ2～3倍多い[1,2]，あるいは暦年齢より約10年早く動脈硬化が進むといわれる．下肢の閉塞性血管疾患は患者のQOLに大きな影響を与えるものであり[3]，また心血管疾患や脳血管疾患は患者の予後，寿命の短縮に大きな影響を与えている[4,5]．

心血管疾患について，Joslin Clinicでは2型糖尿病患者とFramingham studyにおける非糖尿病者の死亡率を比較し，2型

糖尿病患者は男性では約2倍，女性では約4倍も死亡率が高いとしている[6]．本邦においても2,490名の地域住民を対象とした久山町研究の報告[7]がある．心血管発症率（/千人年）は糖尿病群5.0，正常耐糖能群1.6であり，糖尿病群で有意に高率であったとしている．また佐々木は2型糖尿病患者1,939例を平均15年間追跡し，死亡した880例について死因動向を検討している[8]．その成績では，虚血性心疾患は死因の12.6％を占め，住民一般に対するO/E比は3.33と有意に高値であったとしている．

脳血管疾患についても，Framingham studyでは糖尿病患者の脳梗塞発症に対する相対危険度は男性2.18，女性2.17と非糖尿病者に比べ高いことが報告されている[9]．本邦では久山町研究において脳梗塞発症率（/千人年）は糖尿病患者6.5，正常対照者1.9であり，糖尿病患者で3倍高率であったとしている[10]．前述した佐々木の死因動向の成績でも，脳血管疾患は死因の14.5％を占め，O/E比は1.54と有意に高値であったとしている[8]．

ii) 欧米と本邦との比較

大血管障害の基盤である動脈硬化症は欧米では多いことが知られている．Matsumotoらは東京大学とJoslin Clinicとでの心血管死亡率を比較検討し，Joslin Clinicでは死亡率が39％であったのに対し日本では11％で低率であったとしている[11]．WHO Multinational Study of Vascular Disease in Diabeticsでは，ロンドン，スイス，ブリュッセル，モスクワ，ワルシャワ，ベルリン，ザグレブ，ニューデリー，香港，東京，ハバナ，オクラホマ，アリゾナ，ブルガリアにおいて35歳から55歳までの糖尿病患者を対象に調査した[12]．心血管死亡率（/千人年）は，男性ではベルリンが15.0，オクラホマが12.5，ロンドンが11.4と欧米で高率であったが，東京は0.8と低率であったとしている．しかし一方，江草らは日本人としての遺伝因子は同じである日系米人の糖尿病患者について検討し，環境の影響を受ける動脈硬化危険因子は日系米人では日本人に比べ高度であり，その結果，心血管死亡率は米国白人糖尿病患者と同程度であることを見い出している[13]．このことから本邦においても生活の欧米化に伴い，大血管障害の重要性が増してきているといえよう．

(2) 糖尿病性大血管障害の病態の特徴

　　糖尿病にみられる大血管障害は一般の動脈硬化症と本質的には違いはないが，いくつかの特徴がみられる．大血管障害全般に共通する特徴としては，ひとたびなんらかの大血管障害が発生したときには，糖尿病では全身の血管，臓器が障害されている場合が多い．このため慎重な全身管理が必要である．

ⅰ) 心血管疾患の特徴

　　糖尿病における冠動脈硬化はいくつかの血管にまたがるということと，一つの血管でも割合長く末梢まで動脈硬化病変が広がっていることが特徴といわれている．また糖尿病性神経障害のために狭心症や心筋梗塞の疼痛がマスクされることがある．このため病態が重症化する．また併存する diabetic cardiomyopathy などのために心不全になりやすい．これらのため，糖尿病患者では心筋梗塞後の生命予後が不良であるとされている．本邦において入院4週間での死亡率を検討した成績では，非糖尿病者では死亡率が5％であったのに対し，糖尿病患者では26％と有意に高率であったとしている[14]．

ⅱ) 脳血管疾患の特徴

　　糖尿病性大血管障害に特有なものは，脳出血ではなく脳梗塞である．糖尿病における脳梗塞は中小動脈に起こりやすく，しかも多発性であることが特徴といわれている．このため無症候性脳梗塞，あるいは多発性小梗塞が多いとされている．

ⅲ) 下肢の閉塞性血管疾患の特徴

　　下肢の閉塞性血管疾患については，糖尿病では動脈硬化症だけでなく細小血管障害の関与も重要である．その詳細については著者が以前記述した論文[3]を参照されたい．

(3) 糖尿病性大血管障害の診断

　　先にも述べたが，糖尿病性大血管障害の診断自体は一般の動脈硬化性疾患の診断と同様である．ただ糖尿病での心血管疾患は前述したように無痛性に発生しているときがあるので，こまめに心電図などの検査を行うことが必要である．脳血管疾患についても無症候性脳梗塞が多いので，MRIによる定期的な検査が有用である．

このように糖尿病性大血管障害は症状に乏しいことが多い．しかし，ひとたび発生したときには全身の血管，臓器が障害されている場合が多く重症化しやすい．このため症状のないときからの早期の診断が要求される．以下に動脈硬化症の非侵襲的診断法を列記するが，これらは糖尿病患者を管理していくうえで有用である．

- 超音波法による頸動脈壁肥厚度の測定
- ドップラー血流計によるankle pressure index（API）の測定
- 足趾血圧の測定
- 経皮的酸素分圧の測定
- 指尖容積脈波（plethysmogram；PTG）の測定
- 加速度脈波（acceleration plethysmogram；APG）の測定
- 大動脈脈波速度（aortic pulse wave velocity；PWV）の測定
- サーモグラフィー
- 核医学検査による血流量や血流分布の測定

これらのなかでも超音波法による頸動脈壁肥厚度の測定[15]は，冠動脈造影での動脈硬化度と強い相関（r＝0.68）がみられるとされ[16]，糖尿病における動脈硬化度の測定に繁用されている．また糖尿病での下肢の閉塞性血管疾患については，細小血管障害の因子も関与していることから，APIの測定だけではなく，下腿動脈以下の末梢の病変に対して診断率が高いとされる足趾血圧の測定や微小循環の把握に優れている検査である経皮的酸素分圧の測定が有用である．

なお，糖尿病性大血管障害の診断に際して注意しなければならないことは造影剤の使用についてである．脳血管疾患の診断では造影CTの検査に，心血管疾患の診断では冠動脈造影検査に造影剤を使用する．このとき，糖尿病では腎症を併発している場合，造影剤の使用が不可逆性の腎不全を引き起こす危険性がある．このため，血清クレアチニンが1.5mg/dl以上の場合は造影剤の使用に際し慎重な注意を要する[17]ことを怠ってはならない．

（4）糖尿病性大血管障害の治療，および危険因子への対策

糖尿病における大血管障害の治療といっても，その診断と同じく一般の動脈硬化性疾患の治療と同様である．糖尿病に特有の治療としては，心血管疾患の治療に関し以下に述べる1点が報告さ

れているだけである．むしろ，大血管障害をもたらす危険因子のなかに糖尿病に特有のものがあり，本項ではそれらの危険因子への対策を中心に述べる．

i) 糖尿病における心血管疾患の治療

糖尿病患者に発生した心筋梗塞に対するインスリン-グルコース療法の意義が論じられている．The Diabetes Insulin-Glucose in Acute Myocardial Infarction (DIGAMI) 研究グループは，心筋梗塞発生後のできるだけ早期からインスリン-グルコース療法を行った群306例（I群）と対照群314例（C群）で検討している．1年間の死亡率はI群（19％）がC群（26％）に比べ有意に低値であり，再梗塞率もI群（28％）がC群（45％）に比べ有意に低値であったとしている[18]．

ii) 高脂血症，血清脂質異常への対策

高脂血症は動脈硬化症に対して重要な危険因子であるが，糖尿病では高脂血症，あるいは血清脂質異常が高率にみられる．著者らの成績[19]では，糖尿病治療前の2型糖尿病患者543例において高脂血症を有する頻度は57％であり，その内訳はIIa型が17％，IIb型が21％，IV型が19％であった（表65）．糖尿病治療後においてもその頻度は低下するとはいえ，なお高率であり，糖尿病治療後の253例において高脂血症を有する頻度は42％であり，その内訳は同様に23％，9％，11％であった．

糖尿病における大血管障害と血清脂質異常との関連について，欧州16ヵ国31施設で1型糖尿病患者3,250例を対象とした研究[20]が近年報告された．その研究で心血管疾患の危険因子として

表65 糖尿病患者における高脂血症の頻度

	高脂血症	IIa	IIb	IV
糖尿病治療前				
男性 (n=307)	53%(164)	12%(37)	20%(61)	21%(66)
女性 (n=236)	62%(147)	23%(55)	23%(54)	16%(38)
計 (n=543)	57%(311)	17%(92)	21%(115)	19%(104)
糖尿病治療後				
男性 (n=124)	32%(40)	11%(14)	7%(9)	14%(17)
女性 (n=129)	52%(67)	33%(43)	11%(14)	8%(10)
計 (n=253)	42%(107)	23%(57)	9%(23)	11%(27)

( ) 内は例数　　　　　　　　　　　　（武部和夫ら，1983[19]より改変）

最も重要であったものは，男女ともに血清トリグリセリド（TG）の上昇およびHDL-コレステロール（CH）の低下であったとしている．本邦においても同様の報告がなされている[21]．

血清TGの上昇についてリポ蛋白の面からさらに詳細に検討すると，動脈硬化をきたしやすいとされるレムナントリポ蛋白が上昇していることが糖尿病での特徴である[22)23]．このレムナントを直接的に臨床レベルでとらえることはむずかしいが，臨床で測定可能なremnant like particle（RLP）-CHがひとつの指標として用いられている．また，同じく臨床で測定可能なポリアクリルアミドゲル電気泳動にてpreβバンドとβバンドとの間にミドバンドという異常なバンドを検出することがあり，これがレムナントのひとつとされている[24]．このレムナントという動脈硬化に関与するリポ蛋白は，高脂血症のない場合，すなわち血清TG値が正常な場合にも糖尿病では出現していることがある．このため，糖尿病では高脂血症のない場合においてもこのレムナントの出現に注目し，血清脂質異常の管理にあたることが必要である．

高TG血症に有効な薬剤としては，クロフィブレート製剤，ニコチン酸製剤，EPA製剤などがあげられる．クロフィブレート製剤やニコチン酸製剤は，高TG血症だけでなく低HDL-CH血症の改善にも有効である．

CHに関しては，4S（Scandinavian Simvastatin Survival Study）のsubgroup studyでの研究がなされている．その研究では202例の糖尿病患者を対象とし，平均5.4年観察している．simvastatinを用いて血清CH値を非糖尿病者4242例と同様の値にまで低下させることにより，心血管疾患発生の相対危険度は0.45（p＝0.087）に，またあらゆる動脈硬化性疾患発生のそれは0.63（p＝0.018）に減少したとしている[25]．CHについてもリポ蛋白の面からさらに詳細に検討するとLDLが問題になるが，LDLについては次項で述べる．

糖尿病患者における血清CH値の管理基準は，日本動脈硬化学会の高脂血症診療ガイドライン[26]によると（表66），心血管疾患がない場合はカテゴリーBに相当する．すなわち，生活指導，食事療法適用基準は200 mg/dl以上，薬物療法適用基準は220 mg/dl以上，治療目標値は200 mg/dl未満である．心血管疾患がある場合

表66 冠動脈疾患の予防，治療の観点からみた日本人の高コレステロール血症患者の管理基準

カテゴリー		生活指導，食事療法 適用基準(注1)	薬物療法適用基準(注2)	治療目標値
A 冠動脈疾患[1] 　他の危険因子[2]	(－) (－)	LDL-C140mg/dl 以上 (TC220mg/dl 以上)	LDL-C160mg/dl 以上 (TC240mg/dl 以上)	LDL-C140mg/dl 未満 (TC220mg/dl 未満)
B 冠動脈疾患 　他の危険因子(注3)	(－) (＋)	LDL-C120mg/dl 以上 (TC200mg/dl 以上)	LDL-C140mg/dl 以上 (TC220mg/dl 以上)	LDL-C120mg/dl 未満 (TC200mg/dl 未満)
C 冠動脈疾患	(＋)	LDL-C100mg/dl 以上 (TC180mg/dl 以上)	LDL-C120mg/dl 以上 (TC200mg/dl 以上)	LDL-C100mg/dl 未満 (TC180mg/dl 未満)

1) 冠動脈疾患
　①心筋梗塞，②狭心症，③無症候性心筋虚血(虚血性心電図異常など)，④冠動脈造影で有意狭窄を認めるもの
2) 高コレステロール血症以外の主要な動脈硬化危険因子
　①加齢(男性；45歳以上，女性；閉経後) ②冠動脈疾患の家族歴
　③禁煙習慣 ④高血圧(140 and/or 90mmHg 以上) ⑤肥満(BMI26.4以上)
　⑥耐糖能異常(日本糖尿病学会基準，境界型，糖尿病型)

注1：生治指導，食事療法はA，B，C，すべてのカテゴリーにおいて治療の基本をなすものである．とくにAでは，少なくとも数ヵ月間は，生活指導，食事療法で経過を観察すべきである．Bでは他の危険因子の管理強化でAに改善される例があることに留意する．
注2：薬物療法の適用に関しては，個々の患者の背景，病態を考慮して慎重に判断する必要がある．
注3：末梢動脈硬化性疾患，症状を有する頸動脈疾患や脳梗塞など，冠動脈疾患以外の動脈硬化性疾患を有するものは，冠動脈疾患発症の危険性が高い群として他の危険因子がなくともカテゴリーBに含めて治療する．　　　　(日本動脈硬化学会高脂血症診療ガイドライン，1997[26])

　はカテゴリーCに相当し，生活指導，食事療法適用基準は180mg/dl 以上，薬物療法適用基準は200mg/dl 以上，治療目標値は180mg/dl 未満である．

　高CH血症に有効な薬剤としては，HMG-CoA還元酵素阻害剤，プロブコール，コレスチラミンなどが挙げられる．

　また臨床で測定可能な項目であるLp(a)は動脈硬化症の危険因子とされているが，糖尿病患者における心血管疾患発症においてもLp(a)は危険因子として重要であるといわれている[27]．糖尿病におけるLp(a)値については，高値であるとする成績[28]もあるが，そうでないとする成績もあり未だ一定の見解が得られていない．

　血清Lp(a)を低下させる薬剤としては，ニコチン酸製剤，また閉経後女性にホルモン補充療法として使用されるエストロゲンがあげられる．しかし，薬剤により血清Lp(a)を低下させることが患者の予後に有益であるかどうかは未だ証明されていない．

iii) 高血糖への対策

　血糖を良好にコントロールすることは細小血管障害の発症，進展を抑制するうえで重要であるとDCCTにて報告された[29]．この

血糖の良好なコントロールは，大血管障害の発症，進展の抑制に対しても重要であるとされている[30)31)]．しかし，University Group Diabetes Program (UGDP) の報告[32)] などのそうでないとする成績もみられ，血糖コントロールと大血管障害との関連についてはこれまで明確でなかった．この点について，糖尿病分野で最も大規模な臨床試験である UK Prospective Diabetes Study (UKPDS) の成績が近年報告された．この研究はオクスフォード大学を中心に英国，スコットランド，北アイルランドの23施設が参加して実施された多施設無作為化比較試験である．1977年から1991年までの間に新規に診断された2型糖尿病患者3867例（平均年齢54歳）を平均10年間追跡し，HbA_{1c} の10年間の中央値が7.0％である強化療法群2729例と，それが7.9％である通常療法群1138例の2群において，合併症の発症率を比較検討している．その結果，強化療法群では通常療法群に比べ心筋梗塞の発症率が16％低下（$p=0.052$）したとしている[33)]．

血糖の良好なコントロールが大血管障害の発症，進展を抑制する機序として，ひとつに血糖のコントロールが前述した糖尿病における血清脂質異常，とくに TG の上昇や HDL-CH の低下を改善することが挙げられる[34)]．さらに，LDL の被酸化性の面から著者は報告している．LDL が酸化変性を受けることは動脈硬化症発症の重要な因子であるが，血糖コントロールの良好な糖尿病患者の LDL は血糖コントロールの不良な患者の LDL に比べ，鉄イオンによる被酸化性が有意に抑制されている，すなわち動脈硬化症をきたしにくい様相の LDL になっているとの成績を得ている（図24)[35)]．また LDL の質的異常と血糖コントロールとの関連について，small dense LDL の問題がある．この small dense LDL は動脈硬化症の発症に関与するとされている[36)37)]．Caixas らは small dense LDL と血糖コントロールとの関連について報告している．1型糖尿病37名において血糖を厳格にコントロールすることにより，small dense LDL の割合が19％から11％に減少し，同じく2型糖尿病33名では51％から30％に減少したとしている[38)]．

ここで述べた LDL の酸化について，それを抑制する薬剤として抗酸化剤であるビタミン E が挙げられる．また，プロブコール，

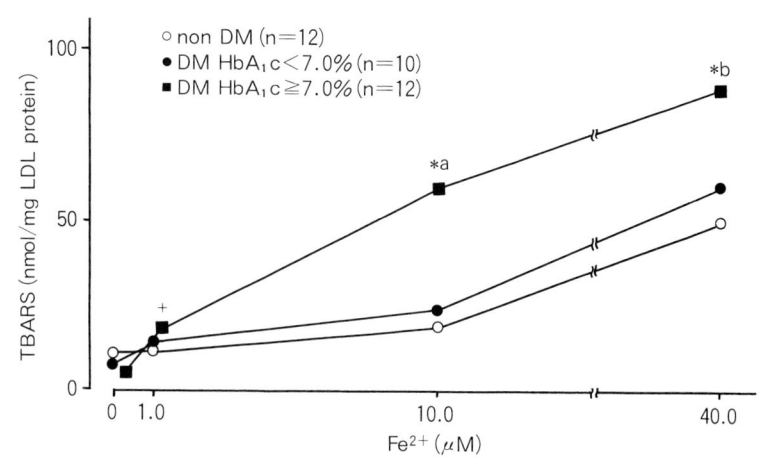

図24 血糖コントロール状態により群分けした糖尿病患者における鉄イオンによる酸化 LDL の TBARS 値
＋：$p<0.10$ vs DM $HbA_{1c}<7.0\%$
＊a：$p<0.01$ vs non DM and vs DM $HbA_{1c}<7.0\%$
＊b：$p<0.01$ vs non DM and $p<0.05$ vs DM $HbA_{1c}<7.0\%$

(小沼富男ら，1995[35])

HMG-CoA 還元酵素阻害剤のなかでもフルバスタチンには抗酸化作用もあることが知られている．small dense LDL を低下させる薬剤としては，ベザフィブレートが挙げられる[39]．

血糖のコントロールと大血管障害との関連については，血清脂質異常の因子のほかにも血管内皮細胞におけるポリオール代謝の亢進や血管組織の糖化などの問題も挙げられる．これらへの対策は，とにかく血糖を良好にコントロールすることである．

iv) 高血圧への対策

前述した UKPDS では高血圧を伴う 2 型糖尿病患者 1148 例（平均年齢 56 歳）を厳格降圧群 758 例と通常降圧群 390 例に分け，合併症の発生率を比較検討している[40]．中央値 8.4 年間の追跡において，厳格降圧群（終了時 144/82 mmHg）では通常降圧群（154/87 mmHg）に比べて血圧が有意に低下した．その結果，心筋梗塞，突然死，脳卒中および末梢血管障害をあわせた大血管障害の発症率が厳格降圧群において 34％低下（p=0.019）し，とくに脳卒中の発症率が 44％低下（p=0.013）したとしている．また心筋梗塞は有意差はなかったが 21％低下（p=0.13）したとしている．

糖尿病患者に降圧剤を投与する場合，それぞれの薬剤の有する性質と糖尿病病態との関連に注意して薬剤を選択することが必要

である．

　α_1遮断薬には，インスリン抵抗性改善作用，血清脂質改善作用（TG の低下，HDL-CH の上昇）があるとされる．しかし，起立性低血圧の問題を注意しながら使用することが必要である．

　ACE 阻害薬には，インスリン抵抗性改善作用，腎機能保護作用があるとされる．しかし，腎症の進行例では使用に注意が必要である．

　徐放性あるいは長時間作用性の Ca 拮抗薬には，インスリン抵抗性改善作用があるとされる．

　利尿薬には，インスリン分泌低下作用，インスリン抵抗性増加作用があるとされる．

　β遮断薬には，インスリン抵抗性増加作用があるとされる．

　糖尿病患者に降圧剤を投与する場合の薬剤の種類，および目標値に関し，National High Blood Pressure Education Program Working Group では，少量の利尿薬，α_1遮断薬，ACE 阻害薬，Ca 拮抗薬を第一選択薬として推奨し，130/85 mmHg 以下を降圧目標としている[41]．

v）血液の凝固線溶系への対策

　糖尿病では血小板の凝集能が亢進しており[42]，血栓が形成されやすい．糖尿病患者の血小板は流動性の低下など細胞膜自体に障害が生じているとされる．著者らはこの血小板膜の脂質について検討し，糖尿病では血小板膜フリーコレステロール（FC）が高値であり，このため血小板の流動性に関与するとされる FC とリン脂質との比が高値であること，さらに糖尿病治療によりこの比が改善することを報告している[43]．

　糖尿病では血小板凝集能の亢進のほかにも，赤血球変形能の低下，血管内皮からのプロスタサイクリン産生の低下および von Willebrand 因子やプラスミノーゲン活性化阻害因子（PAI-I）産生の増加，プラスミノーゲン活性化因子（PA）産生の低下，フィブリノーゲンの増加などの異常がみられ，血液の凝固能が亢進し，線溶能が低下した状態にある．

　この血液の凝固線溶系に対する薬剤として，プロスタグランジン製剤，抗トロンビン製剤，EPA 製剤，シロスタゾール，チクロピジン，トラピジル，アスピリンなどが挙げられる．フィブリノ

ーゲン高値に対しては，フィブリノーゲンの低下作用や赤血球変形能改善作用があるペントキシフィリンを使用する．

vi) 高インスリン血症への対策

以前よりインスリンによる動脈硬化促進がいわれている[44)45)]．インスリンにはTG合成促進作用[46)]，細胞増殖作用[47)]，血栓形成促進作用[48)]，血管透過性促進作用[49)]などがあるとされており，糖尿病における大血管障害促進の危険因子のひとつにインスリンが注目されている．

このため，インスリン注射例では外因性に投与するインスリン注射の量はできるだけ少ない量にするように努めるべきである．そのためにはインスリン抵抗性をきたす因子，すなわち過食，肥満，運動不足，ストレスなどを避けるように患者を指導，教育することが必要である．食事療法単独例，経口剤療法例においても内因性インスリン濃度を低下させるように，インスリン抵抗性をきたす因子を同様に避けることが必要である．

とくに，内因性高インスリン血症と動脈硬化促進との関連については，シンドロームX[50)]，死の四重奏[51)]，インスリン抵抗性症候群[52)]，内臓脂肪症候群[53)]などのインスリン抵抗性を基盤とする症候群（表67）の概念が提唱され，近年注目されている．境界型例や軽症の糖尿病例では，細小血管障害に関してはその危険性が少ないとされるが，大血管障害に関してはその危険性が高いとされる[54)]．その原因として内因性高インスリン血症の存在が論じられている．このため大血管障害の予防や進展阻止に関しては，境界型例や軽症の糖尿病例においても慎重な管理が必要である．

表67 インスリン抵抗性を基盤とする症候群

Syndrome X	死の四重奏	インスリン抵抗性症候群	内臓脂肪症候群
Reaven GM[50)]	Kaplan NM[51)]	DeFronzo RA[52)]	Matsuzawa Y[53)]
高インスリン血症 耐糖能異常 高VLDL-TG血症 低HDL-CH血症 高血圧症	上半身肥満 耐糖能異常 高TG血症 高血圧症	肥満 高インスリン血症 糖尿病 血清脂質異常 高血圧症 冠動脈硬化症	内臓脂肪 インスリン抵抗性 耐糖能異常 高脂血症 高血圧症

［筒井　理裕］

5）そ の 他

（1）糖尿病と皮膚疾患（表68）

　　糖尿病に皮膚病変を伴うことはよく知られている．この皮膚病変には肝硬変や腎不全に合併すると同様の皮疹のない糖尿病性皮膚掻痒症をはじめとするさまざまな病変もあり，皮膚科，ナースとの密なコンタクトの下に診断治療すべきである．

　　皮膚病変の成因としては，糖尿病による血管病変，神経病変，糖代謝異常やそれに引き続く代謝異常が挙げられているが，直接的 dermadrome はなく，ほとんどが間接的 dermadrome と考えられている．

i）皮膚掻痒症（pruritus cutaneus）

　　皮膚の乾燥（乾皮症，xerosis）状態に，低湿度や風呂での皮膚摩擦後刺激で皮膚瘙痒症は発生する．もちろん，腎性，肝性，薬剤性皮膚瘙痒症と鑑別を要する場合もある．外陰部，肛門周囲掻痒感は糖尿病に比較的特徴的で，血糖コントロールの悪い場合に多い．背部などでは擦過痕から発見されることが多い．長期にわたると湿疹化したり感染を合併したりする．

ii）糖尿病性黄色腫（diabetic xanthoma）

　　丘疹，発疹性黄色腫は高脂血症に合併し，小豆大で体幹，殿部，四肢に多数出現する．眼瞼の扁平な黄色腫（xanthoma palpebrar-

表68　糖尿病と皮膚疾患

1）皮膚瘙痒症（pruritus cutaneus）
2）糖尿病性黄色腫（diabetic xanthoma）
3）糖尿病性浮腫性硬化症（diabetic scleredema）
4）リポイド類壊死症（necrobiosis lipoidica）
5）糖尿病性水疱症（bullosis diabeticorum）
6）糖尿病性潮紅（rubeosis faciei diabetica）
　前脛部色素斑（diabetic dermopathy）
　環状肉芽腫（granuloma annulare）
　尋常性白斑（vitiligo vulgaris）
　色素性痒疹（prurigo pigmentosa Nagashima）
7）皮膚感染症
　細菌性（癰，癤，毛包炎，蜂巣織炎，壊死性筋膜炎など）
　ウイルス性（herpes）
　真菌性（白癬，癜風，爪周囲炎，外陰部腟炎，亀頭包皮炎）
8）その他

um) は頻度も高い．掌蹠，鼻唇溝に黄色皮膚線状の認められることもある．皮膚黄染症 (xanthochromia diabetica) は血中カロチン濃度と関係ないといわれている．

iii) 糖尿病性浮腫性硬化症（diabetic scleredema）

項頸部に高頻度に出現し，赤味を帯び，指圧痕のない皮膚の浮腫性硬化性変化である．外見上はカッシング病にみられる buffalo hump 様にみえる．また，上気道炎に続発する scleredema adulforum Buschke とは異なり，数ヵ月では治癒しない．真皮から皮下にかけて膠原線維が膨化し，間質にヒアルロン酸が沈着する．強皮症とは異なり，膠原線維のグリコレーションが原因の一つと想定されている．自覚的には頭重感，肩こり，首の運動制限などを訴えることが多い．

iv) リポイド類壊死症（necrobiosis lipoidica）

リポイド類壊死症は前脛部伸側に境界明瞭，不規則な形をした黄色斑で，辺縁に硬結を認めたりする．疼痛，瘙痒感を伴うことは稀である．経過中に，中央陥凹も出現したり，表皮が萎縮し，毛細血管が目立つようになったりする．皮膚は脆弱化し，わずかの外傷で潰瘍形成をみたり，感染を合併することもある．糖尿病に比較的特徴的なため，necrobiossis lipoidica diabeticorum と呼ばれる．

v) 糖尿病性水疱症（bullosis diabeticorum）

足底，足縁，趾腹に直径 0.5〜数 cm の単房性水疱が出現し，疼痛，炎症所見に乏しい．誘引のないことも多いが，湯タンポ，あんか，こたつなどによる熱傷が誘引のひとつのこともある．細小血管障害や末梢神経障害と関係あると考えられている．不適切に対処すると感染，潰瘍を合併し難治化することもある．

vi) そ の 他

顔，掌蹠，指趾のび漫性潮紅（糖尿病性潮紅，rubeosis faciei diabetica)，リポイド類壊死に類似した前脛部色素斑（diabetic dermopathy），手足背面に環状の硬結節（環状肉芽腫，granuloma annulare），自己免疫が関与するという尋常性白斑（vitiligo vulgaris)なども糖尿病患者の皮膚病変として挙げられる．また近年，発作性の瘙痒感の強い紅色丘疹が上背部，項部，前胸部に出現する色素性痒疹（prurigo pigmentosa Nagashima）も注目されて

いる．

vii）皮膚感染症

　糖尿病患者の主死因が感染症であった時代，すなわち糖尿病コントロールが不十分であった時代には皮膚感染症として，項部，背部，殿部に癤，癰，毛包炎などは多発していた．また現在でも蜂巣織炎，壊死性筋膜炎なども存在している．これら感染症には糖尿病性易感染状態が関与すると考えられる．易感染性の原因として，血糖コントロールの悪さのために好中球貪食機能低下，活性酸素の異常，単球やリンパ球 subset の異常などが指摘されている．

　一方，表在性真菌症のひとつである白癬（水虫），癜風も多い．さらにカンジダによって引き起こされる爪周囲炎，外陰部腟炎，亀頭包皮炎などの頻度も糖尿病患者では高い．

　ウイルス性疾患のうちでは帯状疱疹（herpes zoster）の頻度は高く，肋間神経ばかりでなく，三叉神経領域で発症することもある．易感染性のため二次感染を起こすこともある．

（2）糖尿病と歯科疾患

　糖尿病と歯科領域疾患は内科医，ナース，栄養士には無視されがちな疾患である．しかし，糖尿病治療の基本が食事療法にあるため，食物消化吸収の出発点である咀嚼行為がスムーズに行われないと，血糖コントロールや栄養状態維持に重大な影響を与える．ここでは糖尿病患者に頻度の高い歯周囲組織の障害（歯槽膿漏）について述べる．

　歯周組織とは，外側から歯肉を形成する上皮結合組織と歯槽骨，歯根膜，セメント質など歯を支持する組織のことである．これら歯周組織が病的に破壊されると歯槽膿漏になる．1899 年に Grunert が糖尿病患者に歯槽膿漏（pyorrhoea alveolaris）を合併すると報告し，本邦では 1914 年堀江が糖尿病患者の歯槽膿漏合併頻度を報告している．

　本症の発生機序として，歯肉表面に食物残渣がたまり，細菌増殖が起き，歯表面に歯垢が形成される．細菌増殖によって結合組織内に細菌が侵入し，歯肉炎が成立する．臨床的には炎症の指標である発赤，腫脹を有し，さらに歯磨き時に出血する．病変が進

行すると，歯槽骨（上顎骨や下顎骨）に炎症が波及し，口腔内常在菌である streptococcus に変わり，グラム陰性の嫌気性菌が優位になる．歯と歯肉間に歯周ポケットが形成され，ここに細菌がさらに増殖して口臭をつくる．

　口臭の原因物質（表69）として，蛋白の腐敗によるアンモニア，インドール，含硫アミノ酸システィン，メチオニンから生成されるメチルメルカプタン，硫化水素，グルコースやグルタミン酸から発酵反応によって生成される短鎖脂肪酸(酢酸や酪酸)，アルコール，アセトンなどが挙げられている．

　健常者では口腔内に200種異常の細菌が増殖しており，歯面，歯肉面でプラークを形成しており，主構成細菌は streptococcus や actinomyces，すなわち通性嫌気性グラム陽性球菌や桿菌である．歯口清掃が不十分のときは表70に示すごとく，porphyromonas, prevotella, bacteroides, fusobacterium, treponema, capnocytophaga などが増殖し，蛋白，アミノ酸，糖などを腐敗，発酵させ，上述口臭物質を生成する．

　このため歯垢を予防する意味で正しい歯肉ブラッシング，歯周病早期発見，補綴物，充塡物へも目を向けるとともに，不正咬合など歯科医と相談することも重要なことであろう．

表69　口臭（Foetor ex ore）に関与する物質

1）蛋白の嫌気性菌による分解（腐敗）
　　アンモニア，インドール
2）システィン，メチオニン（含硫アミノ酸）から揮発性硫黄化合物（硫化物）
　　メチルメルカプタン，硫化水素
3）グルコース，グルタミン酸の嫌気的分解（発酵）
　　酢酸，酪酸（短鎖脂肪酸）
　　アルコール，アセトン

表70　歯周病原性グラム陰性菌の産生する臭気物質

菌　種	代謝産物
Porphromonas gingivalis	酪酸，硫化物，インドール，アンモニア
Prevotella intermedia	酪酸，酢酸，インドール，アンモニア
Bacteroides forsythus	硫化物
Fusobacterium nucleatum	酪酸，硫化物，インドール
Campylobacter rectus	硫化物
Treponema denticola	硫化物
Eikenella corrodens	酢酸
Capnocytophaga species	酢酸

(3) 糖尿病患者の足合併症 (diabetic foot)

　糖尿病患者にとって，失明，透析とともに足の切断は恐怖である．このため，切断に至る前に足合併症を発見し治療することが重要なことである．

　糖尿病と足の糖尿病性壊疽との関連は1852年Marchalにより報告され，本邦では1917年古宇田が報告している．日本人糖尿病患者では欧米人患者と比較し，足合併症は少ないと言われてきたが近年増加傾向にあり，注意すべき合併症と考えられる．

　欧米では，Podiastristというco-medicalが中心となり，足合併症のチーム医療を行っているが，本邦では主にナースが中心になり足合併症の発見・予防に努めている．

　最近，糖尿病に関連した足の疾患は総称してdiabetic footと命名されている．このなかには軽いものとして胼胝(たこ)，魚の目，虫さされ，水虫，陥入爪，糖尿病性水泡症も含まれるが，重篤なものとして，足の潰瘍，壊疽，フレグモーネ，non-clostridial gangrene，閉塞性動脈硬化症(arteriosclerosis obliterans, ASO)，Charcot関節も含まれる．

　これらのうち，糖尿病下肢壊疽について本セクションでは触れる(表71)．下肢壊疽は成因として二つの因子がある．すなわち，糖尿病性神経障害が優位なものと，下肢動脈の硬化性虚血性変化が主たる原因になっているものと，その両者が原因と考えられるものに分類できる．

　前者は糖尿病性末梢神経障害によって下肢の知覚が低下・消失するため，小外傷，水疱，虫さされによる炎症波及に気づきづらい．また，深爪，胼胝などに気づいても不清な処置をしたり，放置したりすると緩徐に進行し，潰瘍形成をみる．また，網膜症や白内障のため足の観察が不十分な場合もある．末梢神経障害による潰瘍，感染，壊疽などをひっくるめてneuropathic ulcer(糖尿病性潰瘍/壊疽)と名づけている．神経障害のため温・痛覚低下のみでなく，糖尿病による易感染性，足動静脈シャントによる毛細血管酸素不足も本病態に関与している．

　一方，糖尿病患者以外にも高脂血症，動脈硬化症，加齢などが関与する足の血管性閉塞機転，すなわち閉塞性動脈硬化症(ASO)も糖尿病患者に合併する．糖尿病のコントロール，罹病期間，喫

表71 下肢壊疽

診断	糖尿病性潰瘍（壊疽） （neuropathic ulcer）	閉塞性動脈硬化症 （arteriosclerosis obliterans：ASO）
病変	水疱症 足底，踵の潰瘍 フレグモーネ non-clostridial gas gangrene	遠位動脈，広範，連続，複数対称性 黒色皮膚変化（ミイラ化，炭化） 境界鮮明
症状	足底，踵の悪臭，滲出液 排膿ある湿性潰瘍 　（関節変形：Charcot 関節）	間歇的跛行（claudicatio intermittens） 下腿の運動時筋硬直感，疼痛，休むと回復 チアノーゼ，皮膚温低下
誘引	熱傷，火傷，鶏眼 暖炉（こたつ）による低温熱傷 陥入爪，ひび割れ，靴ずれ 水虫，外傷（釘，びょう，ガラス） 蚊や虫さされ	
原因	糖尿病性神経障害による温痛覚低下 自律神経障害による栄養神経障害 発見の遅さ（網膜症，白内障） 下肢の不衛生 一人暮らし 病変を甘く見，不適切な処置，放置	Mönckeberg 型中膜硬化 内膜アテロール形成粥状硬化による 　動脈閉塞，狭窄 他に心臓，脳血管，腎血管病変合併多い．

煙，高脂血症，高血圧症，心筋梗塞や脳梗塞の既往，蛋白尿の存在する場合，ASO の頻度は増加する．

　ASO の診断には Fontaine の分類が用いられている．Ⅰ度はしびれ，冷感であり，本症状は糖尿病性末梢神経障害と紛らわしい．Ⅱ度は間歇的跛行（claudicatio intermittens）で歩行すると，患側血行不良のため腓腹筋のだるさ，硬直感，疼痛などが出現する．歩行を中止するとふたたび歩くことが可能である．さらに進行すると，血管閉塞，狭窄が高度になり，側副血行路が不十分だと安静時疼痛を伴いⅢ度と分類する．Ⅳ度は潰瘍，壊死を起こす．潰瘍は深く，境界鮮明で，チアノーゼを伴うこともあり，皮膚温は冷たく，炭化（ミイラ化）する．すなわち，neuropathic ulcer と比較し，乾性壊疽のことが多い．本症は遠位動脈の広範かつ連続する対称性複数病変で，動脈拍動は減弱・消失する．病歴とともに大腿動脈，膝窩動脈，足背動脈，後脛骨動脈の動脈拍動を触診することが最も重要である．

　本症を引き起こす中大動脈硬化症には大動脈中膜弾力線維の破壊，断切，石灰化のある Mönckeberg 型と，内皮アテローム形成

する粥状硬化症の二つの病態がある．

neuropathic ulcer と ASO による壊疽の成り立ちと症状の差について述べたが，糖尿病患者の場合，これらを合併することもしばしばある．どちらの原因が優位かを鑑別することが本症の治療につながる．

診断には前述した理学的所見とともに，趾尖脈波，サーモグラフィー，超音波ドップラーによる血流測定，血管撮影による狭窄，側副血行路の状態，下肢 X-P による動脈硬化の石灰化像，皮下気腫（ガス壊疽），骨髄炎の診断，下肢ドップラー法で足背血圧/上腕血圧の比などの検査やこれらの検査方法を組み合わせて行う．蛋白尿を伴う糖尿病性腎症が存在すると造影剤使用に注意しないと急性腎不全を合併することもある．

また，経皮的酸素分圧測定（TC PO$_2$）やその他生化学的に凝固機能を評価することも重要である．これら糖尿病患者の足病変に対しては，皮膚科はもちろんのこと整形外科，放射線科，血管外科とのチーム医療が必要である．

（4）糖尿病と骨合併症

糖尿病と骨との関連は 1948 年 Albright と Reifenstein らによってなされた．一方，小児糖尿病に骨成長障害については 1927 年 Morrison らの報告がある．本邦でも骨代謝治療薬の開発，普及，患者の高齢化と相俟って，県など健康増進課や市町村単位での骨粗鬆症の啓蒙，広報活動などによって骨粗鬆症という病名は注目されるようになってきた．

骨粗鬆症とは，骨塩減少と骨組織の構造変化を特徴とする全身性骨疾患で，骨は脆弱化し，骨折しやすくなる病態と定義されている．本疾患は内科はもちろんのこと整形外科，婦人科，放射線科，小児科など広い領域にまたがっており，各科との連携が必要になってくる疾患でもある．

糖尿病性合併症としての骨減少症は，原発性骨粗鬆症診断基準に基づいて行う．すなわち，X線上椎体骨折を認めるか，認めなくても骨塩減少が young adult mean（YAM）の－1.5SD を骨量減少とし，－2.5SD 以下を骨粗鬆症と診断する．骨塩定量法には DIP 法（Digital image processing method）があり，第2中手骨

中央部の骨塩量を測定する．YAM 70％以下を異常とし，70～80％を境界域とする．一方，DEXA 法（Dual energy X-ray absortiometry method）もあり，前腕橈骨遠位 1／3 部で二つの X 線の生体組織減少によって，軟部組織を除いて骨塩量を定量する方法である．

本法を利用することによって比較的簡便に再現性よく骨塩定量が可能になった．

ところで骨は骨芽細胞による骨形成と破骨細胞による骨吸収を行っており，これらを骨の remodeling といい，両者間に均衡がとれていると coupling といっている．骨粗鬆症では骨吸収が骨形成を上回り，両者に均衡がとれていないため uncoupling であるといっている．骨吸収が骨形成よりかなり大きく，カップリング状態（正常）がより小さいとき，骨代謝回転が低い（low turnover）といい，大きいときは高代謝回転（high turnover）という．

閉経後，老人性や特発性骨粗鬆症などを原発性骨粗鬆症といい，その他の内分泌性，ステロイドホルモン性，リウマチ性，肝膵疾患性や糖尿病性はすべて続発性（二次性）骨粗鬆症である．

糖尿病の骨減少症（粗鬆症）にはいくつかの因子が関与している（表 72）．すなわち，インスリンは骨芽細胞に作用し骨形成を促進するので，インスリン作用減弱によって骨代謝回転は低下する．この結果，骨形成指標 osteocalcin は低下する．また，食事中のカルシウムを小腸から吸収したり，腎からカルシウムを再吸収するには活性型ビタミン D_3 が必要である．ビタミン D_3 は肝で 25 水酸化反応を受けた後，腎で 1α 水酸化反応を受け始めて $1\alpha,25(OH)_2D_3$，いわゆる活性型ビタミン D となり，強い生理作用を示す．したがって，糖尿病性腎症が存在すると腎での 1α 水酸化反応が低下するので，$25(OH)D_3$ しか生成されないし，腎でのビタミン D に対する受容体減少によってもカルシウムの吸収は障害される．また，高血糖時には大量のグルコースが尿中へ喪失される．このとき随伴してカルシウム，マグネシウムなど 2 価イオン元素は尿中へ失われる．このため，続発性副甲状腺機能亢進症を招き骨吸収が増大する．さらに高血糖のため，HbA_{1c} と同様に糖が骨コラーゲンと非酵素的に反応し，グリコシルコラーゲンを生成する．また，血糖をコントロールするために食事療法を厳密に

表72 糖尿病に関連ある骨代謝

食事中カルシウム	食事療法を施行すると低下する
牛乳	乳糖不耐症を診断治療する
ビタミンDの活性化	日光（provitamin D → vitamin D）
	25水酸化反応（肝）
	1α水酸化反応（腎）
	腎不全，肝硬変の合併
膵性糖尿病	食事中Ca摂取量低下
（慢性膵炎，膵切除）	脂肪消化吸収不良による脂溶性ビタミン吸収不良
高血糖	Ca，Mgの尿への喪失
（高度の尿糖排泄時）	
運動	骨芽細胞刺激
十分なインスリン	骨芽細胞（骨形成），膠原線維のグリコシレーション抑制
（血糖コントロール）	

行うと，食事中カルシウム量が減少したり，牛乳を飲用できない乳糖不耐症の場合などもカルシウムバランスは負に傾く．このため，骨塩減少はさらに進行するものと考えられる．

症状としては，原発性骨粗鬆症と変わらず，無症状のものから腰痛症，病的骨折などである．

治療には食事中カルシウム摂取量を食事調査表をもとに再評価することが第一に挙げられる．カルシウム含有量が多く，易吸収性カルシウムである牛乳を飲めない乳糖不耐症を合併した患者にはgalactosidase製剤を用いるか乳糖が分解されている牛乳を用いるとよい．薬物療法に関しては，以下に簡単にその特徴を要約して説明する．カルシトニン製剤は破骨細胞を抑制し，骨吸収を抑制するとともに，中枢系に作用して鎮痛効果を示すといわれている．したがって，腰痛症を有する患者に試みるべきと考えられる．ビタミンD製剤は腸管からのカルシウム吸収を促進するとともに，骨芽細胞分化と骨吸収を抑制するなどの作用を有している．ただし，脂溶性ビタミンであるためビタミンD中毒を引き起こすことがあるので，血清カルシウム値（アルブミンと同時に測定）を定期的に行い，さらに血清ビタミンD_3濃度をモニターすることも重要である．ビタミンK_2は骨吸収を抑制するとともに骨形成を促進するという二面性を有しており，骨塩維持に働いている．本剤は，骨基質蛋白osteocalcinのαカルボキシル化を促進し，この結果石灰化を促進すると考えられる．

また，皮膚でのビタミンDの活性化には紫外線を必要とするこ

とから，日光浴も重要な因子であるし，運動可能な患者は散歩を行い骨芽細胞に刺激を与え，骨塩を維持することも重要である．

最後に，糖尿病のうち膵性糖尿病（慢性膵炎，膵切除）患者は消化吸収障害のうち，脂肪便を呈することが多いので，脂溶性ビタミン吸収不良を合併する．このため，膵消化酵素補充療法を十分行うことが重要である．

（5）糖尿病性胃腸症

糖尿病患者で罹病期間が長く，血糖コントロールの悪い場合，あるいは持続していた高血糖を短時間でコントロールすると（posttreatment neuropathy）と末梢神経障害に加え，自律神経障害を合併する．臨床的には起立性低血圧，インポテンツ，発汗異常，膀胱アトニーの他，消化管では胆嚢アトニー，食道，胃，小腸，大腸の運動機能異常をきたす．胃に関しては1945年Rundlesが，糖尿病に伴う胃運動障害をgastroparesis diabeticorumと命名した．一方，糖尿病に伴う便秘症はよく知られているが，頻度は少ないにせよ下痢を合併することもある（糖尿病性下痢，diabetic diarrhea）．糖尿病性下痢症は1936年Bargenによってはじめて報告された．

この項では，糖尿病性自律神経障害の結果引き起こされるgastroparesis diabeticorumとdiabetic diarrheaについて略述する．

gastroparesis diabeticorumには二つの側面がある．すなわち，ひとつは上部消化器症状，嘔気，嘔吐，腹部膨満感，上腹部痛，胸やけ，食欲不振などnon-ulcer dyspepsia様症状であり，もう一方は，胃運動排泄遅延によって，摂取した食物がスムーズに胃から排出されないため食後血糖上昇の異常がくることである．インスリン治療患者では，インスリンは正常に吸収されても摂取食物が胃から排出されないため，食後低血糖が発生することがある．

gastroparesisの頻度は3,700例の糖尿病患者のうち58例（1.6％）であり，2型糖尿病0.8％，1型糖尿病16％，膵性糖尿病11.7％であった．gastroparesis診断根拠は早朝空腹時の胃透視，胃カメラで胃内に食物残渣が認められたものとしているが，近年の胃排出機能検査を施行するとその頻度は10倍くらいに増加す

ると考えられる（後述）．

　これら症例のうち，食後2時間半以内の低血糖出現は13.8％と多く，いわゆる予期せぬ低血糖が出現していた．糖尿病コントロール指標であるHbA$_{1c}$は悪く，8％以上が50％以上を占めていた．症状に関しては予想に反し，前述した上部消化器症状は少なく，むしろ無症状のものが50％以上であった．このことは，胃の知覚神経障害を示唆する所見であると考えられる．gastroparesisを発見するためには，糖尿病性合併症のうち，神経障害を有しているならばその可能性がある．したがって，上部消化器症状だけにとらわれることなく，血糖コントロールの不安定化，予期せぬ低血糖，胃以外の自律神経症状あるいは迷走神経機能・心電図R-R間隔低下などを考慮し，胃排出機能検査を施行することが必要になってくる．

　gastroparesisの診断は表73に示すごとくである．最も古典的で簡便なのは胃X線検査や胃内視鏡検査であり，前日の夕食後12時間以上で胃内に残渣の認められた場合，gastroparesisと診断する．簡便的には朝食後4時間目に30mlのバリウムを飲用させ，胃内に残渣を認めるときにもgastroparesisと診断できる．これらの方法はどこの施設でも施行できる検査であるが定量性はなく，重度のgastroparesisを診断する方法のため感度は悪い．一方，食物には固形食と液食とがあり，両者は胃排出様式が異なっている．すなわち，固形食は胃前庭部機能を評価する方法で，胃から直線的に排出される．液食は胃と十二指腸の圧勾配を評価する方法で指数関数的に胃から排出される．著者らは液食のマーカーとして鎮痛解熱剤で，胃からは吸収されず十二指腸から速やかに吸収されるアセトアミノフェンを用い，固形食には卵白アルブミンにラベルした^{99m}Tc-Snコロイドを用いた検査法を施行して

表73　gastroparesis diabeticorumの診断

(1) 胃X線検査，胃内視鏡検査による胃内残渣の証明
(2) アセトアミノフェン（液食），アイソトープ^{99m}Tc-コロイド（固形食）を用いた胃排出機能検査で健常者の2SD以上の異常
(3) その他
　　indigestive solid radiopaque marker法
　　胃sonography法
　　呼気中^{13}CO$_2$検査（^{13}C-グリシン，^{13}C-酢酸）法など

きた．図25に示すごとく，アセトアミノフェンは45分値，アイソトープ胃内残存率は2時間値を用い，健常者のm±2SDよりはずれたものをgastroparesisと診断している．この他にもindigestive solid radiopaque法，胃sonography法もある．著者らは最近 ^{13}C-acetate を用いる ^{13}CO$_2$ 呼気試験法で胃排出機能を評価している．本法は ^{13}C 化合物を用いているので生体にとって安全で，小児，妊婦でも禁忌でなく，反復して施行できる検査法である．胃から排出された ^{13}C-acetate は小腸から速やかに吸収され，生体組織で酸化され ^{13}CO$_2$ となり，呼気から排泄させる．すなわち，呼気からの最大 ^{13}CO$_2$ 排泄時間が胃排出機能を表していることになる（図26）．

　gastroparesis diabeticorum の治療には二つの目的がある．一つは上部消化器症状を治療するということであり，もう一つは，

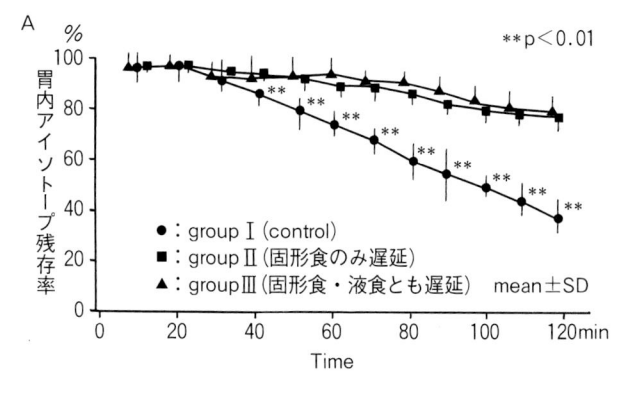

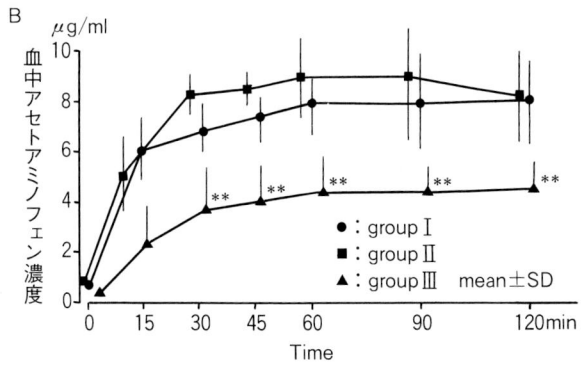

図25　アセトアミノフェンとアイソトープによる胃排出機能
　A：アイソトープによる胃内アイソトープ残存率
　　　正常者では2時間位で食物の半分以上は胃から排出される．
　B：アセトアミノフェン法による血中濃度の推移
　　　通常45分値を用いて判定する．

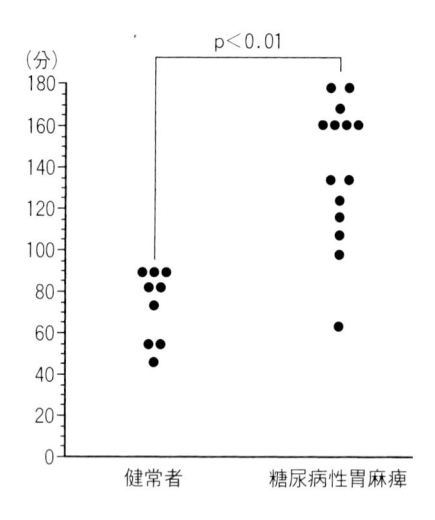

図26 呼気中 $^{13}CO_2$ 存在比のピークまでの時間

血糖の不安定化を改善するということである．治療薬としては胃運動促進剤（改善剤）として primperan, nauselin, abovis, lisamol, ganaton, gasmotin などが挙げられる．これら薬剤のうちある種のものは錐体外路症状，乳汁分泌作用，不整脈などの副作用もあることから，その使用にあたっては十分考慮する必要がある．また，常用量で有効でない場合は2〜3倍量使用することもあり得る．治療評価には自覚症状とともに食後血糖の変化，HbA_{1c}の推移，食後の低血糖頻度と程度にも注意を払うべきと考えられる．また，直接胃運動促進剤として適応承認がとられていない．モチライド作用を有するエリスロマイシンも有用なことがある．

糖尿病性下痢症自体は血糖コントロールに大きな影響を与えない．しかし，頻回の排便で睡眠が障害されたり，肛門周囲のびらんを合併したり，水様便のため脱水，電解質異常が発生したりするので患者のQOL（Quality of life）は著しく障害される．

病型としては連続性の下痢が数年継続するもの，便秘と下痢とが1週以内の間隔で交代して発生するものなどがある．gastroparesisらのない糖尿病性下痢症はないといってよい．

糖尿病下痢症発生に関与する因子は表74に示してある．基本的には自律神経障害によって便秘が起き，これについで腸内細菌過剰症が発生し，下痢が起こる．この根拠として，腸内細菌による脂肪酸の水酸化反応，胆汁酸吸収不良，糖質発酵産物である短鎖脂肪酸の糞便への増加などが挙げられる．一方，下剤の乱用，乳

糖不耐症，giardia lamblia 症，膵性下痢（膵性糖尿病に脂肪便が合併した場合），過敏性大腸などの合併も考慮しておかなければならない．

治療（表75）は，一般には loperamide や抗コリン剤で治まることが多いが，便秘がトリガーになっていることが多いので，便通を整えておくことが重要である．連続性の数ヵ月〜数年に及ぶ，糖尿病性下痢にはコレスチラミンや octreotide が有効なこともあるので使用してみる価値はある．本邦では，糖尿病性下痢症に関する論文はほとんどみられず，この疾患の臨床研究はかなり遅れていると考えられる．

消化器病医と十分な意見を交換し，患者中心の医療を行っていく一つの疾患が糖尿病性下痢症である．便通異常については医師側から積極的に問診していかないと，患者は当たり前と考え，自ら訴えることは少ない．

表74　糖尿病性下痢症の病態と鑑別疾患

1）自律神経障害	9）鑑別疾患
2）平滑筋障害	lactose intolerance
3）管腔内相の変化	sorbitol malabsorption
腸内細菌過剰増殖	α-glucosidase inhibitor
遊離胆汁酸増加	下剤乱用
水酸化脂肪酸増加	giardia lamblia 症
短鎖脂肪酸増加	pancreatic steatorrhea
4）腸管通過時間異常，小腸液分泌亢進	irritable bowel syndrome
5）celiac sprue 合併，胆汁酸吸収不良	inflammatory bowel disease
6）胃腸ホルモン分泌の変化	celiac sprue
7）大腸内圧の変化	infectious enterocolitis
8）肛門直腸機能の変化	その他

表75　糖尿病性下痢症の治療

1）エレメンタルダイエット
2）膵消化酵素
3）Loperamide
4）広範囲抗生物質
5）マクロライド（抗菌作用＋モチライド作用）
6）陰イオン交換樹脂　コレスチラミン
7）α2 receptor agonist
8）long-acting somatostatin（octreotide）
9）gastrokinetics, anticholinergics
　　（aclatonium, trimebutine, tiquizium, cisapride など）

［中村　光男］

3. 特殊ケースの治療

1）小児の糖尿病

小児期に発症する糖尿病には1型糖尿病と2型糖尿病の二者がある．一般に15歳未満で発症したものを小児糖尿病というが，成因，病態および治療法は成人糖尿病のそれらと根元的には異なるものではない．

小児糖尿病を正しく診断し，適切な治療管理を行うためには小児糖尿病の特性すなわちその病態と多様性を理解することが必要不可欠である．

（1）病態・成因
i）病像の多様性

当初いわゆる小児糖尿病といえば1型糖尿病を指していたが，学校検診のなかで，無症状で発見される糖尿病の小児が存在し，そのような患児のなかに2型糖尿病が多数存在することが明らかになってきた．

また1型糖尿病は，本来急激に発症するのが特徴とされていたが，インスリン分泌能の低下が緩徐に進行し，最終的には1型糖尿病になる緩徐発症型1型糖尿病の存在が知られるようになった．その他，家族性を有する小児ないしは若年糖尿病のなかから，インスリン受容体異常症，MODY，ミトコンドリア異常症，グルコキナーゼ欠損症のように遺伝性耐糖能異常症候群が明らかとなり，その病像はますます複雑になってきている．

> **MEMO　1994年のわが国の小児糖尿病の実態調査[1]による小児2型糖尿病の特徴**
>
> 1) 学童期より出現し始め，中学生になると急増してくる．
> 2) 肥満を伴うことが多いが，肥満度20％以下の場合も少なくない．
> 3) 糖尿病家族歴をもつ家系に多い（半数以上）．
> 4) 漸次増加傾向にある．

ii) 小児糖尿病の発症率

わが国における1型糖尿病の発症率は1990年で人口10万人当たり男子1.2人，女子1.8人であり，女子の発症率が男子に比べて高い．小児2型糖尿病についてわが国では，北川ら[2]によると増加しており，頻度は年10万人当たり2〜5例であり，1型糖尿病の頻度（1例/10万人）を上回るという．

iii) 成　　因

1型糖尿病の発症は，自己免疫的機序による膵β細胞の減少によって生じると考えられている．しかしその発症様式には多様性があり，遺伝的素因や環境要因の関与も想定されている．

(i) 自 己 免 疫

a．自己抗体　膵ラ氏島に関連した自己抗体の出現は膵島炎（insulitis）の存在を示唆しており，1型糖尿病発症のマーカーとして考えられている．

1型糖尿病の近親者のうち，ラ氏島細胞抗体（ICA）が陽性で持続し抗体価が高い例で高頻度に1型糖尿病が発症する．インスリン抗体（IAA）は膵島破壊を示すものと考えられ，急性発症1型糖尿病で検出率が高い．ICAとIAAがともに陽性である場合が最も1型糖尿病に移行しやすい．抗GAD（glutamic acid decarboxylase）抗体は発症初期に高率に陽性で約3年目以降は低下していく．抗GAD抗体はSPIDDMでの陽性率が高く，膵β細胞の破壊の進行が緩徐であることを示唆するとの報告もある．

b．細胞性免疫　膵β細胞の破壊は，細胞性免疫と液性免疫が相互に関連して生じる．細胞性免疫が関与する所見として，膵島でのリンパ球を主体とした膵島炎，末梢血での活性化リンパ球の増加やTリンパ球の表面マーカーの異常などがある．

(ii) 遺伝的素因

HLA 遺伝子は第 6 染色体の短腕に存在し，主にクラス I 抗原 (A，B，C) とクラス II 抗原 (DR，DQ，DP) に大別される．HLA と 1 型糖尿病の関係については，白人では B8，B15 その後 DR3，DR4 が，日本人では，Bw54-DR4 および Bw61-DR9 が正相関を示すハプロタイプとして指摘されている．

(iii) 環境要因

ウイルス感染の関与は，1 型糖尿病発症の季節的変動などの疫学的結果から示唆されている．ウイルスが直接膵 β 細胞を破壊する場合と，免疫系を介して間接的に β 細胞を障害する場合が考えられ，後者のほうが主と考えられている．すなわち，ウイルスにより膵島細胞の抗原性が変化したり，新たな抗原性が獲得されることが関与すると考えられている．

現在 1 型糖尿病発症と関連が推定されているウイルスとして，コクサッキー B 群 (とくに B4)，ムンプス，風疹，EB，サイトメガロなどがある．

(2) 診　　断

糖尿病の診断は成人と同様で，慢性的な高血糖を認めることが本質的である．1 型糖尿病は新生児期や乳児期より発症がみられ，本症を疑えば臨床経過・検査所見から診断は難しくない．1985 年のわが国の報告[3] では，小児期発症糖尿病患者 1,172 例中 148 例 (12.6％) が昏睡によって発症しており，発症年齢別にみると，2 歳までは約 40％が昏睡によって発症していたが，5 歳をすぎると 10％以下であった．

GTT については，すでに臨床的に 1 型糖尿病となったものに施行する検査ではないが，学校検診などで見つかる無症状の小児 2 型糖尿病の場合は，GTT による判定が必要となる．昭和 54 年に厚生省研究班 (心身障害研究小児慢性特定疾患研究班基準)[4] により，小児における GTT の耐糖能判定基準が作製されている．糖負荷量は 1.75g/kg に統一してあるが，6 歳以上の小児に適応とされ，最大 100g となっている．上述したように内科領域で最大 75g 負荷が行われていることから，小児ではなおさら 75g を超える必要はないものと思われる．

日本糖尿病学会の診断基準（1999）において，糖尿病としての症状があり，随時血糖 200 mg/dl 以上をもって糖尿病と診断するという基準は，小児，若年糖尿病の診断基準としても十分に応用されうるものと考えられる．

（3）合併症と予後
i）合　併　症
小児期発症 1 型糖尿病の細小血管合併症は思春期を境に増加することから，この時期に最善の医療を行うことがその後の合併症を阻止し，あるいは遅延させると思われる．一方，思春期は身体的不安，精神的葛藤も強くなる時期でもあり，血糖コントロールが難しい時期でもある．

（i）細小血管合併症
a．腎　　症　腎症発症率は，罹病期間 5 年を過ぎたあたりから急激に上昇し，ピークに達するのは罹病期間 15〜17 年であるが，この間に年間約 3％の患者が持続性蛋白尿を呈するようになる．しかし罹病期間 40 年を過ぎると年間約 1％にまで低下する．罹病期間がある程度長くなると腎症発症率が逆に低下することは，糖尿病状態への暴露すべてが腎症発症を規定しているわけではないことを示唆し，例えば遺伝的な疾患感受性の違いなどを考慮しなければならない．また，いったん顕性蛋白尿を呈すると，その後末期腎症に至る率は著しく高い．25％が 6 年以内に，75％が 15 年以内に末期腎症に進展するといわれている．

b．網 膜 症　代表的な追跡調査として，1 型糖尿病発症後最初の 4 年間では，網膜症はまずみられないが，14 年を経過すると単純性網膜症の累積発症率は 90％近くに及ぶという．失明の原因となる増殖性網膜症の発症率は，1 型糖尿病発症率後 10〜15 年の間に急激に上昇する．この時期を過ぎると，年間の発症率は 3％と一定になる．この割合で網膜症が進展すると，罹病期間 40 年では増殖性網膜症の発症率は 62％に達する．東京女子医大糖尿病センターからの報告[5]での増殖性網膜症の累積発症率は，罹病期間 15 年で 20％，19 年で 40％，29 年で 70％となっている．

（ii）大血管合併症
2 型糖尿病と同様 1 型糖尿病においても動脈硬化性疾患の頻度

は健常者と比較して高い．高血糖と動脈硬化の関連は，いくつかの疫学的研究でも認められている．しかし1型糖尿病の場合，通常30歳に達するまでは冠動脈疾患の発症は稀である．これは高血糖が成因的に細小血管障害と直接関わるのとは異なり，高血糖が動脈硬化の発症よりも進展に関わるためと推定される．

(iii) 若年発症2型糖尿病の合併症

若年発症2型糖尿病の腎症，増殖性網膜症の頻度は，1型糖尿病より高いと報告されている[6]．多くの症例は治療により一時は改善するが，その後治療中断し，25歳以降に症状が出現して進行した合併症が認められることが多い．

ii) 予　　後

日本における小児1型糖尿病の予後が他の国と比較してきわめて不良で，とくに糖尿症の晩期合併症である腎症で死亡する危険度が高かったことが日本，アメリカ，フィンランド，イスラエル4ヵ国のDERI研究班により指摘された[7][8]．その理由として，日本における1型糖尿病の発症率が欧米と比べてきわめて低く，適切な治療が行われにくかった可能性や医療行政サイドの対策，つまりインスリン治療，透析の継続をすることの経済的負担など，が必ずしも十分でなかったことが推察される．日本においてとくに末期腎症による死亡率が著しく高かった原因として，透析療法への移行が円滑でなかったことがあげられている．なお透析後は日米で死亡率に差はみられなかったとされている．

わが国の小児糖尿病児を取りまく医療レベルは，小児サマーキャンプの全国的開催や血糖自己測定の普及などにより年々向上し，重篤な糖尿病性昏睡や発症初期の死亡は減少している．

(4) 治療・管理・指導

i) 治　　療

(i) 小児1型糖尿病の治療

血糖を正常化して代謝異常を解消するとともに，健常な子供たちと同じような生活，成長発達を可能にすること．

a．インスリン注射療法　健常児と同じようなインスリン分泌に相当するインスリンを注射によって補うため，基礎分泌は中間型ないし遅効型インスリン，追加分泌を速効型インスリンで補う．

DCCT 研究[9]（13歳以上が対象となった）により，頻回注射法で血糖コントロールを正常に近づけることにより，合併症の発症，進展は抑制されることが明らかにされた．反面，重症低血糖の発症頻度の増加，体重増加も報告されており注意を要する．

　a）頻回注射法：各食前に速効型インスリン，就寝前に中間型または遅効型インスリンを注射する．朝食前に中間型を加えることもある．しかし1日4回の注射は大変厳しく，結果として次のような注射法が用いられている．

　b）3回注射法：1日4回注射法のうち，昼食前の注射を省いて朝食前に中間型，速効型インスリンの混注を行う．学校でどうしても注射が打てないときの次善の方法である．

　c）2回混注法：速効型と中間型インスリンを朝食前，夕食前30分に1日2回皮下注射する．とくに発症早期や低年齢の小児では毎日のインスリンの必要量が変動するので，中間型，遅効型を別々に注射するか，混合型インスリンを注射する．注射量や生活が安定すると，ペン型混合インスリン製剤を使用することが推奨される（速効型が10～50％混合された5種類のインスリンが市販されている）．

　一般には思春期前は2回混注法を，思春期に達したら3回法または4回頻回注射法を行う．大学生以上になれば4回頻回注射法またはCSIIが一般的であり，勧められている．インスリン療法では，簡便なペン型注射器の開発・普及により1990年になると1日4回法が34.7％と普及している．

　b．糖尿病性ケトアシドーシス（DKA）の治療　5歳以下の発症例では非緩解例が多く，Kussmaul呼吸，呼気のアセトン臭，意識障害（嗜眠傾向）で発症することも少なくない．pH＜7.1以下のDKAでは進行性中枢神経障害，循環器系障害を防止するため，経時的モニター監視を行うとともに，インスリンの0.1単位/体重kg/時間の持続性静脈内注入と十分な電解質輸液療法を行う[10]．

　c．食事療法　基本は年齢相当の小児の正常な発育に必要な総エネルギーと栄養素を処方することである．総エネルギー必要量は，年齢，身長，体重，性別，運動量，季節，発育の速度に応じて，小児期を通じて変えていくことが必要となる．一般に日本人栄養所要量が用いられているが，思春期完成年齢までは，(年齢×

100 kcal)＋1,000 kcal を代用することがある．食事箋は，学校における場合，スポーツをする場合，その他特別な日など個別に指導する必要もある．発育の停止した段階では成人の1型糖尿病の食事箋に移行する．

(ⅱ) 小児期発症2型糖尿病の治療

多くの場合，臨床症状を有しないため，治療に対する動機づけが難しく，治療に難渋することが多い．2型糖尿病はその病因，病態に多様性が強く，インスリン分泌の異常とインスリン抵抗性の要因がある．遺伝的背景が強く，肥満がその発症を促進させる．治療の基本として肥満が存在する場合は，食事療法と運動療法であり，安易に経口血糖降下剤，インスリン投与を始めないことである．肥満2型糖尿病にインスリン療法を行うと，肥満，高インスリン血症，高脂血症，高血圧などを助長し，動脈硬化症を含めた合併症を促進すると考えられるためである[9]．

a．食事療法 多くの場合，食生活が乱れていて，過剰の糖質の摂取を行っている場合が多い．入院してバランスのとれた糖尿病食を与え，適度の運動を負荷することにより血糖はかなり急速に改善することが多い．一般的には年齢相当のエネルギー必要量の10％減位から始め，体重，血糖の推移をみながらエネルギーの制限を強めていく．体蛋白の異化を防ぐため必要な蛋白質は供給し，脂肪，糖質の割合を低下させる．根気よく動機づけを試みながら，長期の治療が必要である．

b．運動療法 入院中は摂取エネルギー5％位の運動量から始め，体重に応じて運動量を増やす．運動強度は有酸素運動の強さで，1回の運動時間は最低30分以上続ける必要がある．運動能力が向上したことを数値で示すことができるように工夫し，運動療法への動機づけを高める．

c．インスリン療法 2型糖尿病に対するインスリン療法は，強いストレス下でケトーシスを伴ったとき，非ケトン性糖尿病昏睡時，非肥満型2型糖尿病，とくに成長期にある小児2型糖尿病症例が適応となる．1型糖尿病との違いは，インスリン投与量の変化に伴う血糖値の変動が少ないことである．

ⅱ) 管理・指導

発症初期から年齢に応じて，繰り返し糖尿病教育をすることは

糖尿病を正しく受け入れ，良好なコントロールを維持し，自立していくのに不可欠である．インスリン療法が必要な幼児では，低血糖発作時に注意を払う必要がある．低血糖による重篤な中枢性神経後遺症を残す危険性から，厳格な血糖コントロールはこの時期には避けるべきである．両親に対しては低血糖について十分な教育が必要である．

日頃から糖尿病によるさまざまな障害を感じている小児1型糖尿病患者にとって，思春期移行の不安定な心理状態・身体状態により管理は一般に困難となる．この時期には合併症を併発してくる症例もみられ，身体的問題に直面することとなる．

小児1型糖尿病の治療・管理においてはインスリン治療のみを重視せず，小児期にあっても発症早期から合併症予防を含めた患者教育を密に行い，とくに思春期以降はその症例にあった適切な心理指導を行うことも必要である．また，サマーキャンプやヤングの会への参加による患者相互の交流も精神衛生の改善に役立つとともに，心理社会的な問題を解決するのに不可欠であると考えられる（図27)[10]．

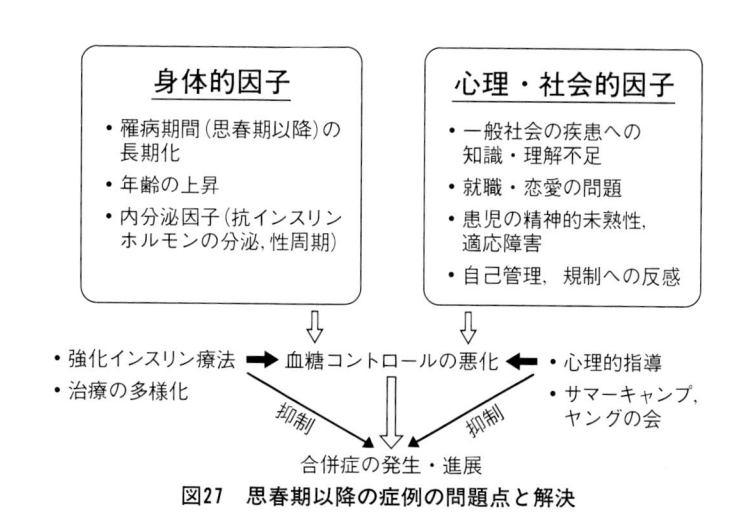

図27 思春期以降の症例の問題点と解決

［玉澤　直樹］

2）妊娠と糖尿病

妊娠は糖尿病の発症因子の一つであり，妊娠によるホルモン，代謝の変化がインスリン抵抗性に働くことから diabetogenic であることが知られている．また妊娠の病態は，糖尿病に特有のミクロアンギオパチーを増悪させる作用があることから，妊娠と糖尿病は深い関連をもつものである[11]．したがって，糖尿病女性の妊娠・出産をめぐってはさまざまな問題点が生じる．糖尿病を有する人の妊娠，出産を正しく管理，治療するためには，これらの原則を常に念頭におく必要がある．

（1）妊娠時の糖代謝

正常妊婦の場合には，妊娠が進行するにつれて，エストロゲン，コルチゾール，ヒト胎盤ラクトゲン（human placental lactogen, HPL）などのインスリン拮抗ホルモンが次第に増加する[12]．これらのホルモン増加とともに胎盤でのインスリン分解の促進，末梢におけるインスリン感受性の低下などにより，とくに妊娠後期にインスリン抵抗性となる．妊娠は胎児と母体両方の代謝に影響を及ぼし，もともと糖尿病でない人にさえも糖尿病を誘発する恐れがある．正常母体ではインスリン抵抗性に反応して，母体の膵B細胞からのインスリン分泌が増強し，血糖値は正常に保たれる．しかし，糖尿病になりやすい素質をもった妊婦では，B細胞が正常血糖を維持できなくなるとき，妊娠糖尿病を発症するのである．

（2）妊娠糖尿病（GDM）のスクリーニングと診断（図28）

現在，日本産科婦人科学会では，妊娠糖尿病（Gestational Diabetes Mellitus, GDM）を「妊娠中に発症または発見された種々の程度の糖代謝異常」と定義している．妊娠前にすでに糖尿病と診断されていた糖尿病妊婦とは異なる．

妊娠中に糖代謝異常が出現しやすいハイリスクの妊婦は，例えば次のような症例である．
・第1度近親者に糖尿病の家族歴
・肥満

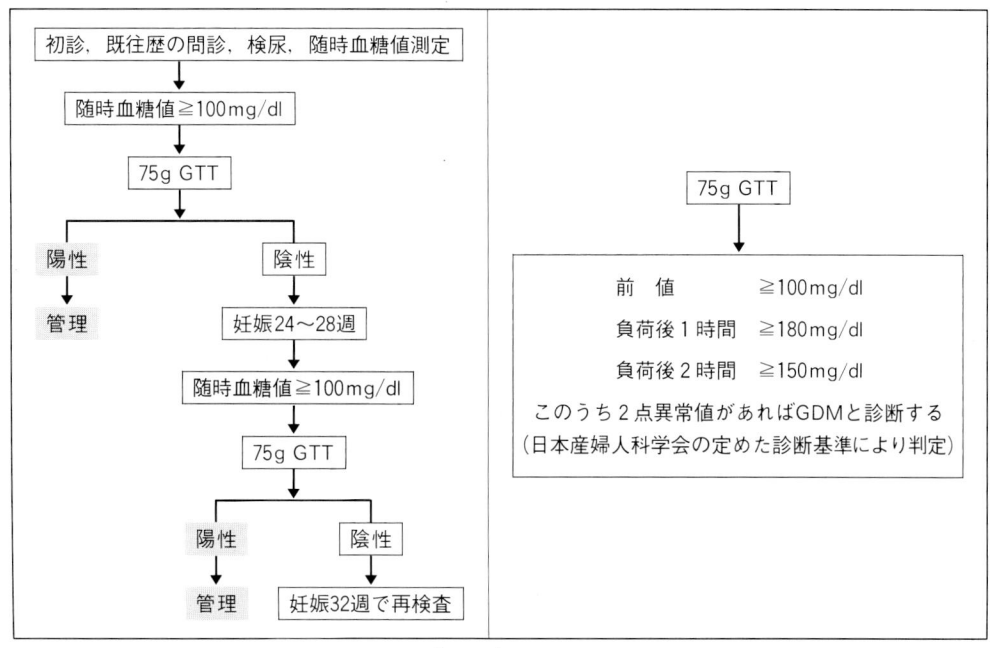

図28 妊娠糖尿病（GDM）のスクリーニングと診断
(大森安恵，1998[13]) より一部改変)

- 尿糖陽性
- 巨大児や奇形児の出産歴などがある

場合である．とくにこのような妊婦に対しては妊娠初期からのスクリーニングを忘れてはならない．妊娠糖尿病は症状がほとんどなく，無自覚なことからスクリーニングテストが大切である．

妊婦が初診したら必ず随時血糖を測定し，100 mg/dl 以上であれば，第1回目のブドウ糖負荷試験(75 g GTT)を行う必要がある．妊娠糖尿病の診断は図28に示す診断基準により判定する．妊娠糖尿病は妊娠中どの時期でも起こりうるので，随時血糖値100 mg/dl 以上は妊娠の初期，中期，後期それぞれにスクリーニングを行う必要がある．

妊娠糖尿病の管理・治療は後述する糖尿病妊婦と差異はなく，治療の目標は正常血糖値の達成である．

(3) 糖尿病妊婦の特徴 (表76)

本来，インスリン分泌の低下している糖尿病妊婦では，インスリン抵抗性による母体インスリン需要量の増加に対応することが

表76 糖尿病妊婦の特徴

1) 妊娠中糖尿病のコントロールが悪いと，ケトアシドーシスに容易に陥り，胎児死亡を来しやすい．
2) 尿細管におけるブドウ糖の再吸収が阻害されるため，血糖が低くても尿糖が排泄されやすい．
3) インスリン需要量が非妊娠時の約1.5～2倍増加する．この増加は肥満，非肥満，NIDDM，IDDM妊婦を問わず同じ傾向をたどる．
4) ミクロアンギオパチー，とくに増殖網膜症は妊婦によって悪化する．
5) 胎児は容易に母体の高血糖の影響を受け，奇形その他の合併症を起こしやすい．
6) わが国の糖尿病妊婦は70%がNIDDMで，30%がIDDMである．

（大森安恵，1997[11]）

（母親）　　　　　　　　　　　　　　　　　　　　　　（胎児・新生児）

低血糖
飢餓性ケトーシス
糖尿病性ケトアシドーシス
尿路感染症の増加

巨大児
先天奇形
子宮内胎児死亡
呼吸障害

GDM
コントロール
不良
DM

網膜症・腎症の増悪
妊娠中毒症の増加
羊水過多症の増加
流産・早産

新生児低血糖
低Ca血症
高ビリルビン血症
多血症

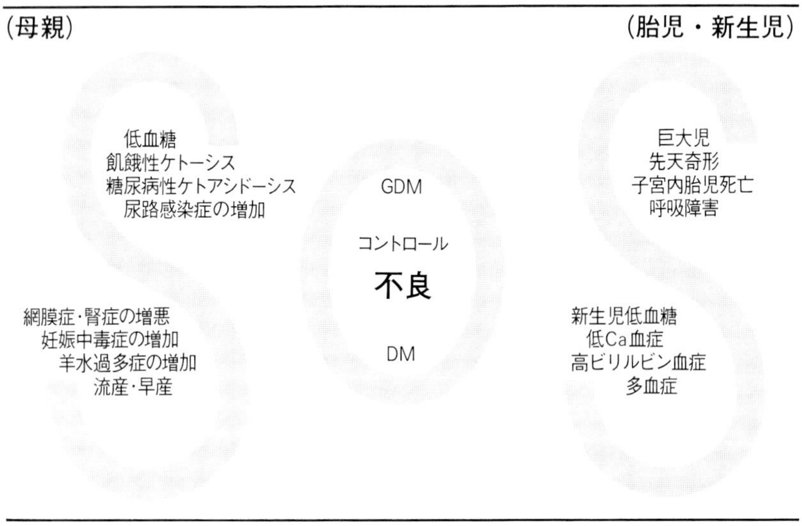

図29　妊娠中のコントロールが悪い場合の母児にみられる合併症
（大森安恵，1997[11] より一部改変）

できず，糖尿病は悪化し，母体血糖値の上昇，遊離脂肪酸の増加，ケトン体の産生は亢進してケトアシドーシスになりやすくなる[11]．したがって，インスリン治療が十分行われなければ母体は容易に糖尿病昏睡に陥り，胎児はケトアシドーシスのため子宮内死亡という不幸な転帰をとることになる．糖尿病では母体の高血糖により胎児の膵が刺激され，胎児側に高インスリン血症を引き起こし，胎児，新生児に種々の合併症が出現する．また母体糖尿病のコントロールが悪い場合，新生児の4～6%に奇形児の出産が認められる[14]．糖尿病妊婦は，インスリン欠乏，高血糖，妊娠に特有のホルモンと代謝の変化の影響を受け，表76[11]に示すような種々

の特徴を持っている．

「妊娠中のコントロールが悪い場合の母児にみられる合併症」については，図29に示すように，母親，胎児，新生児への影響が大であり，多くの問題を抱える．

(4) 糖尿病妊婦の治療と管理―計画妊娠とPrepregnancy管理―（図30）

妊娠前から糖尿病がある人の治療で，最も大切なことは計画妊娠を実行することである．計画妊娠とは，妊娠を希望する段階で，奇形および妊娠による網膜症，腎症の増悪を予防する目的で，コントロールを良好に保ち，ミクロアンギオパチーのチェックと処置を行ったうえで妊娠することをいう[11]．

奇形は，妊娠7週までの器官形成期に形成され，主因が高血糖にあることが知られている．したがって妊娠が判明してから，血糖コントロールに努めるのでは，奇形の予防にならないことから，受胎前に高血糖を是正する必要がある．

大森による「Prepregnancy管理の要点（表77）」における妊娠を許可し得る条件は図30に示す．

1) HbA_{1c} が6％以下，
2) 増殖性網膜症がある場合，光凝固療法あるいは硝子体手術後，

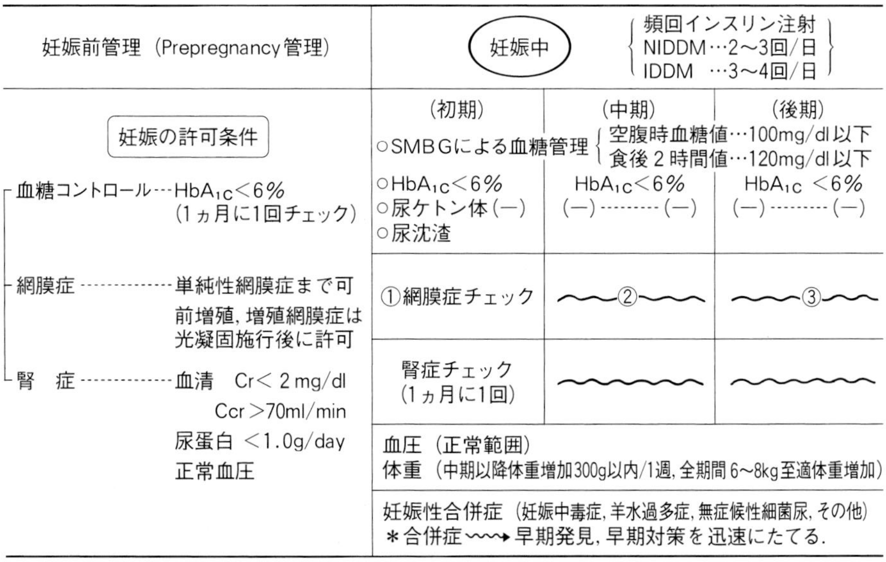

妊娠前管理（Prepregnancy管理）	妊娠中	頻回インスリン注射 NIDDM…2〜3回/日 IDDM…3〜4回/日		
		（初期）	（中期）	（後期）
妊娠の許可条件		○SMBGによる血糖管理	空腹時血糖値…100mg/dl以下 食後2時間値…120mg/dl以下	
─血糖コントロール…HbA_{1c}<6％ （1ヵ月に1回チェック）		○HbA_{1c}<6％ ○尿ケトン体（−） ○尿沈渣	HbA_{1c}<6％ （−）………（−）	HbA_{1c}<6％ （−）（−）
─網膜症………単純性網膜症まで可 前増殖，増殖網膜症は 光凝固施行後に許可		①網膜症チェック	②	③
─腎　症………血清　Cr<2mg/dl Ccr>70ml/min 尿蛋白　<1.0g/day 正常血圧		腎症チェック （1ヵ月に1回）		
		血圧（正常範囲） 体重（中期以降体重増加300g以内/1週，全期間6〜8kg至適体重増加）		
		妊娠性合併症（妊娠中毒症，羊水過多症，無症候性細菌尿，その他） ＊合併症〜〜〜早期発見，早期対策を迅速にたてる．		

図30　糖尿病妊婦の治療と管理
（大森安恵，1998[13]より一部改変）

表77 Prepregnancy 管理の要点

1. まだ未婚でも，女性糖尿病者は将来妊娠の可能性もあり，発症時点よりミクロアンギオパチーを引き起こさない，良好なコントロールを維持し続ける．
2. 妊娠許可を与えるまでは避妊をさせる．妊娠しても継続可能かどうかミクロアンギオパチーの再チェックが大切．妊娠可能と考えられれば，糖尿病のコントロールを良好に保ち，さらに次の事項を行う．
   1) 図30の妊娠許可条件を満たす．
   2) 食事療法は食品交換表に基づき徹底させる．
   3) 血糖の自己測定 (SMBG) の指導を行い，正常血糖に近づけるため，自己測定結果をインスリン量変更の情報とする．
   4) 基礎体温をつけさせる．
   5) 経口血糖降下薬使用者はインスリンに切り替える．内服薬が催奇性を持つからではなく，胎盤を通過して胎児に移行し，出生児低血糖を助長するからである．
   6) 妊娠と糖尿病に関する問題点，治療，管理に対する理論と実際について徹底して患者教育を行い，自己管理ができるように，また医療に協力できるような知識を与える．
   7) 家族に対して妊娠初期に起こりやすい低血糖についての知識を与え，グルカゴンの筋注を含めた低血糖の治療法を指導する．
   8) 肥満者に妊娠時肥満のデメリットを教え，標準体重に近づける．BMI24以上を肥満とする．

(大森安恵，1997[11])

眼病変が安定している，

3) 腎症が顕性でなく，Ccr が 70 mg/min 以上，尿蛋白が 1 日 1 g 以下，高血圧がないこと，

などの 3 項目からなっている．

Prepregnancy 管理の実際で指導し，注意すべき事項は表77に示す通りである．計画妊娠によって妊娠した場合の血糖コントロールの目標は食前血糖値 70〜100 mg/dl，食後血糖値 120 mg/dl 以下，HbA_{1c} は 6％以下である[11)15)]．妊娠前，妊娠中，分娩後と，そのコントロール目標に変わりはない．妊娠中のコントロール目標は最も厳しいが，正常血糖コントロールを達成する治療の手技としては，1) 食事療法，2) 血糖自己測定 (SMBG)，3) 頻回インスリン注射，4) 妊娠と糖尿病に関する教育の徹底などがある．

i) 食事療法

食事療法は，妊娠前に標準体重を維持している妊婦については下記のように設定する[11)13)]．

- 妊娠前半：標準体重×30 kcal＋150 kcal
- 妊娠後半：標準体重×30 kcal＋350 kcal
- 授乳期：標準体重×30 kcal＋600 kcal
- 肥満妊婦：1,200〜1,400 kcal

食後の高血糖とインスリン療法例での食前低血糖を予防し，血

糖日内変動を小さくする必要からも，1日の食事を頻回（4～6回）にする分割食が推奨される．

ii）血糖自己測定（SMBG）

血糖自己測定は，妊娠中の糖尿病を厳格に管理する必要上，必須である．治療目標を達成するためには，1型糖尿病妊婦では毎日，2型糖尿病妊婦では，少なくとも週2～3回のSMBGを行う．頻回インスリン注射で治療されている患者では1日4回（各食前と眠前）の血糖測定が望ましい．またSMBGに加えて，糖尿病をもつすべての妊婦はケトン尿も調べる必要がある．ケトン尿，とくにそれが空腹時にみられる場合は，絶食によるケトーシスもしくは夜間低血糖の可能性があり[12]，夜間の血糖監視と適当な補食などを指示しなければならない．

iii）インスリン療法

食事療法のみで適正な血糖管理が行えないときはインスリン治療が必要となる．妊婦には2型糖尿病と1型糖尿病があるが，いずれのタイプでもインスリンによる厳格な血糖コントロールを行うことを原則とする．低血糖を起こさず，高血糖にならないようにして血糖を正常化にするためには，インスリンの頻回注射が有効である[11)12]．2型糖尿病で2～3回/日，1型糖尿病で3～4回/日のインスリン投与が必要となる．また妊娠の進行につれてインスリン需要量が少しずつ増加して，妊娠前注射量の約1.5～2倍になることを知っておくべきである．

インスリン注射の基本パターンは速効型と中間型の混合製剤による1日2回注射，速効型と混合型を併用した3回注射，4回注射の方法がある．混合型インスリン製剤には速効型が10～50％の5種がある（ペンフィル10～50R，ノボレット10～50R）．

具体的には1日2回注射では，朝食前と夕食前に混合型インスリン製剤を投与する．3回注射では朝食前と昼食前に速効型インスリン製剤を注射し，夕食前に混合型インスリンを注射する．4回注射では朝，昼，夕の各食前に速効型インスリンを注射し，就寝前に中間型インスリン，または混合型インスリンを注射する．1型糖尿病妊婦では3～4回注射の方法が選ばれる．食事療法，血糖自己測定を加えてきめ細かなコントロールを達成することは可能である．

分娩時，抗インスリン作用の主な原因となる胎盤が除去されると，インスリン必要性は減少し，通常妊娠前のレベル以下となる[12)16)]．したがって，1日のインスリン量はそれに応じて，減らさなければならない．

iv）体重管理と合併症のチェック

妊娠経過中の1週間の体重増加量は300g以内である．妊娠全期間では6〜8kgが至適体重増加である．図30に示すように糖尿病性合併症の網膜症と腎症の定期チェックとともに妊娠性合併症のチェックが大切である．

おわりに

糖尿病をもつ妊婦の多方面にわたる問題点を解決し，安全，安心な出産へ導くためには，内科，産科，眼科，小児科，栄養士など多くの専門分野との協力，支援とともに夫をはじめとする家族の理解が必要である．

妊娠糖尿病と糖尿病妊婦のより良き管理へのアプローチは，1)Study（勉強），2)Skill（技術），3)Support（支援），4)Security（安全，安心），5)Success（成功）の5つのSである．図31の『母体満足への5つのステップ』に示す5Sの教育・学習が重要であることを強調したい．

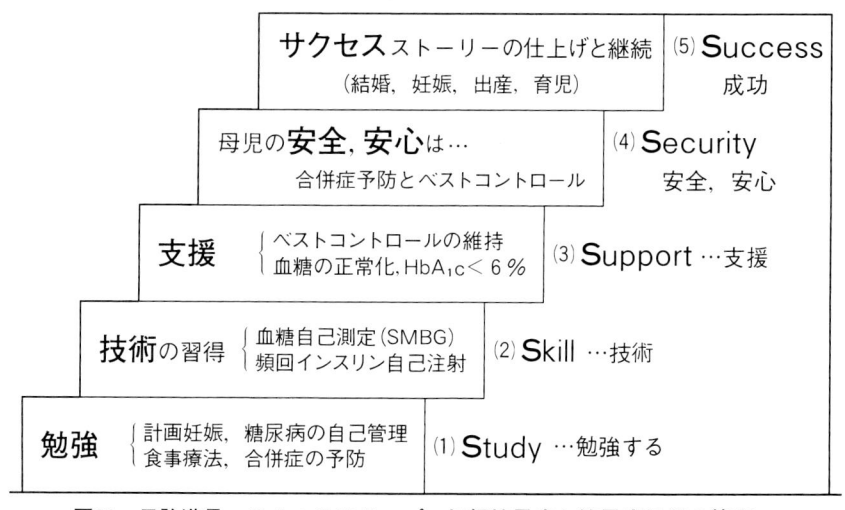

図31 母胎満足への5つのステップ―妊娠糖尿病と糖尿病妊婦の管理―

3）高齢者の糖尿病

わが国の糖尿病の有病者数は年々増加し，現在約700万人近いといわれている．全糖尿病患者の約半数は高齢者が占め，約300万人前後の高齢者糖尿病が存在すると推定されている．65歳以上の高齢者糖尿病の大部分は2型糖尿病である．1型糖尿病も，この年代に発症するが稀である．

高齢者においても糖尿病治療の基本は食事療法と運動療法であるが，高齢者糖尿病の管理・治療をするにあたり，多くの問題点と注意すべき点が存在することを常に念頭に置かねばならない．

（1）高齢者糖尿病の特徴（図32）

高齢者糖尿病には，青壮年期に発症し，長い経過を経て高齢糖尿病に至った例と，高齢になってはじめて糖尿病を発症した例とがある．前者では糖尿病の罹病期間やコントロール状態に応じて重篤な合併症を有するものが多く，また合併症に関する訴えも少なくない．後者では，糖尿病も軽症で合併症の少ない例が多い．

高齢者糖尿病では，水，電解質の失調から容易に高浸透圧性非ケ

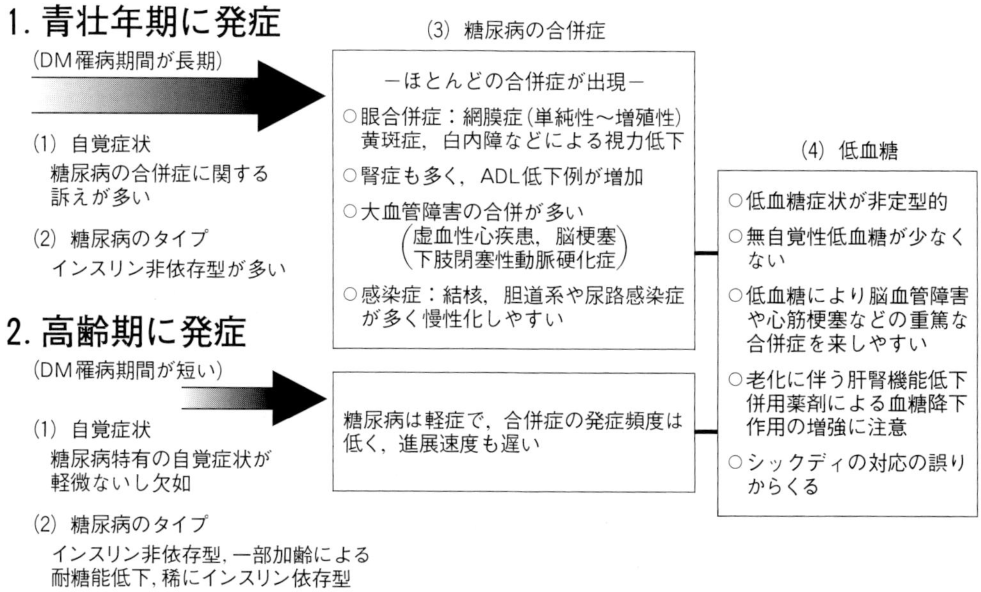

1. 青壮年期に発症
（DM罹病期間が長期）

(1) 自覚症状
　糖尿病の合併症に関する訴えが多い

(2) 糖尿病のタイプ
　インスリン非依存型が多い

2. 高齢期に発症
（DM罹病期間が短い）

(1) 自覚症状
　糖尿病特有の自覚症状が軽微ないし欠如

(2) 糖尿病のタイプ
　インスリン非依存型，一部加齢による耐糖能低下，稀にインスリン依存型

(3) 糖尿病の合併症
　－ほとんどの合併症が出現－
　○眼合併症：網膜症（単純性〜増殖性）黄斑症，白内障などによる視力低下
　○腎症も多く，ADL低下例が増加
　○大血管障害の合併が多い
　　（虚血性心疾患，脳梗塞，下肢閉塞性動脈硬化症）
　○感染症：結核，胆道系や尿路感染症が多く慢性化しやすい

　糖尿病は軽症で，合併症の発症頻度は低く，進展速度も遅い

(4) 低血糖
　○低血糖症状が非定型的
　○無自覚性低血糖が少なくない
　○低血糖により脳血管障害や心筋梗塞などの重篤な合併症を来しやすい
　○老化に伴う肝腎機能低下併用薬剤による血糖降下作用の増強に注意
　○シックディの対応の誤りからくる

図32　高齢者糖尿病の特徴

トン性糖尿病性昏睡を来したりすることがあるので，注意する必要がある．また高齢者で突然発症の糖尿病や，既存の糖尿病が急に悪化する場合には，膵癌など悪性腫瘍の合併に注意し，定期的スクリーニング検査と全身的管理を怠ってはならない．高齢者糖尿病では低血糖症状が非典型的であり，痴呆症状と間違われたりすることも少なくない．

（2）高齢者糖尿病の管理・治療

高齢者糖尿病の治療目標は，成人糖尿病と何ら変わりはない．重要な目標が，1)糖尿病による代謝異常を是正し，高血糖による急性，慢性合併症の発症を予防すること，2)健常高齢者と等しい社会生活を送り，生活の質（QOL）を高めることである．治療意欲のある例では糖尿病理解のための患者教育と自己管理の指導，そして個々の病態に応じた管理・治療が重要である．

厚生省長寿科学総合研究班の「老年者の糖尿病治療ガイドライン」では，厳格な血糖コントロールを要する高齢者糖尿病として，具体的な4項目を挙げている[17]．その適応基準は，1)空腹時血糖値（FPG）が140mg/dl以上，2)FPGが140mg/dl未満であっても糖負荷後2時間値が250mg/dl以上，3)HbA_{1c}が7.0%以上，4)糖尿病性網膜症あるいは微量アルブミン尿症を認めるものからなっている．この4項目のいずれかの条件を満たす例は，高齢者であっても厳格な糖尿病管理を行うべきであるとしている．しかし，高齢者の身体的，精神的状態はさまざまであり，厳格な血糖コントロールを満たし得ない例も多い．したがって，高齢者糖尿病では，身体的背景，余命，家族関係なども考慮したうえで，治療目標を設定する．網膜症や微量アルブミン尿を認めない高齢発症の例では，空腹時血糖値140mg/dl未満，HbA_{1c} 8%未満がコントロール目標としている[18]．

ⅰ）食事療法

食事療法で1日当たりの総摂取エネルギーは患者の標準体重，運動量を参考にして決定する．高齢糖尿病における食事療法の処方[19]については，次のように標準体重を求め，一日エネルギー摂取量を算出する．

(ⅰ) 標準体重の計算

標準体重は次の Body Mass Index (BMI) 法で行うのが最善である．BMI が 22 となる標準体重が理想である．

標準体重(kg)＝(身長(m))^2×22

(ⅱ) 総摂取エネルギーの計算

標準体重×25 kcal/日．運動低下例や肥満者ではもっと少なくしてもよいが，最低 1,200 kcal にする．

(ⅲ) 栄養素の配分

- 糖質：総摂取エネルギーの 55〜60％．
- 蛋白質：体重 1 kg 当たり 0.8〜1 g．
- 脂質：総摂取エネルギーの 20〜25％．

(ⅳ) 他疾患の合併時

- 高血圧，心疾患：塩分を 7 g/日以下．
- 肝疾患，腎疾患：200〜300 kcal 追加．
- 高脂血症：飽和脂肪酸を制限し，不飽和脂肪酸を増加させる．

栄養指導は，原則として「糖尿病食事療法のための食品交換表」を使いこなせることに目標を置くが，症例によってはさらに簡単な指導法を考慮する．

高齢者における食事療法の問題点は，長年の食事習慣に固執したり，食事療法に対する理解度が欠如していたりするため，円滑

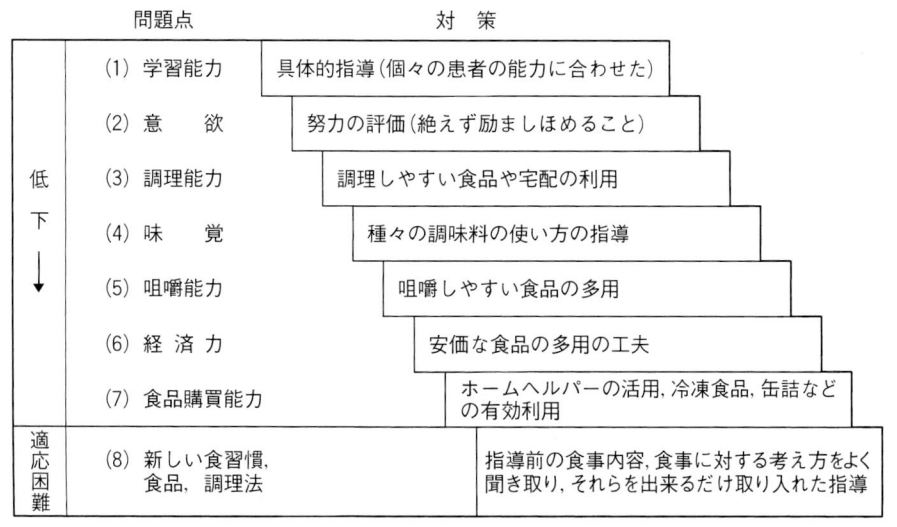

	問題点	対　策
低下↓	(1) 学習能力	具体的指導(個々の患者の能力に合わせた)
	(2) 意　欲	努力の評価(絶えず励ましほめること)
	(3) 調理能力	調理しやすい食品や宅配の利用
	(4) 味　覚	種々の調味料の使い方の指導
	(5) 咀嚼能力	咀嚼しやすい食品の多用
	(6) 経済力	安価な食品の多用の工夫
	(7) 食品購買能力	ホームヘルパーの活用，冷凍食品，缶詰などの有効利用
適応困難	(8) 新しい食習慣，食品，調理法	指導前の食事内容，食事に対する考え方をよく聞き取り，それらを出来るだけ取り入れた指導

図33　高齢者糖尿病の食事療法の問題点と対策
(井藤英喜，1995[20]) より一部改変)

に食事指導を行い得ないことが多いということである.「高齢者糖尿病の食事療法における問題点と対策」については図33に示す.

ii) 運 動 療 法

高齢者は高血圧,心疾患,脳血管障害あるいは骨・関節疾患などの合併例が多く,運動指導に当たっては,メディカルチェックを行ったうえで,症例に応じて適切な指導を行う.

(i) 糖尿病性合併症と血糖のチェック

増殖性網膜症,顕性腎症以上に進行した糖尿病性腎症,運動開始前の血糖値251mg/dl以上で,尿ケトン陽性の場合[21]などでは運動療法は禁忌となる.

(ii) 呼吸器・循環器系のチェック

呼吸循環器系に問題を有する症例は加齢とともに多くなる.トレッドミル心電図,心エコー,肺機能などを実施した評価が望ましい.

(iii) 整形外科的疾患のチェック

高齢者には変形性脊椎症や膝関節症の合併が多く,運動実施の障害となる.整形外科医との連携のうえ,対処することが必要である.

「高齢糖尿病における運動療法の基本」を表78に示す.高齢者

表78 高齢糖尿病における運動療法の基本

活動様式 (何をすれば良いか)	有酸素運動:多くの筋肉を使うリズミカルな運動(ウォーキング・ジョギング・自転車・階段昇降・水泳) 体操:身体の動きを良くする運動(ストレッチ・ラジオ体操) 　　　準備運動および整理運動(ヨーガ・太極拳・自彊術) スポーツ:仲間と楽しく行う運動(ハイキング・サイクリング・テニス・ゴルフ・ゲートボール)
負荷強度と継続時間 (どのくらいの強さで何分間続けるか)	強度　60%　　　　　～　　　　　40% 　　　(170-年齢)←心拍数　　→(110±10) 　　　(ややきつい)←主観的強度　→(楽である) 時間　15分　　　　　～　　　　　60分 　　　(少ない)　←余暇時間　→(多い) 　　　(低い)　　←肥満度・血圧→(高い)
タイミングと頻度 (いつするか,週何回するか)	タイミング　食後60～120分 　　　　　　生体のリズムを大切に→早朝深夜は避ける 　　　　　　消化・吸収を防げない→食直後を避ける 頻　度　3回/週　　　～　　　　5日/週 　　　(少ない)←余暇時間　→(多い) 　　　(低い)　←肥満度　　→(高い)

(藤沼宏彰,1991[22])

に適した運動として，多くの筋肉を使うリズミカルな運動のウォーキング，身体の動きをよくするストレッチ，ラジオ体操，仲間と楽しく行うハイキング，ゲートボールなどが挙げられる[22]．高齢者では運動による血糖降下よりも，QOLを高めたり，ストレス解消，心身のリラックスと老化防止に向けての運動指導も大切である．

iii）薬物療法

(ⅰ) 経口血糖降下薬

食事療法と運動療法を十分行っても，空腹時血糖値が180 mg/dl以下，HbA_{1c} 9％以下に低下しない症例では，経口血糖降下薬の適応となる[19]．高齢者では薬物代謝が遅延するため成人の初期投与量の半量から投与開始することが安全であり，血糖値を参考にしながら漸増することが望ましい．現在使用されている「主な経口血糖降下薬の種類」を表79に示す．経口血糖降下薬の種類，作用機序，副作用などに熟知したうえで，正しい適応患者に使用す

表79 主な経口血糖降下薬の種類

分類・一般名（商品名）		作用時間（時間）	1日用量（mg）	用法	代謝排泄
スルホニール尿素剤	① トルブタミド（ラスチノン，メリトスD）	6〜12	250〜1,500	分1〜3	主に肝で代謝、腎より排泄
	② グリクラジド（グリミクロン）	6〜24	40〜120	分1〜2	
	③ グリベンクラミド（ダオニール，オイグルコン）	12〜24	1.25〜7.5	分1〜2	
	④ グリクロピラミド（デアメリンS）	12〜24	125〜500	分1〜2	
	⑤ トラザミド（トリナーゼ）	12〜24	100〜500	分1〜2	
	⑥ クロールプロパミド（ダイヤピニーズ）	24〜60	100〜500	分1	
	⑦ アセトヘキサミド（ジメリン）	12〜18	250〜1,000	分1〜2	
スルホンアミド剤	グリミジンナトリウム（ゴンダフォン，リカノール）	8〜12	500〜1,500	分1〜2	
	クリプゾール（グルデアーゼ）	12〜24	125〜500	分1〜2	
ビグアナイド剤	① ブホルミン（ジベトスB）	6〜14	50〜150	分1〜3	腎で排泄
	② メトホルミン（グリコラン，メルビン）	6〜14	250〜750	分1〜3	
α-グルコシダーゼ阻害剤	アカルボース（グルコバイ）		150〜300	分3	小腸で代謝
	ボグリボース（ベイスン）		0.3〜0.9	分3	
チアゾリジン剤	トログリタゾン（ノスカール）		200〜400	分2	末梢組織（骨格筋）・肝

太字は高齢者糖尿病で使用される頻度が高い．
クロールプロパミド，アセトヘキサミド，ブホルミン，メトホルミンは高齢者には不適．

ることが重要である．

a．スルホニール尿素剤(SU剤)　SU剤の血糖降下作用はインスリン分泌を介する膵作用が主要な作用機序である．高齢者に適したSU剤は，半減期が短く作用が弱いトルブタミド，作用が緩徐なグリクラジド，作用が強いグリベンクラミドが挙げられる．

SU剤増量にもかかわらず，血糖不良の持続例では，薬剤の変更，または他薬剤との併用を考慮する．また，SU剤併用によりβ遮断薬，サリチル酸塩，ワーファリン，スルホンアミド酸あるいはアルコールといった低血糖の危険性を増すことが知られる薬物は，とくに注意が必要である．

b．α-グルコシダーゼ阻害薬(α--G1)　主な作用機序は二糖類から単糖類への分解に携わるα-グルコシダーゼを阻害し，小腸上部における糖質の吸収速度を抑制して，食後の高血糖を抑えることにある．単独で用いる場合，空腹時血糖が良好で食後血糖値が200 mg/dl以上の症例が良い適応である．また，SU剤やインスリンによる治療例で食後血糖の不良な場合の併用もよく行われる．

本剤服用により，1)特有な腹部症状に腹鳴，腹部膨満感，放屁などが認められること，2)SU剤やインスリンとの併用時での低血糖はブドウ糖でないと解消しないことを患者，家族によく説明する必要がある．服薬指導のポイントは，少量からはじめて段階的に増量することと食直前服薬の徹底である．また，下部消化管の手術や腸閉塞の既往歴のある例では慎重投与が望まれる．

c．そ の 他　ビグアナイド剤はその副作用である乳酸アシドーシスが心血管系や腎障害の例に多く，死亡率が高いことから高齢者糖尿病では不適である．インスリン抵抗性改善薬はインスリン抵抗性の目立つ肥満例で使用も検討されるが，稀に重篤な肝障害の副作用があり，肝障害例では禁忌となっている．

(ii) インスリン療法

高齢者糖尿病におけるインスリン療法の適応は，1)インスリン依存型糖尿病，2)ケトアシドーシス，非ケトン性高浸透圧性昏睡，3)外科手術時，感染症合併時，4)重篤な合併症を有する場合，5)高カロリー輸液やステロイド療法の必要な場合，6)食事・運動療法，経口剤の使用にもかかわらず，FPG 170 mg/dl以上，またはHbA$_{1c}$ 8.5％以上の症例[23]などが挙げられる．

高齢者にインスリン療法を行う場合，原則として入院させ，家族とともにインスリン療法の意義と目的，自己注射の仕方，低血糖に対する対処方などについて十分な教育・指導を行う．しかし，視力障害や脳卒中後遺症を有する例ではインスリン自己注射が困難な場合が少なくない．家族へのインスリン注射手技の指導が重要である．

　インスリン投与量については，基本的には中間型，または速効型と中間型の混合製剤の朝1回投与（8～12単位）から開始する．血糖不良例では，朝夕食前の2回注射に切り換えるほうがよい．このとき，高齢者では朝夕のインスリン量の比率を2：1～3：1とし，夜間低血糖に注意する．高齢者の1型糖尿病では，1日3～4回の頻回注射を行わざるを得ない場合もある．重症化例では血糖値に応じた Sliding Scale で速効型インスリンの投与量を決定する．個々の症例特性を十分に考慮してインスリン療法を進めることが大切である．

iv）Sick day と低血糖の対策

　シックデイ時の糖尿病薬の扱い方や食事，水分補給などに対する教育は高齢者糖尿病教育の重要項目である．表80は，「高齢者糖尿病におけるシックデイの症状，食欲からみた水分補給および血糖降下剤の使い方」を示したものである．これはシックデイ時の高血糖症状の有無と食事摂取量から血糖降下剤の扱い方と水分摂取の目安を表にまとめたものである[20]．血糖自己測定が普及しており，患者または家族による血糖測定が可能な場合には，私どもは経口剤とインスリン量の調節については，図34の「高齢者糖尿病のシックデイの対処法」で示すように行っている．

　1)血糖値が70～100 mg/dlの場合，
　2)随時血糖値がいつもと変わりなし（101～250 mg/dl），
　3)随時血糖値がいつもより高い場合（251 mg/dl以上）

に分けて対処する．それぞれの血糖値を参考にして，経口剤とインスリンの量を調節する．また，食事摂取がまったく不可の場合や随時血糖値300 mg/dl以上の場合には，外来受診を奨める．

　経口血糖降下薬およびインスリン治療を受けている高齢者にとって，低血糖は重大な問題である．空腹時血糖値で120 mg/dlを切ると，1日のなかに血糖値が80 mg/dl以下となる時間帯が出てく

表80 高齢者糖尿病におけるシックデイの症状,食欲からみた水分補給および血糖降下剤の使い方

食欲	高血糖症状***(口渇,多飲,多尿)	食事の摂取量	血糖降下剤の使い方 経口血糖降下剤	血糖降下剤の使い方 インスリン
正常	(−)	通常どおり	通常どおり	通常どおり
	(+)	通常どおり	通常どおり	朝2〜4単位増量（夕まで症状が続くとき,夕にも2〜4単位）
食欲ないが摂取可能*	(−)	摂取量:通常の1/2以上	通常どおり	通常どおり
		摂取量:通常の1/2未満	通常の2/3〜1/2	通常の2/3
	(+)	摂取量:通常の1/2以上	通常どおり	通常どおり（翌日まで口渇,多尿が続くとき2〜4単位増量）
		摂取量:通常の1/2未満	通常の2/3〜1/2	通常の2/3まで（翌日まで口渇,多尿が続くとき2〜4単位増量）
まったく食べられない**	(−)(+)		中止	通常の1/2

*食事の工夫:日ごろ指示されている食事量,とくに糖質を取りやすい形(粥,めん類,ビスケット,トーストなど)でとる.1回で取れないときは何回かに分けてとる.
**できるだけ早期に主治医に連絡
***高血糖症状があるときは1.5l/日以上,ないときでも1l/日以上の水分をとる.摂取量が少ないときは,ジュース,コーラ,スポーツドリンクなど甘い飲料で水分をとってもよい. (井藤英喜,1995[20])

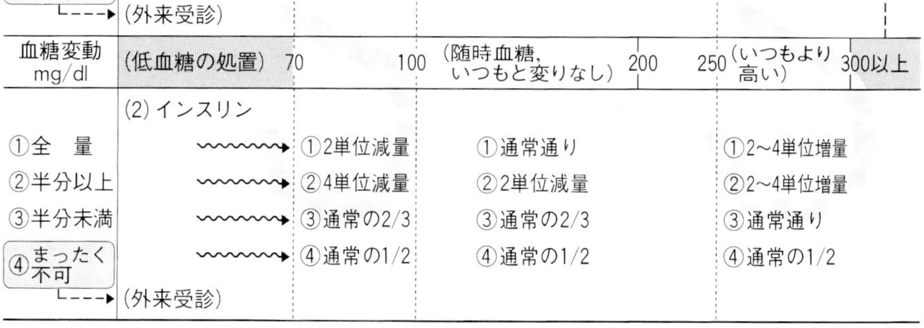

図34 高齢者糖尿病のシックデイの対処法(血糖測定ができる場合)

る可能性が高くなるので，より注意深い観察が必要である[24]．低血糖予防の対策としては，頻回の血糖値測定，低血糖の認知法とその治療法をとくに強調した適切な糖尿病教育，食事に関する評価と指導，家族・友人の介入，高齢者糖尿病に摂食する援助サービスなどが挙げられる[25]．

「シックデイと低血糖およびそれに伴う合併症の管理成功の鍵は，その予防にある」ことを念頭に置いて，とくに家族に対し日頃から連絡を密にして，繰り返し教育・指導しておく必要がある．

[上原　修]

文献

1．急性合併症の治療

1) 山田研太郎, 高根直子ほか：ケトーシスを伴って急性発症する NIDDM 症例—清涼飲料水ケトーシス．糖尿病 36：469-473, 1993．
2) 山谷恵一, 佐々木英夫：糖尿病昏睡．治療 6：919-922, 1996．
3) 原納　優：糖尿病（高血糖）性高浸透圧性昏睡（症候群）．糖尿病と合併症（繁田幸男, 吉川隆一編），p 81, 医歯薬出版, 1995．
4) 高光義博：酸塩基平衡の異常；代謝性アシドーシス．日内会誌 86：51-56, 1997．
5) 岩崎　誠：特殊な患者に対する治療；糖尿病昏睡．インスリン療法マニュアル（繁田幸男, 小林　正編），pp 76-91, 文光堂, 1992．
6) Kitabchi AE, Ayyagari V, et al: The efficacy of low dose versus conventional therapy of insulin for treatment of diabetic ketoacidosis. Ann Intern Med 84：633-638, 1976.
7) Wagner A, Rise A, et al: Therapy of severe diabetic ketoacidosis. Zero-mortality under very-low-dose insulin application. Diabetes Care 22：674-677, 1999.
8) 宮川高一, 吉村弘子：糖尿病昏睡のマネージメント．診断と治療 84：183-188, 1996．
9) 坪井　靖, 斎藤寿一：水電解質代謝異常と酸塩基平衡異常．日本臨牀 55：648-653, 1997．
10) 坂本信夫ほか：アンケート調査による日本人糖尿病の死因—1981〜1990 年の 10 年間，11,648 名での検討—．糖尿病 39：221-235, 1996．
11) 熊坂義裕ほか：糖尿病患者多核白血球のスーパーオキサイド産生能．感染症学雑誌 57：504-511, 1983．
12) 中畑　久ほか：インスリン依存性糖尿病（IDDM）患者多核白血球貪食, 殺菌能の検討．糖尿病 34：7-13, 1991．
13) 平井裕一ほか：糖尿病の免疫不全と化学療法．化学療法の領域 9：1548-1554, 1993．
14) 渡辺　彰：開業医のための抗菌薬適正使用—プライマリ・ケアを中心に—呼吸器感染症．化学療法の領域 12：1685-1692, 1996．
15) 石井主税, 伴野祥一ほか：特殊症例のインスリン療法—手術．Diabetes Frontier 2：609-614, 1991．
16) 渡辺　毅, 奥田俊洋ほか：輸液計画の組み立て方—輸液療法はむずかしいのか，どこがむずかしいのか．内科 82：709-720, 1998．
17) 加藤哲夫：輸液を行うにさいしてのバランスの基礎知識．内科 82：609-612, 1998．

18) 安東明夫：高カロリー輸液—腎不全におけるポイントを中心に．日内会誌 86：1906-1910, 1997.

2．慢性合併症の診断と治療
[腎合併症（糖尿病性腎症）]
1) 吉川隆一：糖尿病性腎症．腎臓学：病態生理からのアプローチ（黒川清編），p 247, 南江堂, 1995.
2) 佐野裕之, 松本賢士ほか：糖化蛋白と糖尿病合併症の分子機構．現代医療 30：83, 1998.
3) Anderson S, Brenner BM：Pathogenesis of diabetic glomerulopathy：Hemodynamic considerations. Diabetes/Metabolism reviews 4：163, 1988.
4) Hostetter TH, Rennke HG, et al：The case for intrarenal hypertension in the initiation and progression of diabetes and other glomerulopathies. Am J Med 72：375, 1982.
5) 松本英作, 松本元作ほか：糖尿病性腎症になりやすい人となりにくい人．糖尿病性腎症のベッドサイドマニュアル（荒川正昭, 鈴木芳樹編），p 41, 中山書店, 1999.
6) Mogensen CE, Christensen CK, et al：The stages in diabetic renal disease-with emphasis on the stage of incipient diabetic nephropathy. Diabetes 32 (Suppl 2)：64, 1983.
7) 繁田幸男ほか：糖尿病性腎症に関する研究．平成3年度糖尿病調査研究報告書, p 317, 厚生省, 1991.
8) 繁田幸男ほか：糖尿病性腎症に関する研究．平成2年度糖尿病調査研究報告書, p 251, 厚生省, 1990.
9) The Diabetes Control and Complications Trial Research Group：The effect of intensive treatment of diabetes on the development and progression of long-term complications in insulin-dependent diabetes mellitus. N Engl J Med 329：977, 1993.
10) Ohkubo Y, Kishikawa H, et al：Intensive insulin therapy prevents the progression of diabetic microvascular complications in Japanese patients with non-insulin-dependent diabetes mellitus：a randomized prospective 6-year study. Diabetes Res Clin Pract 28：103, 1995.
11) The Joint National Committee on Prevention, Detection, Evaluation, and Treatment of High Blood Pressure：The sixth report of the Joint National Committee on Prevention, Detection, Evaluation, and Treatment of High Blood Pressure. Arch Intern Med 157：2413, 1997.
12) Lewis EJ, Hunsicker LG, et al：The effect of angiotensin-converting-enzyme inhibition on diabetic nephropathy. N Engl J Med 329：1456, 1993.
13) Ravid M, Lang R, et al：Long-term renoprotective effect of angiotensin-converting enzyme inhibition in non-insulin-dependent diabetes mellitus：a 7-year follow-up study. Arch Intern Med 156：286, 1996.
14) 伊藤貞嘉, 阿部圭志：腎保護を目指した降圧療法．病態高血圧学（阿部圭志, 伊藤貞嘉編），p 117, メディカルレビュー社, 1998.
15) 繁田幸男ほか：糖尿病性腎症食事療法．平成4年度糖尿病調査研究報告書, p 354, 厚生省, 1992.

[神経合併症（糖尿病性神経障害）]
1) 馬場正之：糖尿病性神経障害．最新内科学大系7「糖尿病」, p 340, 中山書店, 1995.
2) Thomas PK：Classification, differential diagnosis, and staging of diabetic periph-

eral neuropathy. Diabetes 46 (Suppl 2) : S54, 1997.
3) Dyck PJ, Kratz KM, et al : The prevalence by staged severity of various types of diabetic neuropathy, retinopathy, and nephropathy in a population-based cohort. The Rochester diabetic neuropathy study. Neurology 43 : 817, 1993.
4) 梶 龍兒：糖尿病，合併症，神経．Annual Review 内分泌，代謝 1999（金澤康徳ほか編），p 147，中外医学社，東京，1999．
5) 馬場正之．尾崎 勇：慢性炎症性脱髄性ポリニューロパチーの診断と治療．日本医事新報 3843：14，1997．
6) 馬場正之．小川雅也ほか：慢性炎症性脱髄性ニューロパチーの臨床．神経内科 50：248，1999．
7) 尾崎 勇．馬場正之：糖尿病神経障害をめぐる最近のトピックス：鑑別を要する末梢神経疾患．現代医療 30：2423，1998．
8) Ozaki I, Baba M, et al : Deleterious effect of carpal tunnel on nerve conduction in diabetic polyneuropathy. Electromyogr Clin Neurophysiol 28 : 301, 1987.
9) 鈴木千恵子．尾崎 勇ほか：糖尿病性対称性近位性運動ニューロパチーの1例．臨床神経 37：697，1997．
10) ShimamuraH, Baba M, et al : Delayed somatosensory conduction in acute painful neuropathy of diabetes. Eur J Neurol 3 : 264, 1996.
11) 糖尿病性神経障害を考える会：糖尿病性多発神経障害（distal symmetric polyneuropathy）の簡易診断基準1998．末梢神経 9：137，1999
12) 馬場正之，松永宗雄：糖尿病性神経障害の末梢神経伝導異常．臨床脳波 31：643-647，1989．
13) American Diabetes Association, American Academy of Neurology : Consensus statement : Report and recommendation of San Antonio conference on diabetic neuropathy. Diabetes Care 11 : 592, 1988.
14) BabA M, Sharma AK, Moussa NA, et an : Asymtomatic diabetic neuropathy in Al-Ain. Int Diabetes 6 : 64, 1998.
15) 馬場正之：糖尿病性単神経障害．Pharma Medica 11：67，1993．
16) 上条美樹子．馬場正之：糖尿病性ニューロパチーの治療．Modern Physician 14：471，1994．
17) 馬場正之：神経痛．最新内科学大系 70「末梢自律神経疾患」，pp 211，中山書店，東京，1996．

[糖尿病網膜症]
1) 船津英陽，須藤史子ほか：糖尿病眼合併症の有病率と全身因子．日眼会誌 97：947-954，1993．
2) The Diabetes Control and Complications Trial Research Group : The effect of intensive treatment of diabetes on the development and progression of long-term comlications in insulin-dependent daiabetes. New Eng J Med 329 : 977-986, 1993.
3) Ohkubo K, Kishikawa H, et al : Intensive insulin therapy prevents the progression of diabetic microvascular complications in Japanese patients with non-insulin-dependent diabetes mellitus—a randomized prospective 6 year study—. Diab Res Clin Pract 28 : 103-117,1995.
4) 水本博幸，田宮宗久ほか：入院による急速な血糖改善が網膜症に及ぼす影響（第1報）．糖尿病 37：471-477，1994．
5) 吉本弘志，田村正人：眼科領域と耐糖能異常（境界型），特に網膜中心静脈分枝閉塞症

について. 日本臨牀 54：2786-2789, 1996.

[糖尿病性大血管障害]

1) Garcia MJ, McNamara PM, et al: Morbidity and mortality in diabetics in the Framingham population: sixteen year follow-up study. Diabetes 23: 105-111, 1974.
2) Stamler J, Vaccaro O, et al: Diabetes, other risk factors, and 12-yr cardiovascular mortality for men screened in the Multiple Risk Factor Intervention Trial. Diabetes care 16: 434-444, 1993.
3) 筒井理裕, 武部和夫：合併症をもつ糖尿病の管理と QOL. 末梢血管障害. 臨牀と研究 72：89-92, 1995.
4) Panzram G: Mortality and survival in type 2 (non-insulin-dependent) diabetes mellitus. Diabetologia 30: 123-131, 1987.
5) Steiner G: Atherosclerosis, the major complication of diabetes. Adv Exp Med Biol 189: 277-297, 1985.
6) Krolewski AS, Warram JH: Epidemiology of late complications of diabetes. Joslin's Diabetes Mellitus. 13th ed, p605-619, Kahn CR, Weir GC ed, Lea & Febiger, 1994.
7) 大村隆夫：糖尿病大血管障害の疫学. 現代医療 27：17-22, 1995.
8) 佐々木陽：インスリン非依存糖尿病の予後と死因動向. 日本臨牀 55, 1997 年増刊号, 糖尿病 1：552-557, 1997.
9) Kannel WB, McGee DL: Diabetes and cardiovascular disease. The Framingham study. JAMA 241: 2035-2038, 1979.
10) 清原 裕, 藤島正敏：脳血管障害の現状と将来. 循環器科 41：1-7, 1997.
11) Matsumoto T, Yamada N, et al: Coronary heart disease mortality is actually low in diabetic Japanese by direct comparison with the Joslin cohort. Diabetes Care 17: 1062-1063, 1994.
12) 三木英司：血管障害の国際比較研究における日本人糖尿病の特徴. 糖尿病学 1992 (小坂樹徳, 赤沼安夫編), pp 119-131, 診断と治療社, 1992.
13) 江草玄士, 望月久義ほか：動脈硬化と糖尿病. 疫学の示すところ. Atherothrombosis 1(3): 14-17, 1998.
14) 大西洋三, 山崎義光ほか：糖尿病と心筋梗塞. 糖尿病学の進歩 (第 32 集) 1998 (日本糖尿病学会編), pp 100-104, 診断と治療社, 1998.
15) 山崎義光, 渡會隆夫ほか：頸動脈壁肥厚度測定法. 日本臨牀 56, 1998 年増刊号, 糖尿病 3：479-483, 1998.
16) Hulthe J, Wikstrand J, et al: Atherosclerotic changes in the carotid artery bulb as measured by B-mode ultrasound are associated with the extent of coronary atherosclerosis. Stroke 28: 1189-1194, 1997.
17) 鈴木洋通：造影剤による腎障害. 日内会誌 87：2343-2348, 1998.
18) Malmberg K, Ryden L, et al: Effects of insulin treatment on cause-specific one-year mortality and morbidity in diabetic patients with acute myocardial infarction. Europ Heart J 17: 1337-1344, 1996.
19) 武部和夫, 増田光男ほか：糖尿病と血管障害. 日本医師会医学講座, 昭和 58 年刊別冊, pp 352-359, 金原出版, 1983.
20) Koivisto VA, Stevens LK, et al: Cardiovascular disease and its risk factors in IDDM in Europe. Diabetes Care 19: 689-697, 1996.
21) 大久保実, 村勢敏郎：動脈硬化と糖尿病. 臨床的特徴と治療. Atherothrombosis 1(3):

18-21, 1998.
22) 小沼富男，落合　滋ほか：糖尿病におけるアポ蛋白B亜分画代謝異常と動脈硬化．糖尿病 29：1122-1123, 1986.
23) 朴　明俊，梁田敦子ほか：糖尿病患者における食後のカイロミクロンレムナント代謝．アポ蛋白B 48/100 比の変動．医学のあゆみ 151：129-130, 1989.
24) Shimura M, Onuma T, et al : Three types of Mid-Band lipoproteins in non-insulin-dependent diabetes mellitus : relation to metabolic abnormalities and vascular complications. Tohoku J Exp Med 173 : 247-257, 1994.
25) Pyorala K, Pedersen TR, et al : Cholesterol lowering with simvastatin improves prognosis of diabetic patients with coronary heart disease. A subgroup analysis of the Scandinavian Simvastatin Survival Study (4S). Diabetes Care 20 : 614-620, 1997.
26) 日本動脈硬化学会高脂血症診療ガイドライン検討委員会：高脂血症診療ガイドライン．動脈硬化 25：1-34, 1997.
27) Hiraga T, Kobayashi T, et al : Prospective study of lipoprotein (a) as a risk factor for atherosclerotic cardiovascular disease in patients with diabetes. Diabetes Care 18 : 241-244, 1995.
28) Kikuchi T, Onuma T, et al : Different change in lipoprotein(a) levels from lipid levels of other lipoproteins with improved glycemic control in patients with NIDDM. Diabetes Care 17 : 1059-1061, 1994.
29) The Diabetes Control and Complications Trial Research Group : The effect of intensive treatment of diabetes on the development and progression of long-term complications in insulin-dependent diabetes mellitus. N Engl J Med 329 : 977-986, 1993.
30) Jensen-Urstad KJ, Reichard PG, et al : Early atherosclerosis is retarded by improved long-term blood glucose control in patients with IDDM. Diabetes 45 : 1253-1258, 1996.
31) Hellman R, Regan J, et al : Effect of intensive treatment of diabetes on the risk of death or renal failure in NIDDM and IDDM. Diabetes Care 20 : 258-264, 1997.
32) Knatterud GL, Klimt CR, et al : Effects of hypoglycemic agents on vascular complications in patients with adult-onset diabetes. VII. Mortality and selected non-fatal events with insulin treatment. JAMA 240 : 37-42, 1978.
33) UK Prospective Diabetes Study (UKPDS) Group : Intensive blood-glucose control with sulphonylureas or insulin compared with conventional treatment and risk of complications in patients with type 2 diabetes. (UKPDS 33) Lancet 352 : 837-853, 1998.
34) Ruotolo G, Micossi P, et al : Effects of intraperitoneal vs subcutaneous insulin administration on lipoprotein metabolism in type I diabetes. Metabolism 39 : 598-604, 1990.
35) 小沼富男，筒井理裕：LDL変性とビタミンE．ビタミンE研究の進歩V, pp 23-30, ビタミンE研究会編，共立出版，1995.
36) Austin MA, Breslow JL, et al : Low-density lipoprotein subclass patterns and the risk of myocardial infarction. JAMA 260 : 1917-1921, 1988.
37) Griffin BA, Freeman DJ, et al : Role of plasma triglyceride in the regulation of plasma low density lipoprotein (LDL) subfractions : relative contribution of small

dense LDL to coronary heart risk. Atherosclerosis 106 : 241-253, 1994.
38) Caixas A, Ordonez-Llanos J, et al : Optimization of glycemic control by insulin therapy decreases the proportion of small dense LDL particles in diabetic patients. Diabetes 46 : 1207-1213, 1997.
39) 三島康男, 久山文子ほか：高脂血症合併 NIDDM の血清脂質, LDL 粒子サイズに及ぼす Bezafibrate 長期投与の効果．Therap Res 18 : 319-322, 1997.
40) UK Prospective Diabetes Study Group : Tight blood pressure control and risk of macrovascular and microvascular complications in type 2 diabetes : UKPDS 38. Br Med J 317 : 703-713, 1998.
41) The National High Blood Pressure Education Program Working Group : National high blood pressure education program working group report on hypertension in diabetes. Hypertension 23 : 145 -158, 1994.
42) 筒井理裕, 玉澤敦子ほか：全血を用いる血小板凝集能の糖尿病患者における検討（第1報）　多血小板血漿を用いる方法との比較—．糖尿病 35：309-315，1992．
43) Tamasawa A, Onuma T, et al : Lipid composition of platelets in patients with non-insulin-dependent diabetes mellitus : studies before and after treatment of diabetes. Diab Med 11 : 268-272, 1994.
44) Stout RW : Insulin as a mitogenic factor : role in the pathogenesis of cardiovascular disease. Am J Med 90 (Suppl 2A) : 62s-65s, 1991.
45) Shinozaki K, Suzuki M, et al : Demonstration of insulin resistance in coronary artery disease documented with angiography. Diabetes Care 19 : 1-7, 1996.
46) Stout RW : Diabetes and Atherosclerosis, pp165-201, Stout RW ed, Kluwer, 1992.
47) Young IR, Stout RW : Effects of insulin and glucose on the cells of the arterial wall : interaction of insulin with dibtyryl cyclic AMP and low density lipoprotein in arterial cells. Diab Metab 13 : 301-306, 1987.
48) Ganda OP, Arking CF : Hyperfibrinogenemia : an important risk factor for vascular complications in diabetes. Diabetes Care 15 : 1245-1250, 1992.
49) Wheatley T, Edwards OM : Insulin oedema and its clinical significance : metabolic studies in three cases. Diab Med 2 : 400-404, 1985.
50) Reaven GM : Role of insulin resistance in human disease.Diabetes 37 : 1595-1607, 1988.
51) Kaplan NM : The deadly quartet. Arch Intern Med 149 : 1514-1520, 1989.
52) DeFronzo RA : Insulin resistance syndrome. Diabetes Care 14 : 173-194, 1991.
53) Fujioka S, Matsuzawa Y, et al : Contribution of intra-abdominal fat accumulation to the impairment of glucose and lipid metabolism in human obesity. Metabolism 36 : 54-59, 1987.
54) Donohue RP, Orchard TJ. : Diabetes mellitus and vascular complications : an epidemiological perspective. Diabetes Care 15 : 1141-1155, 1992.

[その他]
1) 梅本俊夫：口臭と口腔環境．呼気生化学－測定とその意義（小橋恭一編），pp 76-80，メディカルレビュー社，1998．
2) 西山茂夫：皮膚科領域の合併症．日本臨牀（増刊）糖尿病，pp 811-815, 1986．
3) 三島好雄：糖尿病性壊疽，pp 751-755, ibid．
4) 折茂　肇：糖尿病性骨減少症，pp 773-784, ibid．
5) 折茂　肇，五十嵐雅哉：糖尿病と骨病変．糖尿病学の進歩 '96．第 30 集（日本糖尿病

学会編），pp 249-254，診断と治療社，1996．
6) 岡村　淳：Diabetic foot. 日本臨牀 723 号，pp 912-917, 糖尿病
7) 川岸隆彦，森井浩世：糖尿病性骨減少症，pp 937-939, ibid.
8) 小松威彦，北村啓次郎：皮膚科領域の合併症，pp 982-987, ibid.
9) 岡部　正，亀田秀次：糖尿病と歯周病，pp 1000-1005, ibid.
10) 中村光男，梅田芳彦ほか：消化管運動障害のある場合．糖尿病治療と QOL（後藤由夫監修），pp 183-193, インターメディカ，1998．
11) 中村光男，寺田明功ほか：糖尿病性胃腸運動障害．シサプリドと消化管（原澤茂編），pp 116-127, 医薬ジャーナル社，1996．
12) 中村光男，荒井雄樹ほか：糖尿病性 gastroparesis の臨床像．臨牀と研究 72：2640-2645, 1995．
13) 中村光男，石井正孝ほか：食物の胃からの排出　gastric emptying. Diabetes Frontier 10：71-76, 1999.
14) Nakamura T, Suda T, et al：Pathophysiology and treatment of diabetic diarrhea. J Smooth Mus Res 32：27-42, 1996.

3．特殊ケースの治療

1) 大和田操ら：わが国における小児期発症 NIDDM の実態．小児内科 28：823, 1996.
2) 北川照夫，似島嘉一ら：小児 NIDDM の現状と背景．Dabetes Frontier 1：777, 1990.
3) Japan and Pittsburgh Childhood Diabetes Research Groups：Coma at the onset of young insulin-dependent diabetes in Japan. The result of a nationwide study. Diabetes 34：1241, 1985.
4) 日比逸郎，一色　玄ら：日児誌 83：1499, 1979.
5) Yokoyama H, Uchigata Y, et al：Development of proliferative retinopathy in Japanese pàtients with IDDM：Tokyo women's Medical College Epideniology Study. Diabetes Res Clin Pract 24：113, 1994.
6) Yokoyama H, Okudaira M, et al：Existence of early-onset NIDDM Japanese demonstrating severe siabetic complications. Diabetes Care 20：844, 1997.
7) Diabetes Epidemioligy Reseach International Group：Major cross-country differences in risk of dying for people with IDDM. Diabetes Care 14：49, 1991.
8) Diabetes Epidemioligy Reseach International Group：International analysis of Insulin-dependent siabetes mellitus mortality：a preventable mortality perspective. Am J Public Health 142：612, 1995.
9) DCCT Reseach Group：The effect of intensive treatment of diabetes on the development and progression of long-term complications in insulin-dependent diabetes mellitus. N Engl J Med 329：977, 1993.
10) 浦上達彦：思春期以降の小児期発症 IDDM 患者の問題点と治療―小児科の立場から―，糖尿病記録号 1996（野中共平編），p 65, 医学図書出版，1997．
11) 大森安恵：結婚から出産まで―内科の立場から．糖尿病　臨床ノートⅤ（清野　裕編），p 13, 現代医療社，1997．
12) Mintz DH, Cutfield RG：第 3 編　糖尿病と妊娠．Diabetes Mellitus ninth Edition（難波光義訳，垂井清一郎監修），p 1, 最新医学社，1990．
13) 大森安恵：糖尿病と妊娠．今日の治療，カレントテラピー 16：183, 1998．
14) 大森安恵，柳沢慶香：妊婦の糖尿病．臨床と研究 72：55, 1995．
15) 大森安恵：妊娠と糖尿病．糖尿病のマネージメント（平田行正ほか編），p 215, 医学書院，1996．

16) Hare JW：糖尿病と妊娠．ジョスリン糖尿病学（第13版）（長瀧重信，赤澤昭一訳，金澤康徳ほか監訳），p 864，医学書院，1995．
17) 井藤英喜：老年病の糖尿病治療ガイドライン作成に関する研究．長寿科学総合研究．平成7年度研究報告 3：309，1996．
18) 池上博司，荻原俊男：高齢者糖尿病．日本臨牀 57：142，1999．
19) 田原保宏，島 健二：高齢者糖尿病の取り扱い．糖尿病 臨床ノートV（清野 裕編），p 61，現代医療社，1997．
20) 井藤英喜：高齢者の糖尿病治療．最新医学 50（臨時増刊号）：68，1995．
21) 阿部隆三，藤沼宏彰：老年期糖尿病の運動療法のあり方．Geriat Med 34：859，1996．
22) 藤沼宏彰：老年者糖尿病の管理および治療―運動療法―．Diabetes Frontier 2：325，1991．
23) 折茂 肇：高齢者糖尿病の取り扱い．糖尿病記録号 1996（野中共平編），p 197，医学図書出版，1997．
24) 大庭建三，中野博司ら：老年期糖尿病における経口血糖降下薬の使い方．Geriat Med 34：869，1996．
25) Morrow LA, Halter JB：老年者糖尿病の治療．ジョスリン糖尿病学（第13版）（宮尾益理子，宮地隆史ら訳，金澤康徳ほか監訳），p 547，医学書院，1995．

Ⅴ章

患者管理

1. 患者教育

1）患者教育の基本的な考え方

　糖尿病診療における患者教育の意義は，他の疾患の治療に比してとりわけ大きい．

　WHOは，"患者教育のゴールは糖尿病についての一般的知識を増やすことでなく，治療に関する自発性を育てていくことである．それゆえに，教育プログラムの成果は患者がかつてできなかったことの何が学習期間の最後にできるようになったかによって決定される"[1]とし，知識習得にとどまらないライフスタイルの変容が大事なことを示唆している．

　糖尿病教育の本質は，表81のごとくまとめることができる．学

表81 糖尿病患者教育の本質

1) 知識を獲得し，行動の変容と知性を豊かにする（知識を力に変換）
   ・行動の変容……生活改善
   ・知性を培う……生活応用能力，機転をきかす判断能力
2) 糖尿病のある人生を豊かに生きる心構えを教える
   ・治療によって重症化を予防する
   ・自分の生活ペースを作り高いQOLを獲得する
   ・継続医療につとめ中断を防止する
3) 自己管理のための治療技術・手技を教える

習過程を援助し，患者の内面に訴えて変化をもたらす．

2）教育効果の役割をどう考えるか

　長いスタンスで患者指導を考えるならば教育の効果は，良いコントロールに貢献して有意義となる．狭義にはいろいろな立場から教育の意義とその効果を論じることができるが，大局的には治療効果を高める役割を果たす．教育内容は，患者の求めるものにフィットしてより効果的・有効なものとなる．

　若い人，頭脳労働の人などで，テストのスコアが良くてもその後の血糖コントロールの良くない群を見受ける一方，テスト結果では低い評価にもかかわらず，以後のコントロールに乱れを生じない群もある．また何回か入院を経験している群では，テストの結果と以後のコントロールに乖離のあることも知られている．これらは知識を主とした教育の限界を示し[2]，体で納得することの意義を示している．

　患者はいつも応用問題を抱えており，大事なことは，問題解決に役立つポイントを理解し習得することである．教育の役割は，患者の役に立つことを伝授し，問題に気づき，考えながら豊かな生活を獲得することにある．

　患者の満足感・期待感のなかには，1）勉強したという満足感・充実感，2）勉強によって，病期克服への道，療養生活に見通しを持てた期待感，3）良好な治療結果を得られるようになったという満足感などが含まれている．

　教育効果を治療効果と結合させて，生活改善・ライフスタイルの変容にしぼってみれば，学習した知識がより有効に作用し，成果を挙げる一助となることから評価できる．知識が力に転化する

からで，知的に良いスコアを獲得した群が相対的に有利な経過を辿ることになるが，動機づけが不十分だったり意欲を欠けば，以後の効果持続は期待できない．一般的なものに終わらないように，継続して新しい課題を提供するなど刺激を与えることも大事である．

3）糖尿病をどう説明するか

　教育の内容は，1）糖尿病に関する一般的知識・事項，2）患者固有の問題を解決するための内容，3）患者のレベルにあわせた内容に配慮して展開される．

　患者教育が大事なことは誰しも認めるところであるが，対象となる患者によってどこをゴールに設定するかは，ニュアンスの差こそあれ十人十色である．その判断に基づき患者の特徴にあわせて強調する論点を選択しながら進める．

　糖尿病の臨床的特徴を長期的視点からみると，表82のように説明できる．

　疾患の基本概念に加え，自覚症状がなくても生涯にわたって医療機関と縁が切れないこと，内科を含めて多数の科の世話になることを理解してもらう．長期的な治療の動機づけとして大事なスタートである．

　糖尿病教室などで総論を述べる場合は，1）を中心に話すが，外来などでの個別指導では，個人性に合わせて，2）3）を中心に話すことが多くなる．症例ごとに，何を中心に据えると患者の課題に最もフィットするか常に考えておく．しかし，患者の訴えや質問などを重視して話題を変えるなど多彩であることが望ましい．長続きする指導のコツは，切れるようで切れない微妙な緊張関係

表82　糖尿病の特徴

1）インスリン分泌不全・抵抗性，高血糖の持続
　　治療の基本は食事・運動療法
2）コントロールが悪くても自覚症状がないままに経過する
　　罹病期間の長期化とともに多彩な慢性合併症を生じる．
　　慢性合併症がQOLを障害する要因となる
3）生涯にわたる継続医療（検査・治療）が必要．慢性疾患
　　血糖，HbA_{1c}，尿，合併症の検査．眼科などの定期受診良好なコントロールを維持する．

を維持することにある．

4）患者教育の進め方

　患者指導には，チーム医療としてあらゆる職種のスタッフが関わる．指導内容の全体像を明らかにし，おのおのの役割・分担を了解しておくことが望まれる．効率的な指導・援助を目指し，また指導内容に矛盾が生じないように基本とする指導内容を明らかにしておく．患者への指導は一方的とならぬように注意を払い，two-way communication を心がける．スタッフは，援助する立場でコーディネーターの役割を果たす場合もある[3]．

　総論（集団指導）は基本的なレベルに応じた内容を準備し，全体像を提示し，その理解と実行に努める．各論（個別指導）は患者の特徴に応じて内容を変更・レベルダウンも厭わない．一点突破主義のこともある（争点の設定が必要な場合は，広範とならないように努める）．

　患者は初期から治療過程に参加している．治療効果は努力・工夫の結果で患者の意欲が大きい要素を占める．また，個々の患者は表83に示すようなそれぞれ固有の背景を有しており，患者の治療に対する立場を受け入れた医療の展開が求められる．

　患者教育を始めるに当たって，
- 能力に応じて苦労することで成果が上がる（させる工夫の大切さ）
- 苦労したもののみが後に残る（苦労のしがいを指導する）
- 徹底して基本にかえる指導を！

を銘記しておくことが望まれる．ややもすると外面的な印象や知

表83　患者の背景

1）知識，学力，理解度などに個人差がある
　　教育歴：その時代背景による影響は人生観にも及ぶ
　　年　齢：加齢とともに能力は変化し，価値観は変わる
2）誰にもあるプライド（固有の自意識を持っている）
3）受容しがたい慢性疾患の診断と治療方針（自覚症状から判断しやすい）
4）"知性と教養"に長けている
5）地域文化のなかで生活している（生活指導は，地域固有の文化と対峙）
6）生活改善・ライフスタイルの変更は，生涯学習の課題
7）ことば・会話に特徴がある（方言・訛り・微妙な心理描写を投影している）

的水準から抱く先入観や期待感が先行し，上滑りの経過を辿ることになりかねない．

5年，10年の単位での付き合いとなるものと心得たい（継続こそ糖尿病診療の要）．

5）患者教育の評価と要点

教育効果を上げるには評価とその活用が重要である．医療スタッフは教育が適切に行われているかどうか常に評価し，次の教育・指導につなげていくことを心がけなければいけない[4]．教えたはず，教えたつもりの教育は無益である．また，ときとして患者と医療スタッフの評価には違いがあることも認識しておかなければならない[5]．表84に示す項目について評価し，不十分なものについては教育の手段や指導が適切かどうかの見直しが必要になる．また教育担当者自身の評価も大切であり，常に自己研鑽に努める必要がある．

医療では，患者の治療過程への参加が大きい重を占めるが，患者の関わりは一様でない．また，高いコンプライアンスはより良好な結果を導くので，患者の視点を優先しながら指導・アドバイスする．

高いコンプライアンスを得るためには，1）疾患の視点，2）生活の視点，3）本人の視点，4）生きがいの視点の4点が必要である．

患者指導においては，得てして学術的成果を直接的にひきうつし，その成果を得るための日常的努力を患者に求めようとして"疾患の視点"からスタートしがちである．

DCCTの結果は，良好なコントロールは合併症の出現・進展を

表84　患者教育における評価項目

1）患者は教育の適応かどうか
2）指導目標が達成されているか
3）患者の知識や技術の習得度はどうか
4）患者に行動の変容が見られるか
5）患者の治療意欲はどうか
6）患者の満足度（食事量・運動量など）はどうか
7）家族への指導とその反応はどうか

減少させることを示したが，その良い結果は，従来法よりも格段に患者・スタッフの負担・日常生活的努力を必要として得られたものであった．その教訓として，良好なコンプライアンスは良い結果をもたらすが，そのために払うエネルギーも莫大であることが分かった．

　日常生活指導においては，良い結果を得るために要するエネルギー量と，得られる結果への満足度が大きい比重を占める．また，2）3）4）の視点は患者自身の自己決定に関わり，QOLの基本を構成するので慎重に方針を選ぶ．生活のなかで糖尿病治療にいかほどのエネルギーを注ぐかは，患者自身の判断によるところが大きい．

2. 患者管理

1）糖尿病診療におけるチーム医療

　糖尿病診療には多くの医療スタッフの協力が必要である．医療チームの能力とチームワークが患者の予後を左右すると言っても過言ではない．
　チーム医療を始めるに当たっては次の点に留意する必要がある．
　1）どのような医療スタッフがいるのか，まとまりはどうか
　2）施設において糖尿病診療はどのように位置づけられているのか
　3）他院や他科との連携はどうか
　4）対象となる患者の層は（年齢，インテリジェンス，地域性など）どうか

などである．チームとしての取り組みは各医療機関により条件も異なり多種多様で，施設に合った医療と可能な範囲からの展開が望ましい．医療施設の責任者や他診療スタッフの理解，有能な糖尿病診療スタッフの育成も心掛けなければならない．
　チーム医療の利点は職種の違ったスタッフからそれぞれの専門性を生かした患者の情報を得ることができ，きめの細かい，効率的な指導が可能となることである．また患者も多くのスタッフからの支援を得ることで相談する相手も多く，精神的にも安定がはかられる．しかし，チームとしての統一がなければ指導内容の食い違い，指導の重複やもれなどから責任転嫁やスタッフ間の人間関係の歪みが生じ，患者に不信を抱かせるという欠点ももっている．スタッフの役割分担を明らかにすることが大切で，医師はチームのまとめ役となり，患者とスタッフのコミュニケーションをはかるとともに，自己およびスタッフの学習・教育にも目を向ける必要がある（表83）．

患者や家族，その他患者を取り巻くすべての人がチームの一員であることも忘れてはならない．

表83　糖尿病教育チームの役割・分担

医　師
　1）チームのまとめ役・リーダー
　2）診療システムのプランニング
　3）治療方針，教育目標の設定
　4）患者の診療上の最終的責任者
　5）糖尿病全体についての教育
　　　糖尿病とはどういう病気かの指導
　6）他医との連絡
　7）スタッフ教育・スタッフ養成
看護婦
　1）患者の生活環境・心理状態の把握
　2）生活指導
　3）自己管理法の指導
　　　インスリン自己注射，検尿・血糖
　　　自己測定の指導
　4）スタッフ間の連絡，情報提供
　5）中断者のフォロー
栄養士
　1）食習慣の把握と食事指導
　　　食品交換表の活用法の指導
　　　献立・調理の指導
　　　外食時の指導
　　　低血糖時，運動時の補食の指導

薬剤師
　1）服薬指導
　　　薬剤情報
　2）インスリン自己注指導
運動療法士・理学療法士
　1）運動指導
臨床検査技師
　1）血糖測定，その他の検査
　2）検査手技の指導，機器のメンテナンス
医療ソーシャルワーカー
　1）経済的・社会的問題の相談・指導
　　　医療福祉，介護相談
　2）地域関係機関との連絡
心理療法士
　1）精神的，心理的問題の解決，指導

MEMO　糖尿病療養指導士

　日本糖尿病学会および日本糖尿病協会の協力により糖尿病療養指導士が制度化される．糖尿病に対する一般的知識だけでなく患者の心理，教育方法などについても高い知識や技術を持つ糖尿病教育に関する専門職である．教育指導やチームの調整役としての役割を担うことになるが，より質の高い教育が実践され，患者のQOLはさらに向上するものと期待される．

2）患者の受容ということ

　教育・治療効果は，患者自身が勉強しよう，まじめに治療しようという姿勢を強く抱くことによってより効果を上げることができる．患者が十分に受容できない段階では，その時期の到来する

表86 患者がその気になるとき（契機）

1) はじめて診断されたとき
2) 自覚症状を感じたとき（他人ごとでなくなったという衝撃）
3) 長生きしたい・命をもったいないと思ったとき
4) 家庭・家族環境に変化があったとき（自分の存在を自覚，心境の変化）
5) 情報などによって自覚が高まったとき

まで時間をかける（機が熟すまで待つ）ゆとりが必要とされる．受容が不十分で表面的関わりとなったり，なんとなく足が遠のいて数年後には不幸な経過を辿る例もある．患者・スタッフのエネルギーを有効に生かすためにも正確な評価が求められる．

一方，患者教育では動機づけが大事であり，本人をその気にさせるきっかけが必要で，その契機となるチャンスを見逃さない[6]ことが教育効果を高めるポイントとなる．患者がその気になる契機は，表86のようにまとめられる．これらのチャンスを見逃さないように，一気呵成にレールに乗せて教育入院や目指していた治療方針を進める．

内容がいつも同じで単調であれば，たとえその内容が正しくても，患者の心理としては低反応・不応期の状態となり，効率は低下しがちである．よく"何回も繰り返して粘り強く"といわれるが，そのなかでも，手を変え品を変えての手法と，緩急自在・強弱のメリハリがなければならない．その認識をもつことでスタッフ自身も，過大な期待や過度の要求も防止できる．

MEMO スタッフの心得

スタッフは，患者の人生観・生活の多様な選択を認め，また患者の受容度合いを評価し，その人格・心理状態を丸ごと理解するように努める．

1) 受容している（治療プロセス）か，まだ不十分（成長プロセス）かを評価する．
2) まだ頑張りたくない人には，頑張りを強制してはならない．
3) 初期には，心理的混乱のなかで真意を見失っていることもあるので，配慮が必要である．診断を受けてからの心理的変化・推移は決して教科書的でない．
4) ことばのやりとりで判断すると誤ることがある．
5) 患者の生活をみつめる．細かいことにこだわらない（大事なポイントが見えなくなる）．
6) 人間の生き方は多彩であることを理解する．

- 多面的な価値観の理解とその容認．
- 患者の幸せは患者が選択する．
- 生真面目な指導は事故のもとになる（あそびのない指導は窮屈）ことを知る．
7）患者の価値観は画一でない．
- 人生をエンジョイすることも正しい選択の一つである（多少の不安・困難が予想されても，否定的となるべきでない）

3）外来での患者管理

　糖尿病の治療は継続して行われることが最も大切なことであり，また患者一人一人に応じたオーダーメイドの治療が行われる．血糖やHbA$_{1c}$，体重などのコントロール目標を設定し，食事や運動の効果などその日のデータを見て患者とともに評価していく．血糖やHbA$_{1c}$など検査結果は即日患者に伝えることが望ましい．自己管理のためのノウハウを指導するとともに生活上の種々

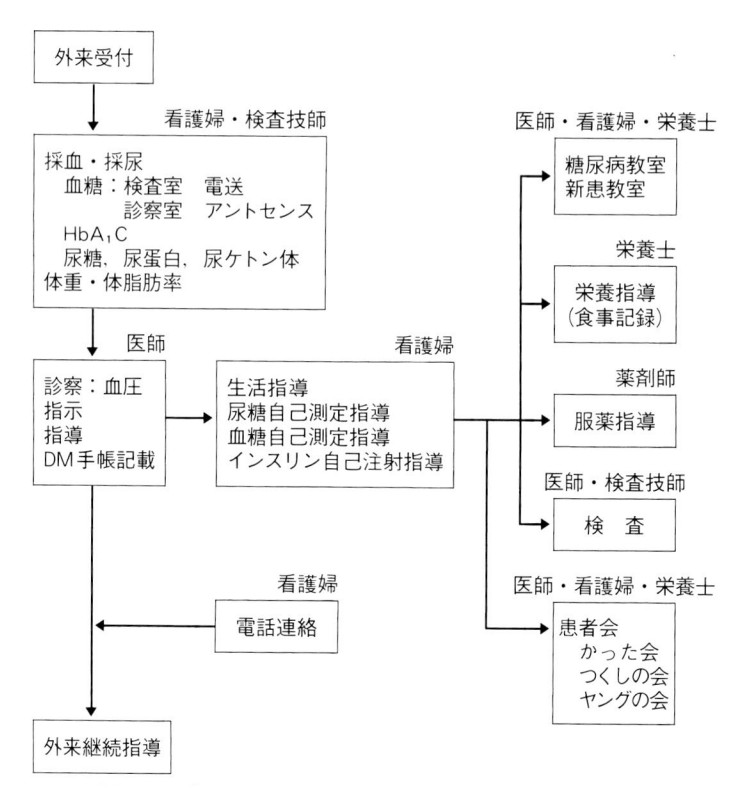

図35　外来での診療システム（青森市民病院第一内科）

の問題に対する相談にも応じ，合併症の有無や中断がないかをチェックすることも大切である．患者会への参加を勧め，患者同志の横のつながりを持たせることは糖尿病治療に有益となる場合がある．糖尿病手帳を配布し，検査結果を記入し，患者の自覚を促すとともに他医との情報交換にも活用する．図35に外来診察手順の一例を示した．

患者はいつもベストの状態とは限らず，医療スタッフは精神面での支えとなることもときとして必要である．

4）マニュアル・チェックリストの活用

診療手順を分かりやすくするために，マニュアルやチェックリストが広く作成され，活用されている．スタッフが自分らの仕事を定式化し，その確認のために利用すると有用であるが，ベストのレベルを期待して患者の到達段階を測ることに応用するとトラブルの原因となりやすい．

患者の知的水準や技術は多彩であり，全員がスタッフの期待するように進むわけでない．最近，チェックリストを利用しての弊害がしばしば指摘されている．スタッフ好みの患者像を期待したり，高いレベルを求め，患者の選択・自己決定を阻害してはならない．留意すべきことを以下に示す．

①患者個々の能力に合わせた指導手順（"ここまで許される"といった許容範囲）を作成し，確認し合うようにする．さらに，あらかじめ改善の策を講じておく（患者中心で幅のあるマニュアルを持つことにつながる）．

②スタッフ主導のものを転換する（医療パターナリズムからの脱却）．スタッフの情熱は大切だが，患者のレベルから遊離している場合がある（常に冷静で理性的な判断を保ちながら指導・教育にあたる）．

③格好良い文章表現とその現実（実際）にもしばしば乖離があるので，指導の手引き書などを丸飲みせず，自分の考えを大切にする．

5）コントロール不良例への対応

　良いコントロールの基本として食事・運動療法，正確な薬物療法が重要であるが，生活上の制約，理解度，技術的な拙劣さなどから，十分な治療努力を続けられない場合が多い．スタッフは，なぜ今一歩がうまく行かないか，また，どこまで可能かを判断し，指導内容を考えるように努める必要がある．

　治療がうまくいかない場合の原因は，マクロ的にみて表87のように大別できる．

　主として，主要なコントロール不良の原因が患者側にある場合，その原因を指摘するだけでは適切でない．患者がその原因に気づき，納得・自覚して，以後どうすればよいかを考えて自分で決断するように促す．その原因と対応は，

①療養生活に問題あり（食事療法・運動療法が疎かになっていた）

②いつもと違った理由があった（多忙・行事・ストレスなど生活が不規則だった）

③加齢とともに病勢が進行した（罹病期間が長くなり，治療法の検討が必要となった）

④その他

などが予想される．その原因を特定し，その解決に向けた方針を相談することになる．外来診療で経過をみるか，入院を必要とするかの判断は，患者の姿勢と長期的なスパンで検討する．患者自

表87　コントロール不良の原因と対応

	改善の可能性
1．治療方針に問題：方針検討，指導技術・能力の向上	△〜▲
2．療養生活に問題	
1）患者が知らない……情報提供に努める	○
2）頑張らない（頑張りたくない），受容していない	
・意欲がない	●
・他に熱中するものがある；価値観の問題	▲→△
3）意欲はあるができない	
・能力がない	▲
・援助すれば可能……条件整備に努める	△
3．不可抗力の場合……方針変更	○

○△：有望　　▲：期待薄　　●見込みなし

身がその原因を自覚している場合，患者の自覚と判断を尊重して，外来通院で数ヵ月にわたって治療努力を観察する場合もある．入院でその是正を試みる場合は，その目的に沿ったプログラムを用意して患者指導にあたる．対応は多面的である．

3．教育入院

1）教育入院の意義

　糖尿病治療は生涯にわたるもので，好ましいライフスタイルの継続的な実行を必要とする．教育入院は，患者にとって集中的にそのノウハウを習得でき，体験学習の機会としても有意義である[7]．

2）教育入院の位置づけ

　教育入院では，ライフスタイルの変容・好ましい生活を体験することができる．食事療法・運動療法をふまえた生活は，体験によって患者にはより身近なものとなり，生活習慣の基本として気負いなく継続できるようになる．

　教育入院の実施は糖尿病と診断されたときが最も効果的と思われるが，患者が治療を受容して治療意欲が高まったとき，時間的ゆとりを見つけたとき，合併症などで否応なく入院を必要としたときなど個々によって異なる．

　教育の進め方として，1）入院期間を設定して，その決まった時間のなかで，スケジュールを決めて豊富な内容の事項を提供する方法と，2）患者のペースに合わせて進める方法に大別できる．前者はいわばトップダウン的で，患者にある程度の高い知的能力を必要とするが，結果として短期的な視点での教育効果が高く，スタッフはマニュアル的に指導を行うことができ，指導者による格差が少ない．一方，後者は，ボトムアップともいえる方法で，患者のペースに合わせるので，画一的には進まない．前者は規模の大きい施設に多く，後者は地域の中小施設に見られる．

　昨今の患者教育という場合，ほとんど前者のスタイルを述べたものが多いが，第一線の市中病院で真似るには無理がある．大事

3．教育入院　235

表88　糖尿病教育入院のクリティカル・パス（患者用）

糖尿病入院計画表

　　　　　　　　　　　　　　　　　　　　　　　　　　　　　　　　　様

	1日目	2日目	3日目	4日目	5日目	6日目	7日目	8日目	9日目	10日目	11日目	12日目	13日目	期待される結果
食事	食事調査表提出	食事計測・記録開始　毎週火・金曜日：栄養指導①②③④…計4回												食事療法を理解し実践できる
運動		運動指導コース説明　エアロバイク　万歩計説明　運動開始	体力測定　医師の指示があれば平和公園までの運動可（必ず外出届けを出してください）歩数記録開始											自宅での運動療法を理解し実践できる
検査	入院時検査①　胸腹部X線　心電図　血圧・体重　体脂肪測定　採血・採尿　検便	入院時検査②　眼科受診　採血　尿アルブミン	自律神経機能検査（心電図R-R）眼底検査など眼の合併症の検査			クレアチニンクリアランス（腎機能検査）	金曜日：腹部超音波・胃カメラ（成人病早期発見）					退院時　体脂肪測定	血糖・血圧・脂質・体重の良好なコントロール　自己検尿・血糖測定が正しくできる
	蓄尿開始－尿糖・体重記録開始		毎週火曜日：血糖日内変動　入院時：HbA1c（ヘモグロビン・エーワン・シー）測定				医師の指示により血糖自己測定指導（自己測定開始）						
薬物	必要時経口薬・インスリン開始　低血糖説明		インスリン自己注射指導　自己注射開始　服薬指導①									服薬指導②		インスリン自己注射を正しくできる　薬物療法を理解し自己管理ができる
学習	糖尿病マンガ読本講読	糖尿病教育用テープ聴取	糖尿病教室　毎週水曜日（14：30～）　毎週木曜日（15：30～）　ビデオ教室：毎週土・日曜日（15：00～）			①糖尿病とは・食事について　②運動について・薬物療法　③合併症・フットケア・シックデイについて　④自己管理・日常生活について		中間テスト				総合テスト　日課表作成	糖尿病手帳記録　退院時アンケート記入　次回受診日確認（退院）	糖尿病についての正しい知識を持って自己管理の自身がつく
その他	入院時：問診・診察オリエンテーション・必要物品チェック　月・木曜日：ネマキ交換　水曜日：シーツ交換　木曜日：総回診		入浴　男性：毎週月・水・土曜日　女性：毎週火・金曜日（午前）・土曜日（午前）運動している人は、夕食後の運動に、毎日シャワー可。ただし、20-30分までにしてください									退院時指導（退院）		糖尿病を抱えて健康に生活する目処がつく

担当医：　　　　　　　担当看護婦：　　　　　　　担当栄養士：　　　　　　　担当薬剤師：

青森市民病院 5階東病棟

なのは，施設の状況を見据えて，患者を落ちこぼさない無理のない診療システムを工夫することである．さらに，中小の施設のスタッフは複数の役割を果たさねばならない．大施設での訓練されたスタッフ同様に優れた教育者であり，日常診療での具体的な苦労や体験を整理して患者指導にあたる意義は大きい．

> **MEMO　クリティカル・パス**
>
> 　米国では1983年 DRG/PPS（疾患別包括支払い方式）の始まりをきっかけに，コスト削減および治療内容の標準化による質の高い医療と効率性を目的にクリティカル・パスが導入された．
> 　クリティカル・パスとは，入院指導（食事・運動指導などを含む）・検査・治療行為・退院指導などの医療業務を各項目毎に，その過程を時系列に一覧表示する方法で，誰がいつ何を行うかが明確となる．医療の質の向上・業務の効率化・入院期間の短縮によるコスト削減・インフォームド・コンセントの充実などに有効であるが，導入にはチーム医療が重要となる．糖尿病教育入院にも応用されている（表88）．

3）教育入院の実際

　教育入院はあくまでも教育が主であり，自己管理のための知識や技術が習得できれば目的は達成される．したがって，血糖コントロールが必ずしも完璧でないままの退院でも，入院中の教育が効を奏せば，その後の外来治療で成果が見られる．退院後の日常生活に合わせた治療が基本であることを認識しておくことが重要である．入院期間は2週間が一般的であるが，患者のニーズに合わせ，これより短期あるいは長期のコースが設定される．欧米では1日入院のデイケアユニットの教育も行われている．

　カリキュラムは集団指導としての糖尿病教室・ビデオ教室，個別指導として食事・運動指導・インスリン自己注射や尿糖または血糖自己測定の指導・生活指導などが各職種の医療スタッフにより行われる（表89）．

　こうした多彩な情報提供の後，患者との会話の機会を持ち，スタッフの考えを話すなどして，メディアによって与えられた情報を整理することが大切である．

表89 教育入院（長井市立総合病院内科）

1. 糖尿病教室（3回1クール 週1回）
   1) 糖尿病とは，治療・合併症，運動療法　　（医師）
   2) 長続きする食事療法・薬物療法　　　　　（栄養士・薬剤師）
   3) 低血糖について，日常生活（フットケア，外来受診，清潔）
      シックデー　　　　　　　　　　　　　　（外来・病棟看護婦）
2. 独習のための教材
   糖尿病治療の手引き（編集：日本糖尿病学会）
   食品交換表　　　　（編集：日本糖尿病学会）
   糖尿病のしおり　　（当院作成の小冊子）
3. ビデオ学習
   毎日．ホールで学習．
   1) 糖尿病の基礎的なこと
   2) 食事療法とその実際
   3) 運動療法とその実際
   4) 薬物療法
   5) インスリン治療の実際
   6) 日常生活の心得
   7) 合併症とその予防

4）糖尿病教室

　患者教育は患者個々に対して行う個別指導が基本であるが，患者の増加に伴い，時間的制約からも個別指導だけでなく集団での教育も必要となる．集団指導の一貫として外来や入院での糖尿病教室が設けられているが，教室の目的は糖尿病に対する正しい知識・技術と自己管理の方法を習得させることである．したがって，その内容は基本的なレベルに応じたものとなる（表90）．糖尿病治療や研究の進歩，将来の展望についても情報提供する．
　さらに，共通の問題点を持つ対象者にしぼって教育するグルー

表90 糖尿病教室で何を教えるか

1) 糖尿病とはどんな病気か
2) 糖尿病の治療について
   食事療法・運動療法・薬物療法への上手な取り組み方
3) 糖尿病の合併症とその対策について
   網膜症・腎症・神経障害・その他（動脈硬化・壊疽・感染症など）・
   血糖・血圧・高脂血症の管理
4) コントロールの指標，合併症のための検査
5) 低血糖について
6) 自己管理法
7) 日常生活について
8) その他

プ別の教室も効果的である．たとえば，新しく糖尿病と診断された患者，同じ合併症を持つ患者，肥満患者，小児やヤング，家族や職場（学校）関係者を対象とした教室などである．患者同志の仲間意識も生まれやすく，その効果は大きい．

［増田　光男］

4．支援システム

1）医療施設での支援

　自己管理に慣れ，定期通院をするようになっても，長い経過では，小さいトラブルから大事に至るものまでいろいろと不測の事態が生じる．その解決には，通常の外来受診時に対処できるものから緊急を要する形での対応を必要とするものまで多彩である．
　患者の裁量を認めての支援も大切である．
　　1）インスリン微調整
　　2）低血糖症での補食
　　3）労作時の付加食の摂り方
　　4）シックデーへの対応
　　5）その他，医療上の判断を要すること
などについて，指示内容（ガイドライン）を示した用紙を用意したり，電話，ファックス，パソコン通信などで連絡し合えるようにすれば，突然の変化に速やかに対応することができる．とくにSMBGをしている場合は，不測の事態への対応が容易となる．また，自己裁量の範囲が拡がれば生活の自由度も拡大し，QOL向上が期待できる．漫然と関わるより，経験とその教訓を蓄積することは，患者の充実した人生の糧となる．
　なお，医師は，患者が裁量の範囲で行った結果の報告を必ず受け，その評価を怠らないようにする．

2）家族の援助

　患者本人が十分に自己管理できないと，スタッフは上手下手にこだわって短絡的に家族の援助を期待することが多い．治療技術が拙劣と思われる例や，視力障害，ADLの低下例などで他からの援助を示唆するが，施しは受ける側の尊厳を傷つけ，やる気を失

わせる．長期にわたる療養生活の視点からは，本人の意欲を尊重し，技術的に見て不十分と思えても患者の判断に従う．自己決定という自己責任をとる方が，自分自身を管理する意欲を持たせる点で望ましい．

インスリン自己注射の場合，その指示の全体的な責任は医師にある．しかし，患者が安全・正確にできるように指導しようと意気込まず，総じて大きい失敗や誤操作がなければ経過を見て良いと判断するのも選択肢の一つである．長期的立場から，より正確できめ細かい指導が必要か否かは，以後のデータの推移を見て考えれば良い．

患者本人がどうしても教育の適応でないと判断された場合は，家族の協力と援助が必要となる．家族による援助を指導する場合は，患者の主体性を前提とし，家族内の健全な人間関係（メンタルヘルス）に配慮することで，より有効となり得る．

3）福祉・行政の援助

糖尿病の罹患期間が長くなり高齢になると，四肢の機能障害や視力障害などを合併し，福祉の援助に該当する病状のことが多くなる．医療スタッフとして，必要とされる援助内容をアドバイスし，公的支援について医療相談室を紹介したり，ケースワーカーと連絡をとる[8]などに努める．

人工透析時の医療費助成制度，視覚障害者への福祉制度，視覚障害関連更正施設などについても予備知識を持っておく必要がある．

4）在宅医療における糖尿病診療

他の疾患・慢性合併症により生活制限があって通院困難な場合には，訪問看護なども含めて検討する．訪問看護などへの依頼に当たっては，至適コントロールレベル，血糖測定回数，低血糖の有無，摂食状況などに関した意見交換を十分にし，適宜連絡を取り合う．

在宅医療では基礎疾患としての糖尿病が主病でない場合が多い

ので，主病の治療が優先される．訪問診療での定期的な血糖測定やSMBGなどによって，良好な血糖コントロールをはかり，全身状態の悪化を招かないようにする．家族の協力を仰ぐことが多いが，家族の負担が少なくて無理なく継続できる方法が望まれる．

5．患者フォローアップ

1）中断対策

　重篤な合併症を併発して受診する患者には圧倒的に治療を中断している例が多い．したがって，糖尿病治療でとくに大事なことは定期的受診を進め，治療中断者を出さないことであろう．

　糖尿病は自覚症状を欠くことが多く，患者が一度治療を中断してしまえば，合併症を併発する前に治療の場に自ら復帰することは稀である．中断となっている患者を早期に発見し，医療者側からコンタクトをとることで復帰が可能となることがしばしばある．積極的に受診を促すべきで，自院への受診が無理であればもちろん他院でも構わない．

　通院状況を人の手で管理することは，少数例であれば可能であるが，大勢では不可能である．コンピューターによる管理などを利用し中断者を早期に発見することがまず第一であるが，受診しなくなった患者への対応は人手に頼るしかない．少なくても3ヵ月受診していない患者に対してはその消息を知ることが大切である．他医での治療継続があればよいが，どこへも受診していない患者に対しては患者本人や家族に対し，医療スタッフから電話などによる受診の奨めが有効である．早期での呼びかけほど復帰する可能性が強い．

　医療者側の熱意が中断を予防する．また，中断となったきっかけについても十分考慮する必要がある．

2）病診連携

　糖尿病患者にとって，専門医療機関に定期的に通院して指導を受け，良好な予後を得ることがベターであるが，定期的に限られた施設に通院することは，時間的，経済的負担など生活への影響

も大きい．継続治療の点からも生活の場で生活にあわせて受療できると有利である．医療機関の側も，施設のキャパシティー・専門医の人数などからすべての患者を受け入れることは到底不可能である．

　近年，専門医と一般医，専門的医療機関と一般診療所が連携をとり，地域のすべての患者を中断させずに診療継続でき，充実した医療を提供するシステムの確立が強調されている．そのためのシステム作り・地域ネットワーク構築や使用されるツールについて，各地で先進的に取り組みが進められている．

　取り組みにあたっては，お互いの役割分担を明らかにし，治療方針の統一化など信頼関係を持ちつつ，患者のための連携を第一としなければならない．専門医療機関は主に患者の治療方針決定・血糖コントロール・教育・合併症に対する検査や進行例・特殊例の治療を行い，一般診療所では日常の管理とフォローに努める．また，患者管理のための情報を共有する体制が必要である．情報交換の手段として手紙，電話，ファックス，共通の糖尿病手帳の活用があるが，今後は電子カルテなどを使った電送システムの開発が有用と思われる．

3）定期検査

　糖尿病は全身にわたる合併症をもたらす疾患であり，不幸な経過を辿らないように，定期的にコントロール状態の把握のためと合併症に関した検査を行う必要がある．とくに合併症については網膜症に対する眼科的検査，腎症，神経障害，心血管合併症，悪性腫瘍に対する注意が必要である．患者にもその必要性を認識させ，自ら進んで意識的に検査を受けさせることがキーポイントとなる．定期検査の項目と検査期間を表91に示す．期間は合併症の併発がない時期のものであるが，異常が認められる場合はその程度に応じ回数を増やす必要がある．検査結果は必ず糖尿病手帳に記載し，患者はもちろん医療スタッフ全員が眼を通し，病態を的確に把握しておくことが大切となる．

表91　外来での定期検査

1）血糖，検尿，体重，血圧	受診時ごと
2）HbA$_{1c}$	月1回
3）尿中アルブミン	3ヵ月1回
4）生化学（肝機能，腎機能，脂質）	年1～2回
5）GFR，眼底	年1～2回
6）胸部レ線，心電図，神経伝導速度	年1回
7）腹部超音波，胃透視または胃カメラ	年1回
★異常があれば検査期間を短縮． その他の成人病検査も機会を逃さないように実施する．	

4）健診後のフォロー

　各種健診により糖尿病のスクリーニングが行われ，これを契機に糖尿病が発見されることが多くなっている．一方，健診で要精査，要医療となっても自覚症状がないため医療機関を受診しない者も多く，せっかくの健診が糖尿病の早期発見，早期治療に生かされていない例もみられる．健康管理者からの指導が必要である．

　糖尿病患者・境界型患者やその家族に対し，健康教室やフォローアップ教室を開催している企業もあり，産業医・保健婦と専門医・栄養士などとの連携による企業ぐるみでの生活指導が今後ますます盛んになることが期待される．

［松橋　昭夫］

文献

1) WHO Study Group on Diabetes Mellitus. Genev World Health Organization, 1985 (WHO Technical Report Series, No. 727).
2) 藤本陽子ほか：入院システムの変遷からみた患者教育の変遷．Diabetes Frontier 9(2)：159, 1998．
3) 日本糖尿病学会編：糖尿病療養指導の手引き．南光堂，1999．
4) 河口てる子，伊達久美子：患者教育に必要な教育学的知識．Diabetes Frontier 9(2)：187, 1998．
5) 増田光男，小田原恵子：実際面から見た患者教育指導とその評価―3．医師サイドから．糖尿病の療養指導 '91：34, 1991．
6) 羽倉稜子：患者のエッセンス．Diabetes Frontier 9(2)：131, 1998．
7) 清野弘明，阿部隆三：教育入院の意義とその適応．治療 77：2929, 1995．
8) 松本恵子ほか：失明に至った一人暮らしの患者への在宅支援．日本糖尿病教育・看護学会誌 2：94, 1998．

索　　引

和文索引

▶ア◀

α-グルコシダーゼ阻害薬（α-G1）　67, 80, 85, 91, 93, 210
α-遮断薬　146
アキレス腱反射　152
アセトン　51
アセト酢酸　50, 51
アミオトロフィー　154
アルコール飲料　73, 74
アルドース還元酵素（AR）　137
アルブミン尿　136
アンジオテンシノーゲン遺伝子　140
アンジオテンシンⅡ　139
アンジオテンシンⅡ受容体タイプ1遺伝子　140
アンジオテンシンⅡ受容体拮抗薬　145
亜急性近位性運動ニューロパチー　155
暁現象　43
油の吸収率　75

▶イ◀

1型糖尿病　12, 14, 19, 41, 88, 102
　slowly progressive—　19
　緩徐進行型—　21
　急性発症—　191
　小児期発症—　193
　発症ウイルス　192
　妊婦　203
Ⅰ群　71
インスリノーマ　54
インスリン-グルコース療法　169
インスリン遺伝子
　点突然変異　28
インスリン強化療法
　インスリン頻回注射療法　95
　持続皮下インスリン注入療法　95
インスリン結合能　28
インスリン減量　93
インスリン指数　54
インスリン自己抗体（IAA）　21, 99, 191

インスリン自己注射　94
インスリン自己免疫症候群　33, 59
インスリン受容体異常症　29, 190
　A型　29
　B型　29
インスリン製剤　88
　混合型インスリン　88
　持続型インスリン　88
　速効型インスリン　88
　中間型インスリン　88
　バイヤル製剤　88
　ペン型インスリン製剤　88
インスリン抵抗性　34, 175
インスリン抵抗性改善薬　67, 80, 87, 91
インスリン抵抗性症候群　62
インスリン投与　114
インスリンの種類　89
インスリン微量注入ポンプ　96
インスリン頻回注射療法　95
インスリン分泌促進剤　80
インスリン分泌能　44
インスリン療法　88, 203, 210
インスリン拮抗ホルモン　198
インターフェロン（IFN）　33
易感染宿主　117
易感染性　118
異常インスリン血症　28
異常ヘモグロビン血症　46
遺伝性耐糖能異常症候群　190
一酸化窒素　139

▶ウ◀

運度交換表　78
運動強度　77
運動療法　69, 76

▶エ◀

エイコサペンタエン酸　74
壊疽（糖尿病性潰瘍）　180, 181
栄養不良関連糖尿病　36
栄養不良糖尿病　36
塩分制限　146

▶オ◀

黄斑症（局所性黄斑浮腫）　160, 161

▶カ◀

ガス産生性フレグモーネ感染症　126
カテコールアミン　31
カリウム制限　146
カルシウム拮抗薬　145
外来での患者管理　230
外来インスリン療法　93
褐色細胞腫　31
乾皮症　176
完全静脈栄養法　96, 98
患者管理　221, 227
患者教育
　基本的な考え方　221
　進め方　224
　動機づけ　229
　評価　225
感音性難聴　22, 154
環状肉芽腫　177
緩徐進行型1型糖尿病（SPID-DM）　21
肝機能検査　87
肝障害　87
眼底検査　158
顔面神経麻痺　154

▶キ◀

キニン　139
基礎インスリン分泌　95
起炎菌　119
丘疹，発疹性黄色腫　177
急性・慢性膵炎　37
急性合併症　107
急性発症1型糖尿病　191
巨大児分娩　2
強化インスリン療法　144
教育効果　221
教育入院
　意義　234
　クリティカル・パス　235
　実際　236
局所凝固　163
局所性黄斑浮腫　160, 161

近位性運動ニューロパチー　154

▶ク◀

クッシング症候群　30
グリケーション　48, 137
グリコアルブミン　48
グリコヘモグロビン(Hb_{A1}, HbA_{1c})　45, 47
　標準化　46
クリティカル・パス　235, 236
グルカゴンテスト　55
グルコースクランプ法　63
グルコキナーゼ　25
グルコキナーゼ遺伝子異常　26
グルコキナーゼ欠損症　190
躯幹神経麻痺　154
空腹時血糖値　5, 43
　早朝—　87

▶ケ◀

ケトアシドーシス　40
ケトーシス
　清涼飲料水—　110
ケトフィルム　51
経口ブドウ糖負荷試験(OGTT)　6
経口血糖降下剤　80, 90, 209
　使い分け　82
経口剤療法　80
経口避妊薬　33
蛍光眼底造影(FAG)　158
計画妊娠　201
頸椎後縦靭帯骨化症　150
頸動脈壁肥厚度　168
劇症肝炎　87
血管新生緑内障　164
血行動態因子　139
血小板の凝集能　174
血中インスリン　52
血中グルコース濃度　5
血中ケトン体　50
　3-ヒドロキシ酪酸　50
　アセトン　51
　アセト酢酸　50
血中脂肪　60
血糖　42
血糖コントロール　46, 47, 101, 122
　指標　45, 47
　網膜症と—　162
血糖自己測定(SMBG)　43, 44, 94, 203
血糖日内変動曲線　92
牽引性網膜剝離　160, 163
原発性骨粗鬆症診断基準　182

▶コ◀

コレステロール　60
　摂取量　74
コントロール不良例への対応　232
後期反応生成物　137
後縦靭帯骨化症
　頸椎—　150
交感神経刺激作用　32
口臭　179
抗GAD抗体　21, 57, 88
　SPIDDM　191
甲状腺機能亢進症　31
硬性白斑　159, 161
高インスリン血症　175
高コレステロール血症　74
高プロインスリン血症　28
高血圧　136, 143
高血糖　5
高血糖ニューロパチー　149
高脂血症　165
　診療ガイドライン　170
高浸透圧性非ケトン性昏睡(HNDC)　111
高齢者糖尿病
　インスリン療法　210
　運動療法　208, 209
　管理・治療　206
　教育　211
　食事療法　206
　特徴　205
虹彩ルベオーシス　164
骨減少症　182
骨粗鬆症　182
混合型インスリン　88, 92

▶サ◀

3-ヒドロキシ酪酸　50, 51
III群　71
サイアザイド　32
サイクロスポリンA　104
サイズバリア　141
細胞外基質　138
在宅医療　240
三大栄養素　71

▶シ◀

ジアシルグリセロール　137
シクロスポリンA　33
支援システム　239
死の四重奏　62
糸球体硬化症　136, 139, 140
糸球体高血圧　139
糸球体内圧　139
糸球体濾過率(GFR)　142
脂質　71
脂肪細胞　35, 36
脂肪摂取量　71
歯科疾患
　糖尿病と—　178
歯周病原性グラム陰性菌　179
歯槽膿漏　178

持続型インスリン　88
持続性蛋白尿　42
持続皮下インスリン注入療法　95
識別色　89
若年糖尿病　190
若年発症2型糖尿病の合併症　194
手根管症候群　150
小児，若年糖尿病の診断基準　193
小児1型糖尿病の治療　194
小児2型糖尿病　191
小児期発症1型糖尿病の合併症　194
小児期発症2型糖尿病の治療　196
小児糖尿病　190
硝子体手術　163
硝子体出血　160, 163
食事療法　69
食品交換表　71
　糖尿病性腎症の—　67
食物繊維　74
食物繊維量　69
心房性Na利尿ペプチド　139
振動覚　152
新生血管　160, 161
神経合併症　148
神経障害　4
神経伝導検査　152
神経麻痺
　顔面　154
　躯幹—　154
人工膵臓システム　101
人工膵島　101
尋常性白斑　177
腎移植後膵移植　105
腎機能障害　136
腎血行動態　139
腎血漿流量(RPF)　142
腎合併症　136
腎周囲膿瘍　122
腎症　4

▶ス◀

スタッフの心得　229
ステロイド　32
ステロイド糖尿病　31
スライディング・スケール　99, 129
スルホニール尿素剤(SU剤)　83, 87, 210
随時血糖値　5, 16
　正常型　16
膵B細胞の疲弊　69
膵B細胞機能　90
膵癌　37
膵疾患に伴う糖尿病　37
膵腎同時移植　105
膵石型膵性糖尿病　36

索　引

膵臓単独移植　105
膵島移植　104, 105
膵島細胞抗体(ICA)　21
膵島腫瘍　37

▶セ◀
清涼飲料水ケトーシス　110
静脈異常　160
静脈内ブドウ糖負荷試験
　　(IVGTT)　17
先端巨大症　30
前眼房蓄膿感染症　124
前脛部色素斑　177
全膵移植　104

▶ソ◀
その他の特殊型　12
その他の特定の機序・疾患によるもの　14
ソフトドリンクケトーシス　110
ソルビトール脱水素酵素
　　(SDH)　137
早朝空腹時 IRI　87
早朝空腹時血糖値　87
増殖前網膜症　159, 161
増殖網膜症　160, 161, 164
臓器移植法　105
速効型SU剤　67
速効型インスリン　88

▶タ◀
タイプ1糖尿病　10
タイプ2糖尿病　10
多価不飽和脂肪酸(P)　74
多核白血球　118
耐糖能異常
　薬剤による—　32
代謝性因子　137
大腿神経麻痺　154
単純網膜症　159, 161
蛋白(アルブミン)尿　141
蛋白質　71
蛋白摂取制限　146

▶チ◀
チアゾリジン誘導体　35
チームの役割・分担　228
チーム医療　227
チャージバリア　141
治療後網膜症　162
治療チーム　68
中間型インスリン　88, 91, 92
中心静脈栄養(IVH)　134
中断対策　242
腸内細菌　189
超速効型インスリン製剤　67

▶ツ◀
椎間板ヘルニア
　腰椎—　150
追加インスリン分泌　95
通気嫌気性グラム陽性球菌　179

▶テ◀
低血糖の対策　217
低蛋白食　144
定期検査　243, 244

▶ト◀
ドコサヘキサエン酸　74
トランスフェリン　143
トリグリセライド　60
トレーニング効果　76
トログリタゾン　87
糖化 LDL　61
疼痛性ニューロパチー　157
糖化蛋白　47
糖質　71
糖質ステロイド　30
糖代謝異常の診断基準　11
糖尿病
　足合併症　180
　コントロール指標　47
　骨合併症　182
　栄養不良関連—　36
　外科手術　127
　肝硬変合併の——　100
　検査　39
　合併症　4
　合併症のチェックポイント　128
　歯科疾患　178
　手術前管理のポイント　128
　周術期の血糖管理　130
　周術期管理　127
　症状　2
　診断　1, 2
　診断基準　8
　診断手順　16
　身体所見　2
　スクリーニング検査　48
　ステロイド—　31
　ステロイド使用中の——　99
　内分泌疾患に伴う—　30
　妊娠—　45
　判定基準　16
　肥満と—　34
　病型分類　1, 8
　ミトコンドリア遺伝子異常に伴う—　22
　輸液管理　127
　膵疾患に伴う—　37
　膵石型膵性—　36
糖尿病ケトーシス　40

糖尿病と皮膚疾患　176
糖尿病下肢壊疽　180
糖尿病教育　68
糖尿病教室　237
糖尿病型　16
糖尿病昏睡の治療　113
糖尿病治療ガイド　47
糖尿病食栄養素分配表　71
糖尿病食単位表　73
糖尿病腎症関連候補遺伝子　140
糖尿病性ケトアシドーシス
　　(DKA)　108, 195
糖尿病性ニューロパチー　148
糖尿病性胃腸症　185
糖尿病性黄色腫　177
糖尿病性下痢　185
糖尿病性紅潮　177
糖尿病性昏睡　108
糖尿病性細小血管症　136
糖尿病性神経障害　148
糖尿病性腎症　41, 42, 104, 136, 157
　Mogensen の病期分類　141
　食事療法　147
　食品交換表　67
　早期診断基準　142
　発症・進展の成因　136
　病態生理　136
　臨床診断　144
糖尿病性水疱症　177
糖尿病性大血管障害　165
糖尿病性潰瘍(壊疽)　180, 181
糖尿病性浮腫性硬化症　177
糖尿病性網膜症　90
糖尿病妊婦
　治療・管理　201
　特徴　199
糖尿病白内障　164
糖尿病療養指導士　228
糖排泄閾値　39, 40
糖負荷試験　44
　判定基準　45
透析療法　136
動眼神経麻痺　153
突発性難聴　154

▶ナ◀
内臓脂肪蓄積　35
内皮由来弛緩因子　139
内分泌疾患に伴う糖尿病　30
軟性白斑　159, 161
難聴
　感音性——　154
　突発性——　154

▶ニ◀
2型糖尿病　12, 14, 19, 41
　若年発症—　194
2型糖尿病妊婦　203

2-メタクリロイルオキシエチル・ホスホリルコリン（MPC） 101
II群 71
ニコチン酸アミド 102
ニコチン酸製剤 33
ニューロパチー
　亜急性近位性運動― 155
　近位性運動― 154
　高血糖― 149
　治療 156
　電気生理診断 152
　疼痛性― 157
　分類 148
　ポリ― 149
　慢性炎症性脱髄― 150
　モノ― 153
　無症候性― 153
乳酸アシドーシス 112
尿CPR 19
尿アルブミン 41
尿ケトン体 40
尿蛋白 41
尿糖 39
妊娠性合併症 201
妊娠糖尿病 12, 14, 40, 45, 198
　管理・治療 199
　診断 199

▶ネ◀
熱量制限 146

▶ハ◀
バイヤル製剤 88
汎網膜光凝固 163

▶ヒ◀
ビグアナイド剤 80, 87
ヒト胎盤ラクトゲン 198
びまん性黄斑浮腫 160
皮膚感染症 178
皮膚掻痒症 176
肥満と糖尿病 34, 70
非酵素的蛋白糖化反応 137
微量アルブミン尿 42
久山町研究 166
必要エネルギー 70
病診連携 242

▶フ◀
フィブロネクチン 138
ブドウ糖注入率 63
ブドウ糖負荷試験 42
フルオレセイン 158
フルクトサミン 47, 48

フルニエー壊疽感染症 125
プロインスリン 56
プロスタグランジン 139
プロスペクティブアルゴリズム 129
プロテインキナーゼC（PKC） 138
不安定型グリコヘモグロビン 45
浮腫 136, 143

▶ヘ◀
β_3アドレナージックレセプター 36
β_2ミクログロブリン 142
βブロッカー 32
ペット・ボトル症候群 19
ヘモクロマトーシス 37
ペン型インスリン製剤 88
分娩
　巨大児― 2

▶ホ◀
ポリオール代謝 137, 173
ポリニューロパチー 149
補液 113
飽和脂肪酸（S） 74

▶マ◀
マトリックス蛋白 138
マニュアル・チェックリスト 231
慢性炎症性脱髄性ニューロパチー 150
慢性合併症 136

▶ミ◀
ミトコンドリア異常症 190
ミトコンドリア遺伝子3243異常 24
ミトコンドリア遺伝子異常に伴う糖尿病 22
ミトコンドリア脳筋症 22
ミドバンド 170
水電解質代謝異常 116

▶ム◀
無血管野 159, 161
無症候性ニューロパチー 153

▶メ◀
メチシリン耐性黄色ブドウ球菌 120

メディカルチェック 77
免疫抑制療法 102
綿花様白斑 159

▶モ◀
モニタリング 135
モノニューロパチー 153
毛細血管瘤 159, 161
網膜光凝固 162
網膜出血 159
網膜症 4
　血糖コントロール 162
　増殖― 160, 161, 164
　増殖前― 159, 161
　単純― 159, 161
網膜静脈閉塞症 165
網膜内細小血管異常 160, 161
網膜剥離
　牽引性― 160, 163

▶ヤ◀
夜間尿 3
薬剤による耐糖能異常 32
薬物療法 69, 80

▶ユ◀
輸液療法 131
輸出細動脈 139
輸入細動脈 139
有酸素運動 79

▶ヨ◀
IV型コラーゲン 138
IV群 71
腰椎椎間板ヘルニア 150

▶ラ◀
ラ氏島細胞抗体（ICA） 191

▶リ◀
リノール酸 74
リポイド類壊死症 177
リポ蛋白リパーゼ（LPL） 60

▶レ◀
レプチン 36
レムナントリポ蛋白 170

▶ロ◀
濾過率（FF） 142

欧文索引

▶A◀

1,5AG （1,5-anhydroglucital） 48
acarbose 91
ACE 遺伝子 140
ACE 阻害薬 139, 145
ADA（アメリカ糖尿病学会）分類と診断基準 9
adipocytokine 34
AGE (advanced glycation end product) 137
AII 受容体拮抗薬 139
API (ankle pressure index) 168
AR 137

▶B◀

biohybrid 型人工膵臓 101
BMI 70
bullosis diabeticorum 177

▶C◀

C-ペプチド 54
Canadian/European trial 102
Charcot-Marie-Tooth 病 150
CIDP 150
copromised host 117
CPR (C-peptide immunoreactivity) 90
CsA (cyclosporin A) 102
CSII (continuous subcutaneous insulin infusion) 95

▶D◀

DCCT (diabetes control and complication trial)研究 46, 145, 195
diabetic foot 180
diabetic scleredema 177
diabetic xanthoma 177

▶E◀

empiric therapy 119

▶F◀

FF 142
FFA 60
fluorescein angiography (FAG) 158
fournier's gangrene 125
Framingham study 165, 166

French trial 102

▶G◀

75gGTT 53
GDA65 抗体 21
GDM (gestational diabetes mellitus) 198
GFR 142
GH 濃度 30

▶H◀

HbA1c 5, 68
　低下速度 90
HDL 60, 74
HLA 抗原 58
HMGCoA 還元酵素阻害薬 147
HNF 1α (hepatocyte nuclear factor 1α) 26
HNF-1α 遺伝子 26
HNF 4α (hepatocyte nuclear factor 4α) 25
HNF-1β 27
HOMA-R (homeostasis model assesment rate) 54, 64
HOMA 指数 87
honeymoon 緩解期 10
HPL (human placental lactogen) 198

▶I◀

IAA 21
ICA 21
IFG (impaired fasting glycemia) 11, 12
IFNα 35
IGF-1 (insulin-like growth factor 1) 30
IGT (impaired glucose tolerance) 11
insurin receptor substrate (IRS)-1 35
IPF-1 27
IVGTT 17

▶J◀

JDS 分類と診断基準 13

▶K◀

Kumamoto Study 145

▶L◀

LDL 60, 74
　被酸化性 172
Lp(a) 171

▶M◀

MAPK (mitogenactivated protein kinase) 138
MELAS (mitochondrial myopathy, encephalopathy, lactic acidosis and stroke-like episode) 23
MIDD (maternally inherited diabetes and deafness) 23
minimal model analysis 64
MODY (maturity-onset diabetes of the young) 25, 26, 27, 190
MPC 101
MRDM (malnutrition-related diaetes mellitus) 36
MRSA 120

▶N◀

NAG 142
necrobiosis lipoidica 177
NFG (normal fasting glucose) 11
NGT (normal glucose tolerance) 11

▶O◀

OGTT 6
oxyhyperglycemia 31

▶P◀

P/S 比 74
PDGF 137
pH の是正 115
PKC 138
PMN (polymorphonuclear elukocytes) 118
prepregnancy 管理の要点 201
pruritus cutaneus 176

▶R◀

RPF 142

▶ S ◀

SDH　137
sick day
　対策　211
slowly progressive 1型糖尿病　19
small dense LDL　60, 172
SPIDDM　21
SSPG (steady state plasma glucose)法　63
SU 剤　83, 87, 210
　2次無効　88, 90
　インスリン療法との併用　90
　速効型—　67

syndrome X　62

▶ T ◀

TGF-β　138
TNF-α　122, 137
TPN (total parental nutrition)　98
troglitazone　91

▶ U ◀

UGDP (University Group Diabetes Program)　172
UKPDS (UK Prospective Diabetes Study)　172, 173

▶ V ◀

VLDL　60
voglibose　91

▶ W ◀

WHO の分類と診断基準　12

▶ X ◀

xerosis　176

糖尿病診療の実際　　ISBN4-8159-1583-0 C3047

平成12年5月20日　初版発行　　　　　　　〈検印省略〉

編著者──須田俊宏
発行人──永井忠雄
印刷所──株式会社太洋社
発行所──株式会社 永井書店
〒553-0003 大阪市福島区福島8丁目21番15号
電話大阪(06)6452-1881(代表)/Fax(06)6452-1882
東京店
〒101-0062 東京都千代田区神田駿河台2-4
(明治書房ビル)

Printed in Japan　　　　　　　　　© SUDA Toshihiro, 2000

R 〈日本複写権センター委託出版物・特別扱い〉
本書の無断複写は著作権法上での例外を除き，禁じられています．
本書は日本複写権センターの特別委託出版物です．本書を複写される場合は，その都度事前に日本複写権センター(電話03-3401-2382)の許諾を得てください．